125세 스스로 하는
건강 관리
노하우 다섯 가지

125세 스스로 하는
건강 관리
노하우 다섯 가지

세상의 간호사 김소영 지음

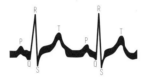

맑은샘

아침에 잠에서 깨어나서

그리고
잠들기 전에

배냇짓으로

아기처럼 행복해져 본다

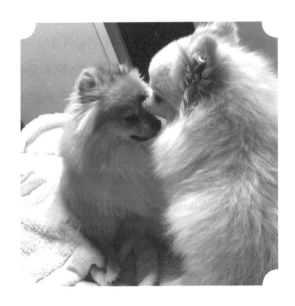

관심을 가진 20년으로 삶은 변하리라

  먼저 바쁘신 가운데 격려해주신 가톨릭의과대학 의정부 성모병원 박태철 병원장님께 무한한 감사를 드리며 원장님의 심신의 건강을 기원합니다.

  이십 대 초 사명감도 없이 무슨 일이든 당연히 해야 한다고 생각하면서 간호사 생활을 시작한 것이 25년이란 시간이 지났다. 대학병원의 간호사 생활은 힘들고 보람도 있었지만, 답답하고 안타까운 일이 한두 가지가 아니었다.

  자신의 몸이 좋지 않은데도 먹고 살아야 하기에 힘들게 일을 해야 하는 사람들, 스트레스를 이기지 못하여 여러 가지 고통을 다양하게 받는 사람들을 보면서 쉬어야 하고, 건강을 챙겨야 하고, 건강이 최우선이라고 말해주고 싶은 순간들이 많았다. 그들을 조금이나마 도울 길이 무엇인가 생각도 했다. 그러나 나 역시 일하면서 살기에 급급하여 내 건강도 제대로 챙기지 못하고 지금까지 살아온 엉터리 간호사였다.

전 텍사스대 유병팔 교수는 "125세까지 걱정 말고 살아라."라고 하면서 균형 있고 절제하는 식사, 많이 움직이기, 나이와 상관없이 어울리는 삶이 스스로 해야 하는 건강 관리라고 강조하였다. 20여 년 전에 유 교수의 이론을 접하면서 사는 날까지는 고통 없이 건강하게 살아야겠다는 마음에서 건강 관리에 관심을 갖기 시작했다.

2007년 퇴직을 하고 10년간 요양 보호사 간호학 강의를 하면서 노인들의 다양한 문제점과 고통과 죽음의 원인을 알게 되면서 건강에 대한 관심은 더욱 커지게 되었다. 나이가 더 들기 전에 철저하게 몸과 마음을 관리하면서 건강하게 살아야겠다는 생각이 번쩍 들었다. 건강을 잃고 나면 돈도, 명예도, 권력도 모두 무용지물이다. 특히 내가 가장 좋아하는 여행도 못 한다.

커피를 마시고 가슴이 뛰는 심계 항진이 나타났을 때 '커피를 마셔서 그렇다'는 말을 의사에게 하지 않으면 정확한 원인을 심장 전문의도 모른다. 그래서 이것저것 검사하게 되는 것이다. 자신의 몸은 자신이 제일 잘 알기에 스스로 건강 관리를 해야 하는 이유다.

그래서 닥치는 대로, 눈에 보이는 대로, 매스컴에서 듣는 대로, 수시로 메모하면서 건강에 관한 많은 자료를 모았다. 자료들은 하나하나가 어느 한 부분에 국한된 것이어서 그 모든 것을 정리하여 한 번에 언제나 쉽게 볼 수 있도록 해야겠다고 나름대로 야무진 생각을 했다. 불가능할지도 모르나 20년 전부터 '언젠가는 하리라' 하고 마음먹고 있었다.

또한 거의 10여 년간 내 몸에 대한 자세한 관찰 일지를 쓰면서 무엇이 문제이고, 그 문제가 발생하는 원인이 무엇인지를 알고자 노력했다. 그리하여 규칙적인 생활 습관의 전반적인 원칙을 세우고, 맑은 정신에 가벼운 몸과 즐거운 마음으로 살고자 《125세 스스로 하는 건강 관리 노하우 다섯 가지》라는 제목으로 책을 쓰게 되었다. 사는 동안 나를 포함한 모든 사람이 스스로 건강 관리를 잘하여 되도록 고통을 받지 않고 살기를 바라는 마음으로 8개월간의 시간을 쏟아부었다.

이 책이 다 만들어질 때쯤엔 몸에 좋지 않은 것을 먹는 것, 미련하게 많이 먹는 것, 잘 씹지 않고 먹는 것 등 모두 조절할 수 있고, 유산소 운동, 근력 운동, 스트레칭 등 세 가지의 운동도 밥 먹듯이 습관적으로 하며, 스트레스도 무난히 잘 받아넘기면서, 즐겁고 편안한 마음으로 살아가는 나 자신의 모습이 되어있기를 기대해 본다. 아니 시간과 정성을 투자하면 안 되는 것은 없으니까. 그렇게 될 것이라 확신한다.

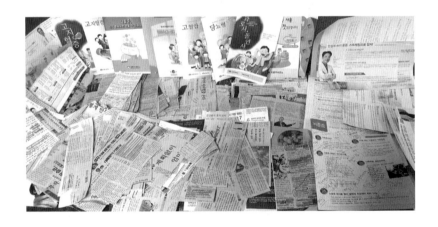

Contents

1장   건강 관리는 스스로 해야 한다

2장   노하우 1 · 마음 잘 다스리기

3장   노하우 2 · 내 몸 자세히 알기

7장   자기 관리를 위한 대체 요법

우리는

과거를 바꿀 수는 없지만

함께하면

미래는 변화시킬 수 있습니다

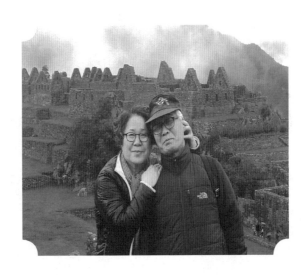

1장

건강 관리는
스스로 해야 한다
(For myself)

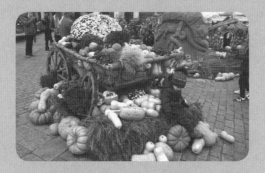

125세까지 걱정 말고 살아라

욕구 만족을 위한 건강 관리가 우선이다

인간은 생명 유지에 필수적인 음식, 물, 공기를 섭취해야 하는 생존 욕구와 건강하고 안전하고 가치와 의미가 있는 삶을 살기 위한 인간 발전의 욕구를 가지고 있다. 이러한 욕구를 만족하기 위해서는 건강 관리가 필수적이다.

다양한 경험과 책으로 마음의 집(인격의 집, 인문의 집, 역사의 집, 교양의 집)을 쌓아 확실한 중심이 잡힌 마음으로 **마음 관리**를 하고, 질병 치료가 아닌 질병 예방과 건강한 삶에 초점을 둔 **몸 관리**를 하면서, 머리를 맑게 하는 소식과 기분을 좋게 하는 **적절한 운동**과 호르몬 정상화를 위한 **리듬 있는 생활**을 하는 것이 '건강 관리 노하우 다섯 가지'의 핵심이다.

·

사람답게 살고 늙고 죽기

사람이 사람답게 사는 것이 웰빙(Wellbeing)이며 사람답게 늙는 것이 웰에이징(Wellaging)이고, 사람답게 죽는 것이 웰다잉(Welldying)이다.

사람의 연령에는 자연 연령, 건강 연령, 정신 연령, 영적 연령 등 사람마다 차이가 나는 다양한 연령이 있다.

영국의 노인 심리학자 브롬디는 "인생의 4분의 1은 성장하면서 보내고, 나머지 4분의 3은 늙어가면서 보낸다."고 하였다. 아름답게 늙는 것이나 행복하게 늙어 가는 것은 쉽지가 않다. 그보다 더 어려운 것은 아름답게 죽는 것이다.

나이가 들면 **질병, 고독감, 경제적 빈곤,** 그리고 **역할 상실**의 4대 고통이 따른다. 노년을 초라하지 않고 우아하게 보내는 비결은 열정, 사랑, 여유, 용서, 아량, 부드러움 등을 가지는 것이다. 특히 핵심적인 요소는 **열정**이다. 나이가 들수록 점점 의욕과 열정을 잃어가기 때문에 열정을 잃지 않도록 해야 한다. 노년기에 열정을 가지면 위대한 업적을 남길 수 있다.

세계 역사상 최대 업적의 35%는 60~70대에 의하여 성취되었다고한다. 그리고 23%는 70~80세 노인에 의하여, 그리고 6%는 80대에 의하여 성취되었다고 한다. 결국 역사적 업적의 64%가 60세 이상의 노인들에 의하여 성취되었다는 것이다. 아름답게 늙어가기 위해서는 열정을 가지고 원하는 일과의 관계가 중요하다.

또 하나 매우 중요한 것이 **인간관계**다. 나이가 들면서 초라하지 않으려면 대인 관계를 잘하여야 한다. 즉 인간관계를 '나' 중심이 아니라 '믿음' 중심으로 가져가야 한다. 미국 카네기 멜론 대학에서 **인생에 실패한 이유**에 대하여 조사를 했는데, 전문적인 기술이나 지식이 부족했다는 것은 15%에 불과하였고, 나머지 85%는 **잘못된 대인 관계**에 있다고 하였다. 그만큼 인간관계는 살아가는 데 중요한 부분을 차지한다는 것이다.

나이가 들면서 사람은 이기주의가 강해지고 노욕이 생기며 자기중심적으로 생각한다. 그러면서 폭군 노릇을 하고 자기도취에 몰입하는 나르시시즘(narcissism)에 빠질 수 있다. 그리고 염세적이고 운명론적인 생각이 지배하는 페이탈리즘(fatalism)에 빠질 수도 있다. 그렇게 되면 대인 관계는 초라해지게 된다. 결국 인간관계는 중심축을 어디에 두느냐에 따라 달라진다. 물질 중심의 인간관계를 갖는 사람은 나이 들수록 초라해지고, 일 중심이나 '나' 중심의 인간관계를 갖는 사람도 역시 마찬가지로 초라해진다. 타인 중심의 인간관계를 갖는 사람은 나이가 들면서 찾아오는 사람이 많고, 따르는 사람도 많다. 가장 좋고 풍요로운 인간관계를 갖는 것은 믿음 중심의 인간관계다. 변함없는 가치관을 갖는 믿음 중심의 대인관계가 웰에이징이다.

2050년에는 첫아이를 50세에 낳는다

노령화 지수는 65세 이상 인구를 0~14세 인구로 나눈 뒤 100을 곱한 것이다. 노령화 지수는 2000년 34.3%, 2009년 63.5%, 2020년 119.1%로 10년마다 두 배씩 늘어났다.

또한 백 세인의 수도 2010년 1,835명에서 2015년 3,159명(여성 2,731명, 남성 428명)으로 두 배 늘어났다. 그러면 2020년 올해 백세인의 수는 얼마나 될까? 6,000명?

2016년 사이언스 타임즈에서는 122세로 1997년 사망한 프랑스 잔느 칼망(Jeanne Calment)이 지금까지 최 장수한 사람이라고 했다.

몇 년 전 '타임지가 내다본 미래'에서 10명의 석학들이 '50년 이후의 미래'에 대해 논한 것을 신문에서 보았다. 인간의 수명은 150세까지 늘어나면서 2050년에는 50~60세에 첫아이를 낳고, 자신의 유전자 속에 있는 특정 질병의 발병 가능성을 예측해 병원에서 효과 만점인 맞춤 진료를 받을 수 있다고 했다. 놀라운 일이다.

2000년 미국 엘라배마대 스티븐 오스타드 교수는 '첫 번째 150세가 될 사람이 지금 살고 있을 것'이라고도 했다.

질적 노후 준비가 필요하다

첫째, 건강을 준비하는 것이다. 가능한 한 스트레스를 받지 말고 스트레스를 받았다면 운동으로 전환시켜 몸에 해가 가지 않도록 마음의 평화를 유지한다. 질병 예방을 위한 건강 검진으로 건강 관리를 하고, 우리가 먹는 모든 것이 독인지 득인지를 생각해서 먹어야 한다. 또한 심장, 뇌, 혈관을 위해 꾸준한 운동을 하고, 우리 몸의 호르몬 정상화를 위한 규칙적인 생활을 해야 한다.

둘째, 누구에게도 경제적 부담을 주지 않는 인생이 되는 것이다. 가장 바람직한 것은 국가 차원에서 복지 제도가 잘되어 걱정하지 않는 노후가 되는 것이지만, 우리나라가 아직 그렇지 못하니 경제적인 노후를 준비해야 한다.

셋째, 몸과 마음으로 즐기는 좋아하는 것을 해야 한다. 나이가 들면 자신감과 용기가 없어지고, 새로운 것에 대한 스트레스를 쉽게 받기 때문에 젊었을 때부터 준비해야 노후에 즐길 수 있다. 30~40대부터 미리 1주일에 1~2회 정도 즐기는 생활을 습관화하는 것이 바람직하다.

넷째, 치매 예방과 치매 지연 방법을 알고 철저한 준비를 하는 것이다. 뇌에는 인생의 기록인 기억이 저장되어 있고, 자신의 정체성이 담겨있기 때문에 기억력 감퇴와 학습 능력 저하로 뇌 기능이 나빠지면서 점차 치매가 오는 것에 대해 우리 모두는 두려워하고 있다. 최대한 스트레스를 받지 말고, 유산소 운동과 비타민 B12를 복용하고, 책 읽기, 외국어 공부로 뇌 기능이 감퇴되지 않도록 노력한다.

마지막으로 노인들에게서 많이 발생되는 집안 환경에서의 네 가지 문제점에 대해 사전에 대처한다. 젊은이들도 떨어져 다치는 **침대의 높낮이**를 조절하고, 화장실에서 미끄러져 다치지 않도록 바닥에 **미끄럼 방지용 깔판**을 깔고, 화장실 변기 옆에는 앉고 일어설 때 도움이 되는 **손잡이**를 설치한다. 그리고 부엌에서 자주 발생하는 화재가 일어나지 않도록 가스레인지를 **인덕션**으로 교체하는 것이다. 나도 아직 하지 못한 침대의 높낮이 조절과 화장실 손잡이 설치를 조만간 해야겠다.

질환에 대한 정보 지식이 요구되는 시대다

치료보다는 예방에 비중을 두고, 조기 검진으로 위험성이 적은 단계에서 질병을 발견하기 때문에 **다양한 치료 방법 중에서 선택할 환자의 권리**가 커지고 있다. 예를 들어 종양이 발견되면 그냥 두면서 관찰할지 제거해야 할지를 선택해야 하고, 다시 종양을 제거하기로 결정하게 되면 로봇 수술을 할지 복강경으로 할지 개복 수술을 할지를 선택해야 한다. 의사와 함께 질병 치료의 방법을 결정해야 하는 시대에 이르렀다. 이에 따라 환자들은 보다 **현명한 판단**을 위해서 질환에 대한 정확한 정보와 올바른 지식의 요구가 커지고 있다.

자신감이 장수 비결이다

최근 의학 과학이 발전함에 따라 정신적 요인이 건강 장수에 크게 영향을 미친다는 사실을 알게 되었다. 그중에서 매우 중요한 것은 **생명력**에 대한 **자신감**이다. 노인들에게 질병이 있을 수 있지만 적당한 치료를 받고 정신 상태가 낙천적이면 많은 병을 고칠 수 있다는 것이다.

"병을 고치는 데 30%는 약에 달려있고, 70%는 정신 상태에 달려있다"는 말이 있다. 의학적인 각도에서 보면 우려, 비관, 조급성 등 좋지 못한 정서는 인체의 신경 계통과 내분비 계통, 면역 계통에 영향을 주어 그 기능이 약화하거나 문란해지게 된다. 이것은 질병을 치료하는 데 불리하다.

따라서 자신감과 완강한 의지를 가지고 질병과 싸우며, 정신적으로 유쾌하고 성격상 활달하면서도 대범하면 인체의 잠재적인 능력을 동원할 수 있고 병을 치유할 수 있다.

실험에 의하면 같은 성장 환경에 처해있는 동물들이라고 하여도 경음악을 듣고 사랑을 받는 등 적당한 자극을 받는 동물이 관심 밖의 동물들보다 오래 산다고 한다.

자신감의 반대 측면은 위구심(염려하고 두려워하는 마음)이다. 심리적인 각도에서 암 환자의 사망 원인을 연구한 것을 보면, 대부분이 겁을 먹어서 죽고, 굶어서 죽고, 약을 망탕(되는대로 마구)하게 사용하여 죽었다. 그와 반대로 암을 고친 사람들 대부분은 그 어떤 정신적 부담도 없이 질병을 똑바로 대하는 사람들이었다.

물론 자신감이 맹목적인 것은 아니다. 일정한 의학 지식을 가지고 스스로 조절하는 섭생 방법을 알고 현존 의료 시설과 약의 효과를 이용할 줄 알며, 낙천적인 정서를 가지고 있으면 건강 장수가 헛된 기대가 아니라 실지로 향유할 수 있는 권리가 된다는 것이다.

직각 수명으로 자연사를 원한다

우리 모두는 잘 죽기를 원한다. 잘 죽기 위해서는 잘 살아야 하고, 잘 살기 위해서는 건강 관리는 필수적이다.

65세 이상 어른 사망률의 80%는 암, 심장병, 뇌졸중이다. 거기에 최근에 대두되는 **치매**(65세 이상 8.3%, 80세 이상 47%)와 **폐렴**이 있다.

그 외 사망 원인으로는, 경쟁심이 아주 극심한 우리나라에서 많은 우울증(10명 중 2~3명)으로 인한 사고와 가족 가운데 벌어지는 사고사, 음주 교통사고, 부실 공사로 인한 사고사 등 다양하다.

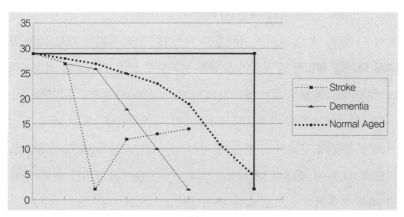

우리 모두가 원하는 직각 수명

그래프에서 보면 가는 점선은 뇌졸중, 가는 실선은 치매, 굵은 점선이 정상적인 삶의 기능 변화이다. 그러나 우리 모두는 살아가는 동안 그래프의 정상적인 기능 변화보다도 더 좋은 굵은 실선의 직각 수명처럼 살다가 자연사하기를 원한다.

100세 이상 노인들 삶의 공통점은 삶의 직각화 현상이다. 직각화 현상의 기능적인 장수 비결은 '절식과 적절한 운동'이다. 간절히 원하면 이루어지리라 생각하며 우리 모두 그렇게 살게 되도록 희망해 본다.

느리고 깊은 복식 호흡을 해야 한다

찬물 속에서 느리게 움직이며 살고 있는 거북이와 고래는 생활 환경을 서늘하게 유지하고 평소에 물을 많이 마시며 느리고 깊은 복식 호흡을 한다. 느리고 깊은 복식 호흡은 숨을 깊이 들이마시면 횡격막이 아래로 내려가면서 가슴 속 공간이 넓어져 폐가 산소를 가득 머금을 수 있고, 반대로 숨을 내쉴 때는 횡격막이 최대한 폐 쪽으로 올라붙기 때문에 이산화탄소를 충분히 방출한다. 이러한 복식 호흡은 세포 내의 에너지 대사를 활발하게 만들어 노화를 방지하고 온몸에 산소를 공급하여 노폐물과 체지방을 태우는 효과가 있다. 활성 산소 제거에도 효과적이다.

4초 들이쉬고 7초 길게 내쉬는 호흡이 일반적인데, 최근 폐에 많은 산소를 공급해 부교감 신경을 안정시키는 불면증을 치료하는 대체 의학으로 4-7-8 호흡이 대두되고 있다. 이 호흡법은 4초간 입을 다물고 배를 부풀리면서 코로 숨을 들이마시고, 7초간 숨을 참고, 8초간 배를 집어넣으며 숨을 내쉬는 방법이다. 느리고 깊은 4-7 복식 호흡이나 4-7-8 호흡을 습관이 되도록 의식적으로 해본다.

필요에 따라 달리하는 네 가지 호흡법

코로 들이쉬고 코로 내쉬는 호흡은 에너지 소비를 최소화하는 방법으로 입 주위 근육이 처지지 않게 되어 좋다.

코로 들이쉬고 입으로 내쉬는 호흡은 하복부에 힘이 들어가 허약 체질이 개선된다.

입으로 들이쉬고 입으로 내쉬는 호흡은 숨을 순식간에 혹 들이마시면 교감 신경이 자극받아 아드레날린이 분비되고 혈관이 수축되어 혈압이 올라간다. 그런 뒤 "휴~" 하고 천천히 숨을 내뱉으면 부교감 신경이 자극받아 아세틸콜린이 분비되고, 혈관이 확장되어 혈압이 낮아진다.

입으로 들이쉬고 코로 내쉬는 호흡은 꽃가루 알레르기 예방 호흡법, 알레르기 퇴치법이다. 구강 호흡법으로 통근길에 하는 호흡이다.

2장

노하우 1

마음 잘 다스리기
(Thinking well)

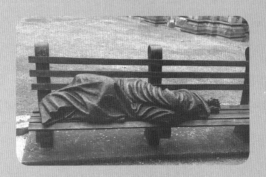

나는 누구인가?

스트레스의 주인이 되자

(1) 스트레스가 병을 부른다

스트레스를 받으면 뇌가 몸에서 가장 취약한 부분에 혈액 공급을 줄여 통증을 유발한다. 또한 과도한 스트레스로 발생한 활성 산소는 염증을 일으켜 암을 유발한다. 그 외 다양한 질병도 유발한다.

스트레스가 병을 부르는 구조			
과도한 스트레스 & 교감 신경 긴장	아드레날린 과잉 작용	활성 산소 증가 & 과립구 증가	조직 노화가 진행 – 주름, 기미, 동맥경화, 검버섯
			조직 파괴로 인한 염증 – 암, 위궤양, 백내장, 갑상선
			화농성 염증 – 폐렴, 간염, 췌장염, 구내염, 충수염
		혈관 수축 & 혈행 장애 허혈 상태	조직 노폐물로 인한 통증, 발암물질로 인한 염증 – 어깨 저림, 손발 저림, 두통, 요통, 무릎 통증, 신경통, 치질, 정맥류, 현기증, 이명, 고혈압, 뇌경색, 심근경색, 협심증, 아토피, 월경 곤란증, 섬유근 통증
		심박수 증가	시력 저하, 난청, 지각 둔화
		긴장 흥분	초조, 화, 불면, 식욕감퇴, 폭식, 전신 권태
	부교감 신경 기능 저하	림프구 감소	면역력 저하로 암세포를 감시하는 능력이 떨어진다
		배설 분비 능력 저하	암세포를 공격하는 NK 세포와 NKT 세포의 기능이 떨어져 암세포의 증식이 촉진되고, 변비, 지방간, 담석, 녹내장이 생긴다.
	다양한 질병이 온다.		

① 스트레스 대처 능력이 중요하다

컨디션이 좋아야 인생이 바뀐다. 자신의 마음 관리를 잘하면 스트레스가 와도 받지 않게 된다. 스트레스는 사건의 크고 작음이 문제가 아니라 스트레스인지 아닌지 느끼는 여부와 정도가 더 문제가 된다. 그래서 스트레스 대처 능력이 중요하다.

스트레스 안 받는 방법은 있는 그대로 받아들이고 순수하게 느끼는 그대로 사는 것이다.

더불어 신체의 취약한 부분을 강화시키는 노력이 필요하다. 이를 위해선 근육을 이완시켜주는 유연성 운동을 평상시 습관화하는 것이 아주 중요하다. 호흡 조절만 해도 진정 효과가 있다. 명상과 함께 복식 호흡, 깊은 호흡으로 길게 내쉰다.

긍정적으로 생각하고, 작은 배려와 웃음으로 행복해지고, 운동으로 기분 좋아지게 한다. 섬유소가 풍부한 음식 섭취는 세포 손상이나 재생에 도움이 된다. 일기처럼 생각을 적어보면 마음이 정리되면서 정신이 맑아진다.

② **실제적인 스트레스 관리는?**

1. 스트레스 주어도 받지 않는 마음 갖기
2. 상대방에게 기대치를 낮추기
3. 들숨 4초, 날숨 7초로 하는 심호흡 6~7번 이상 하기
   스트레스를 받을 때는 들숨이며 스트레스를 안 받을 때는 날숨으로, 걸을 때도 '후후후, 흡흡' 날숨을 쉬고, 음식을 씹을 때도 날숨을 쉰다. 날숨은 마음이 안정되고 몸이 이완된다.

4. 무주(無住): 그 상황에서 머무르지 않고 벗어난다.

5. 스트레스 받은 즉시 운동하여 좋은 기운으로 전환시킨다.

6. 웃음(15초 이상)은 스트레스의 천적이다. 모르핀 분비를 자극하여 통증을 완화시키고 기분을 좋게 한다. 가짜 웃음도 같은 효과가 있다.

7. 죽고 사는 문제가 아니면 '통과 통과' 한다. 몸에 해가 되면 집착하지 않고, 포기하고 체념한다.

8. 여행은 자신을 객관적으로 볼 수 있고, 순간에 집중하므로 스트레스가 없다.

9. 명상이나 홀로 있는 시간으로 허기진 영혼을 채운다. 홀로 있는 시간을 가지지 않으면 불만이 생긴다.

10. 장기적으로는 마음의 집(인격의 집, 인문의 집)을 지어 내공을 튼튼히 하면 어떤 스트레스와 난관에도 흔들리지 않는다.

11. 눈에 보이는 구름에 흔들리지 말고, 구름 속에 항상 늘 존재하는 푸른 하늘처럼 마음의 중심(Centering)을 가진다.

(2) 내 삶은 나의 즐거움이다(My life is my pleasure)
① 감성이 살아나도록 즐긴다

사람의 정신은 이성과 감성이 조화를 이루어야 잘 동작하는데 이성적인 부분만 소모되면 뇌가 일시 휴업이 된다. 이 상태로 7~8년 스트레스가 쌓이면 우울증이 된다. 이성을 다 소모하기 전에 감성적인 부분이 움직여야 이성도 쉴 수 있다. 좋아하는 일로 즐기면서 살아야 감성이 살아난다.

② 허기진 영혼을 채우려면 명상이 좋다

관조(바라보기)하며 자적(속박 없이 즐기기)하는 습관으로 있는 그대로를 보면서 의미와 가치가 있는 삶으로 비우며 살아본다. 영혼이 자유롭게 살아 숨 쉬게 해야 한다. 억압받고 통제될 때 영혼은 힘들어진다.

스트레스가 지속되면 분노, 우울, 불안의 감정이 높아진다. 마음의 병은 육체적 병으로 이어진다. 허기진 영혼은 삶의 불만 원인이 되기도 한다. 몸과 마음의 쉼으로 아무것도 하지 않을 자유도 느끼고, 골방에 혼자 앉아 명상으로 허기진 영혼을 채우기도 해야 한다.

스트레스를 해소하는 다양한 방법 중 효과적인 것이 명상이다. 명상은 뇌파를 안정시키고, 호흡과 심박동을 느리게 하며, 근육 긴장을 완화시켜 주면서 긍정적인 마음을 갖도록 한다. 7시간 수면에서는 산소 소비량이 8~10% 감소하는 반면, 명상을 하면 10분 이내에 평균 17%까지 산소 소비량이 감소한다. 이것은 바로 깊이 잠자는 것보다 명상이 두 배나 깊은 휴식을 준다는 것을 입증하는 것이다.

명상은 육체, 정신, 감정에 다 도움이 된다. 스트레스는 면역력을 떨어 뜨리는데, 명상은 스트레스를 줄여 건강하고 행복하며 원활한 삶을 살게 한다.

명상 동안 뇌파는 깊은 안정 상태가 되고 근육이 이완되고 심장 박동이 늦어진다. 마음을 고요히 하는 데는 명상이 최고의 방법이다. 규칙적으로 명상을 하면 마음이 더 예리해지고 집중력이 높아진다.

③ 명상 방법

의자에 앉아 어깨 긴장을 풀고 발을 바닥에 붙이고 손을 무릎 위에 놓고 눈을 감는다. 바닥에 누워서는 등의 긴장을 풀기 위해 무릎을 조금 세운다. 심호흡을 깊이 한 후 하나의 짧은 단어(사랑, 평화, 안정, 고요)나 문장, 좋아하는 기도문에 집중하여 마음속으로 되뇌이면서 마음을 고요하게 만든다. 쓸데없는 생각은 자연스럽게 흘려보낸다.

명상은 20분간 지속한다. 자는 것도 깨어있는 것도 아닌 편안한 상태에서 몸과 마음의 긴장이 풀린다. 짧게라도 하는 것이 훨씬 낫다. 명상이 끝나서도 1~2분간 자신만의 시간을 갖고 조용히 눈을 감고 깊이 숨을 내쉰다. 연습할수록 마음이 고요해지고 시간이 짧아지며 효과는 극대화된다. 하루 한 번 명상을 습관화한다.

걷기 명상도 좋다. 오른발 왼발을 번갈아 되뇌이면서 10분 걷다가 한 발씩 들가내(들고 가고 내리고)를 되뇌이면서 20분 걷기를 한다.

④ 감정을 알고 마음을 챙긴다

감정의 수명은 1분 30초로 멈추고, 호흡하면서 감정을 알아차리면 항상 깨어있게(Being awake) 되어 마음을 챙길 수 있게 되고 감정을 조절할 수 있게 된다.

몸과 마음은 무리하게 되면 탈이 나고, 지속적으로 긴장하면 터지게 된다. 심신이 피곤하면 일시 멈춤을 해야 한다. 또한 내 몸에 해가 되는 것이라면 집착하지 않고 포기하고 체념하는 것이 결과적으로는 나에게 도움이 된다.

내가 하는 생각, 말과 행동은 모두 나의 즐거움이다.(Every thing is my pleasure.) 하기 싫은 부엌일과 빨래도 결국은 내가 좋아서 하는 것이다. 진정으로 싫으면 안 해도 살 수 있다. 부엌일과 빨래를 보고 참지 못하는 나 자신이 문제이고 나 자신을 위해서 결국은 하게 되는 것이다.

⑤ 외로울 때는 도약할 때

혼자서 독립적인 자기 삶을 살 수 있고, 홀로 있을 때 자유롭고 평화로운 길을 가야 한다. 홀로 있을 때 맑은 영혼과 참된 나를 만날 수 있다. 혼자 있는 고통의 시간인 론리니스(loneliness)는 균형이 깨진 외로움이며, 스스로 선택하여 나다움을 찾는 긍정적인 혼자됨을 즐기는 외로움은 솔리튜드(solitude), 즉 고독이다.

다시 말해서 외로움은 물음표 같은 것, 삶의 회의가 내포된 것, 혼자 있는 것이 싫은 것, 비생산적인 것. 대사회적인 측면으로 볼 때 관계에서 격리된 부정적인 혼자됨이다.

고독은 느낌표 같은 것, 홀로 있음을 사랑하고, 홀로 있음에 활력이 있는 것, 생산적인 것. 대자아적인 측면으로 볼때 관계에서 스스로 벗어나 나다움을 찾는 긍정적인 혼자됨이다.

지금 외로운가? 외롭지 않다면 진정한 나를 만나기 위해 혼자 있는 시간을 확보하기 위해 노력해야 한다. 지금 외롭다면 바로 도약할 때이다.

⑥ 정신 건강을 위하는 생활

스트레스를 두려워하지 말고 바로 해소한다.

변화는 자연스러운 활력으로 적당한 불안은 받아들인다.

죽고 사는 문제가 아니면 집착하지 않는다.

명상으로 자신의 분석과 자성으로 성숙된 인간이 된다.

충분한 수면으로 피로를 회복한다.

뇌가 행복해지도록 많이 웃는다.

부지런히 몸을 움직이며 봉사 활동을 한다.

내 말을 들어주는 '정신과'에 가는 것을 두려워하지 않는다.

마음의 집을 튼튼하게 짓는다

(1) 여성은 홀로서기, 남성은 베이스캠프 지키기

여성은 배우자에게 모든 것을 의지하지 않고 어떤 상황이 닥쳐도 홀로서기를 할 수 있어야 하고, 배우자와 무관하게 자신의 인생의 꿈과 목표를 세워 나름대로의 열정을 가지고 자신의 삶을 살아야 한다.

남성은 베이스캠프의 소중함을 알아야 한다. 남성은 자기만의 꿈을 향해서 살지만 성공하였을 때 함께 행복을 나눌 수 있는 가정의 소중함을 알아야 한다. 가정이 바람에 다 날아가 버려서 행복을 나눌 가정이 없다면 어디서 누구와 행복을 나누고, 어디로 되돌아갈 것인가를 생각해야 한다. 가정이 없는 성공이 무슨 소용이 있으랴. 부부는 서로 각자 열심히, 그리고 또한 함께 열심히 사는 것이 서로의 행복이다.

① 목표가 있다면 행복하다

새로운 것, 해보지 않은 것을 과감하게 해보고 싶은 욕구가 있다면 삶의 의욕이 있는 것이다. 아무것도 하지 않고 어떤 것에도 방해받지 않으며 뒹굴뒹굴하고 싶기도 하고, 책도 하루 종일 보고 싶고, 쓰던 책 작업도 완성하고 싶고, 가보지 않은 곳을 그냥 한없이 가보고 싶고, 비 오는 날 우산 없이 비도 흠뻑 맞아 보고 싶고, 운동으로 땀을 흠뻑 흘려 보고도 싶다. 아직은 하고 싶은 것이 많다. 욕구가 있는 장기적인 목표가 행복을 가져온다.

② 꿈은 계속 자란다

꿈을 꾸는 데는 에너지도 돈도 들지 않는다. 꿈을 꾸면 상상력이 구체적인 사물로 보이게 된다. 실현 가능성이 보인다. 꿈을 실현하는 데는 재미도 있다. 하나씩 하나씩 이루어질 때 하늘을 나는 기분으로 모든 것이 내 세상인 것 같은 착각에 빠지기도 한다. 그래서 행복하다. 꿈이 없으면 지나간 시간과 다가오는 시간 사이에서 나라는 존재가 사라져 버리는 기분이다. 오늘 하루, 1주일, 1달, 3개월, 1년, 5년, 10년의 꿈과 계획으로 차근차근 나의 소중한 시간을 의미 있고 가치 있게 만들어야 한다. 그 예로 TV조선(2020년 5월) 프로그램 '미스터트롯'의 김호중은 중학교 시절에 돈보다 자신의 꿈을 따라간 결단으로 오늘에 이르러 훌륭한 성악가이자 트롯 가수가 되었다.

③ 행복은 열정 있는 노력

행복은 눈에 보이지 않는 먼지와 같은 것이다. 그냥 그냥 만족하면 되는 것이다. 행복은 가족과 함께 식사하고, 여행하고 누군가를 위해 정성을 들일 때, 나 아닌 다른 사람이 행복해할 때, 좋아하는 그림을 그리거나 좋아하는 운동을 즐겁게 할 때 온다. 그러나 나이가 들어도 젊음의 열정과 기쁨과 환희 속에 살도록 최선의 노력으로 만족하면 그것이 최고의 행복이려니. 노력해보리라.

④ 마음의 원리를 알면 행복하다

사람들이 인식하는 것과 실제의 세계와는 많이 다르다. 같은 꽃이라도 어떻게 보느냐에 따라 다양하게 느낄 수 있다. 검은 안경을 벗어야 한다. 생각이 틀릴 수도 있다. 다른 사람과 나와의 차이점(Difference)을 인정하고, 마음의 법칙과 마음의 원리를 알면 행복해진다. 쥐도 살기 위해 쥐약을 먹고, 물고기도 살기 위해 낚싯밥을 먹는다. 우리 인간도 살기 위해 하다 보니 잘못된 삶을 사는 것이다. 우리는 자기 속에 투영된 환상 속에 살고 있다.

있는 그대로를 보자. 생각이나 마음으로 좋게 생각하면 좋은 것이다. 받는 것은 일시적인 기쁨으로 종속적인 관계가 되어 마음이 편하지 않다. 도움을 줄수록 베풀 수 있는 존재로 크게 변화되고, 그렇게 행동하면 내 가슴이 시원해진다.

실수할 때 좌절하는 것은 욕심이다. 실수할수록 성공에 이르는 길이다.(자전거도 넘어져야 탈 수 있다.) 원하는 것이 이루어지지 않을 때 좌절하면 불행이다. 행복하고 싶다면 세상이 원하는 대로 안 된다는 것을 알아야 한다. 이해 없는 사랑은 폭력이다. 지켜보아 주는 것이 사랑이지 돌보아주는 것은 사랑이 아니다.

(2) 나만의 고전 명품 인생을 만든다

우리에게 영원한 시간이 남아있다면 굳이 서두를 필요도 없고, 애쓸 필요도 없을 것이다. 하지만 우리의 시간은 유한하고, 그 유한한 시간을 누가 덜 후회스럽게 보내느냐가 우리의 멋진 인생을 좌우하게 된다. 가짜가 아닌 내가 원하는 나만의 진품, 나만의 명품 인생으로 살자.

지적 생활을 하면 인생이 두 배로 즐거워진다. **지적 생활은 인간의 본능으로 '나만의 고전'을 만드는 것이다.** 고전이란 말 그대로 몇 번이고 반복해서 읽게 되는 책이다. 남들이 지루하다고 하는 책도 나에게 유익하고 재미있으면 얼마든지 '나만의 고전'이 될 수 있다.

말을 배울 때는 2년이 걸리나 침묵을 배우는 데는 60년이 걸린다. 지식(앎)의 최고 가치는 침묵이며 도덕의 최고 가치는 교양이라고 한다. 조용하고 교양있는 진중(무게 있고 점잖음)한 사람이 되기를 소망한다.

① 진실해야 당당하다

새로운 눈이 새로운 행복을 발견한다. 웃게 하는 것은 사람을 행복하게 한다. 생각의 물구나무서기를 해본다. 1%가 인생을 바꾼다. **비교는 불행으로 가는 특급 열차다.** 치료약이 없다. 남이 쳐다보는 것이 걱정되는 사람은 과대망상증! 남은 자세히 보지 않고 관심도 없다.

자신에게 당당한 자기 리더십(self leadership)과 자기 설계(self design)로 의지, 소신, 열망대로 사는 것이다. 남에게 해 되지 않는 한도 내에서 하고 싶은 대로 하고 살면 된다. 누가 뭐라고 하면 "그건 네 생각이고"라고 한다.

진실한 것이 중요하다. 사람과 사람과의 관계는 순수해야 끌린다. 자유 의지로 살고 누구에게도 눈치 보지 않는 당당한 내 삶을 산다. 진짜 재벌은 그냥 웃고, 그냥 즐겁게 살고, 그냥 배려한다. 모든 것을 내 탓으로 돌려야 빛이 있고 마음이 편안해진다. 인간은 고통으로 발효되어야 성숙되고 인간미가 있다.

② 가장 자연스러움이 가장 아름답다

눈에 보이지 않는 작은 행복이 느껴지도록 단순하게 산다. 타인의 눈에 의식되지 않도록 편안하고 소박하게 산다.

누구도 내 삶을 대신할 수는 없다. 나답게 산다. 소유하는 것으로 내 가치를 입증하려고 하지 말고, 내 속에 있는 찌꺼기를 날려버리고 가볍게 산다. 그리고 새로운 가치가 있는 것에 시간을 투자한다. 느낌과 의지대로 자연스럽게 살고, 있는 그대로의 자연스러운 것이 가장 아름다운 것이다.

③ 그림 그리는 것이 즐겁지 않으면 그릴 이유가 없다

사람들은 에스컬레이터보다 재미있는 피아노 계단으로 간다. 즐거움은 강요가 아니라 스스로 하고 싶어서 하는 것이다. 즐거우면 세로토닌, 엔도르핀, 도파민 등 신경 전달 물질이 분비된다. 이로 인해 생각이 바뀌고, 웃고 하니까 통증이 없어진다. 한바탕 웃으면 혈류가 증가하고 근육 긴장이 풀어진다. 즐거운 마음은 면역세포를 증가시키고 행동도 활발해지게 한다. 다이어트도 즐겁게 해야 효과가 있다.

즐거움은 삶의 새로운 열정과 재미를 찾게 한다. 삶의 활력이 생기

고 얼굴빛이 좋아진다. 즐겁게 사는 것은 별거 아니다. 마음먹기 달렸다.(울고, 웃고, 아프리카 북도 치고, 콘서트도 가고, 춤도 추고, 그림도 그리고 등) 즐거우면 뇌파가 증가한다. 알파파, 베타파, 세타파가 다 증가한다. 특히 세타파가 증가하게 된다. 움직이는 것을 느끼면 삶의 재미를 느끼게 된다. 여가 활동을 많이 해야 삶의 만족도가 높아진다. 좌뇌를 즐겁게 한다. 즐거움은 정신적인 안정을 가져오므로 암도 좋아진다.

감정과 기분 상태를 조절하는 '멘탈 피트니스'는 현재의 작은 순간을 놓치지 않고 즐거움을 느끼는 것이다. 음악 박자로 파킨슨병을 치료하여 스스로 걷게 하고, 언어 장애는 좌반구의 문제로 오기 때문에 음악 치료로 노래를 부를 수 있게 한다. 운동을 하면 삶도 긍정적으로 볼 수 있게 된다.

④ 의지가 열정이다

무엇엔가 미쳐야 다른 사람을 감동시킨다. 해보지도 않고 이룰 수 있는 일은 없다. 해보지도 않은 성공률은 0%이지만, 해보고 실패하면 실패율도 성공률도 50%이다. 하고자 하는 의지 하나만 있으면 방법은 다양하다. 방법이 다양하다 해도 하려고 하는 의지가 없다면 성공률은 0%이다. 삶 속에서 하고 싶은 중요한 것을 먼저 도전한다.

삶의 최고의 가치는 이 세상에 태어나 자신의 가치를 발견하고 실현하는 것이다. 자기의 모든 것을 헌신할 만한 삶의 목적이나 대상을 발견한 사람은 행복하다. 또한 자신의 삶을 즐길 줄 알고, 지적, 도덕적 탁월성을 함께 지니게 되면 인간의 최고 매력이라 생각된다.

(3) 마음의 중심이 서 있으면 흔들리지 않는다

① 센터링(Centering)이란

센터링(Centering)이란 수시로 바뀌는 구름 같은 감정 변화에 휘말리지 말고, 구름 속에 있는 변하지 않는 푸른 하늘처럼 늘 그런 마음으로 소신껏 살아가는 것이다.

사람은 얼마나 어느 경계까지 보고 살까? 인생(마음)의 폭을 한 번 생각해보자. 사람은 '지혜의 정도'에 따라 바라보는 세계가 달라진다. 상상력과 추리력을 가지고 보면 마음의 폭이 넓어진다. 보이고 들리는 것만이 다가 아니므로 눈에 속고 귀에 속아 살지 말고, 마음의 중심을 잡고 살아야 한다.

모양과 모습은 그대로가 아니고 항상 변한다. 하늘의 구름은 계속 변하지만, 변하는 구름만 없어지면 변하지 않는 푸른 하늘은 그대로 있다. 인간은 변화 속에서 변화를 본다. 변화하지 않는 것에서 보면 그대로 있다.

마음의 변화는 고통과 불안 속에서 온다. 수없이 변화하는 욕심, 어리석음, 화를 걷어내면 내 본래의 맑고 깨끗한 참 마음의 모습을 볼 수 있다. 오로지 변하지 않는 내 본래의 모습대로 중심을 잡고 사는 것만이 자유로워지고 평화롭고 행복해지는 길이다.

마음의 중심을 잡고 사는 사람은 의미가 있고 즐거움이 있으며, 현재와 미래의 이익이 되는 진정한 삶을 살게 된다.

② 지속적으로 행복하려면

행복의 기본은 명상이며 감성 지능을 높이는 것으로 일상의 생활에서 느끼도록 노력해야 한다. 행복에 최고의 영향력을 주는 것은 주변 사람으로, 관계는 참으로 중요하다. 어떤 공간에서, 어떤 사람을 만나서, 어떤 활동을 하고, 어떻게 시간을 보내느냐 하는 것이 중요하다.

행복한 사람은 끼리끼리 모여있다. 불행한 사람은 관계가 없다. 행복한 사람 옆에 있는 것이 좋다. 따라서 행복감을 주지 않는 상황은 과감하게 줄이고, 행복감을 주는 상황에는 시간을 과감하게 투자하는 시간관리를 해야만 지속적인 행복감을 느낄 수 있게 된다.

마이너스 에너지를 가진 사람과의 만남은 줄이고, 플러스 에너지를 가진 사람들과의 시간을 늘리는 것도 좋지만, 더 진정한 행복의 길은 플러스 에너지 사람으로서 주변 사람에게 플러스 에너지 기운을 전파하는 사람이 되는 것이다.

가정과 일터를 제외한 제3의 공간도 중요하다. 제3의 공간(아지트)은 격식과 서열이 없고 소박하고 수다를 떨고 음식을 나누어 먹고 출입이 자유로워 일상에서 행복을 가져다준다.

③ 여행은 돈 주고도 살 수 없는 산 경험

여행은 행복의 효과적인 최고의 비법이다. 일상에서 벗어나는 자체가 즐거움이지만, 행복을 주는 활동이 걷기, 놀기, 말하기, 먹기인데 여행은 이 네 가지를 다 만족시키기 때문이다. 삶의 우선순위를 여행에 두고 살아본다.

여행은 내가 지금 무엇을 하고 있는지 인식하게 해주고, 그 순간을 살면서 자신을 객관적으로 볼 수 있게 하고, 자신의 숨겨진 모습을 발견하게 되는 기회가 된다. 내가 나이고 싶어서, 순수했던 시절로 돌아가고 싶어서, 나에게 집중할 시간이 필요해서 여행을 떠난다.

바보는 방황을 하고 현명한 사람은 여행을 한다. 시간과 형편이 되면 여행을 하고, 마음이 울적하면 걷기 여행이라도 한다. 불행한 자일수록 담배를 피우고, 담배를 피울수록 더 불행해진다. 악마가 직접 사람을 찾아가기에 너무 바쁠 때 자기의 대리자로서 술을 보낸다고 한다.

1주일의 여행은 2~3년 이상의 성장을 가져오며, 행복하게 살아가는 방법을 알게 해준다. 일상의 여유가 생기고 마음이 편안해진다. 여행을 하면서 버리는 것은 일상이 아니라 욕심이다. 불완전한 상태에서 어떤 결정을 내려야 하는 것이 여행으로, 여행을 통해 "세상은 내가 **스스로 책임지고 살아야 하는 것**"임을 배운다.

새로운 여행은 새로운 인생의 시작이요, 제자리에 돌아왔을 때 변화된 새로운 삶을 살게 되는 것이다. 여행은 떠남이 아니라 만남임을, 어디로가 아니라 어떻게의 문제임을, 소비가 아니라 관계임을 알게 해준다. 서로를 깊이 존중하고 배우며, 그 만남과 머무는 시간이 공동체와 지역에 도움이 되는 여행을 하는 것이 좋다.

행복은 경험의 이력서와 비례한다고 한다. 소유냐? 경험이냐? 돈은 열심히 벌되 경험을 위해서 소비하는 것이 좋다. 경험하고 생각하는 행복감이 소유하는 것보다 오래 지속되기 때문이다. 또한 그 경험은 생각하는 기회가 되어 인생이 바뀌게 되고 삶의 폭이 넓어지기 때문이다.

④ 세 끼 식사에 책 한 끼 친구

악취미라도 무취미보다 낫다고 한다. 취미 활동은 노후에 혼자 즐길 수 있고, 함께 즐길 수 있는 것으로 질적 노후를 보낼 수 있는 유일한 방법이다. **동적인 것**(운동, 헬스, 춤, 등산, 걷기)과 **정적인 것**(명상, 요가, 그림, 서예, 붓글씨, 악기)을 다하는 것이 좋다.

춤은 영혼의 노래이며 생명의 욕구다. 춤추는 치매 환자와 **노래**하는 우울증 환자는 없다고 한다. **기도**는 영혼의 호흡으로 하느님과 대화하는 마음의 안식처이다. **종교**는 자기가 하는 일의 목적과 방향을 재설정하는 기회가 되기도 한다. **글쓰기**는 마음이 정리되어 정신이 맑아져 치매가 예방되며, 마음의 소리로 자신에게 하는 주문이기도 하다.

또한 **책**은 성실한 친구요, 더 없는 **훌륭한 선생**이다. 인간은 세 끼 식사에 책 한 끼를 더해서 네 끼를 먹고 살면 외롭지 않다. 내적으로 풍부한 삶을 살도록 다양한 책을 친구로 만든다. 우리나라 사람은 은퇴 후 등산을 가지만 선진국 사람들은 평생교육원에서 하고 싶은 공부를 한다.

(4) 웃음은 스트레스의 천적

세계 웃음 요가 창시자인 인도 의사 마단 카타리아는 '태양은 이유 없이 대지를 비추고, 바람은 이유 없이 왔다가 지나간다. 오직 사람만이 이유를 찾아 웃으려 한다. 그래서 우리는 웃음을 잃어버렸다'고 한다. 이 세상에서 가장 행복한 사람은 자신이 무엇을 원하는지 알고, 자신이 원하는 일을 웃으면서 할 수 있는 사람이다.

근본 웃음은 이유가 없다. 20초의 가짜 웃음으로도 스트레스가 해소된다, 웃음은 더러움을 칼처럼 자른다. 웃으면 마음이 변하고 몸이 변한다. 알레르기도 치유된다.

웃음은 스트레스의 천적이며, 웃으면 혈액 순환이 두 배로 증가하고 근육이 풀리고 피로가 사라진다. 몸에 활기가 생기며, 긍정적인 태도와 자신감이 강화된다.

① 죽고 사는 문제가 아니면 '통과'한다

문제 해결 여부의 판단 기준을 내 몸에 해가 되느냐, 안 되느냐에 가치를 두고 결정한다. 어떤 문제가 내 몸에 해가 된다면 손해를 보더라도 포기하고 체념한다.

죽고 사는 문제면 목숨을 걸어야 하지만, 죽고 사는 문제가 아니면 '통과'한다. 순리를 따르면 기적도 따라온다.

② 현재의 근심만 생각한다

근심이 많은 사람은 자기가 없으면 어떤 일도 안되는 줄 알고 혼자 일을 다 한다. 죽을 시간이 없어 느긋하게 걷지도 못한다. 세상 근심은 혼자 다 가지고 있다.

사람들은 40%가 과거의 근심을 하고, 50%가 미래의 근심을 하며, 10%만이 현재의 근심을 한다고 한다. 돌이킬 수 없는 과거의 일은 근심을 한다 해도 소용이 없으며, 아직 일어나지 않은 일에 대해서는 미리 근심을 가질 필요가 없다. 오직 현재의 근심만 보고 해결하도록 한다.

③ 긴장, 긴장, 긴장하면 터진다

자존심이 세면 눈과 얼굴과 목소리에 나타난다. **자존심, 열등감 등은 '보여주는 것'이 아니라 '보여지는 것'이다.**

긴장, 긴장, 긴장하면 터진다. 악기들도 쉴 때는 풀어준다. 일상에서는 유머(예상하지 못한 놀라움)로 즐긴다. 남자는 유머하고, 여자는 웃어주라.(리액션, 추임새) 슬플 때 울지 않으면 몸의 다른 장기가 운다. 울고 싶을 때는 울어야 한다. 사는 것이 **빡빡할** 때 쉬면서 산책을 하면 자유가 온다. 산책은 길을 걷는 것이 아니라 '길을 만나는 것'이다.

④ 하루 30회 억지로라도 웃는다

웃으면 스트레스가 해소되며, 뇌가 적당한 자극을 받기 때문에 뇌의 신경망이 강화되며, 호흡이나 면역력의 생리 기능이 활성화된다. 기분을 좋게 만드는 모르핀이라는 호르몬의 분비를 자극하여 통증 완화 작용을 한다. 또한 의사소통으로 인간관계를 원활하게 해주어 업무 처리도 잘되고, 일을 즐기는 사람으로 만든다.

웃음에 몰입하다 보면 복잡한 생각이 끊어지고, 웃음이 얼굴에서 온몸으로 퍼지게 된다. 따라서 소장, 대장 움직임이 활발해져 소화력이 증가하고 복부 비만이 감소한다.

하루 30회 억지로라도 웃는 태도가 중요하다. 아이들은 하루에 400회, 성인은 하루에 고작 미국이 15회, 한국은 7회라고 한다. **나이가 들**

어 웃는 노인이 대우받는다.

⑤ 웃는 시간 1년에 고작 20일

사람이 아프지 않고 산다면 80년을 살고, 26년을 잠자고, 21년을 일하고, 9년을 먹고 마신다고 한다. 화내는 데 5년, 기다림에는 3년을 소비한다. 그런데 웃는 데 소요되는 시간은 고작 20일뿐이다. 웃음은 내적 조깅이다. 천연의 치료제인 엔도르핀과 엔케팔린이 나온다. 15초 이상 웃어야 효과가 있다.

인생은 5%만 오버하면 행복해진다.(오두방정) 10%에서 2%만 빼서 8푼으로 살면 더 행복해진다. 까짓것 웃어버려! 웃고 넘겨버려! 웃음은 내가 선택해서 웃는 것이다. 눈으로 웃는 것이 아니라 입으로 웃는 것이다. "내가 웃을란다." 하고. ~에도 불구하고 그냥 웃는다.

긍정적인 마음으로 크게 웃으며 배짱, 용기, 자신감을 가지고 배로, 온몸으로, 날숨으로 박장대소(손뼉), 파안대소(환한 표정), 포복절도(배를 잡고)를 한다. 웃음 인사, 웃음 마사지, 웃음 샤워를 하는 방법도 있다.

위대한 승리는 자신을 완전히 아는 것이다

인생의 여정을 진심으로 즐긴다. 내 생각을 끊임없이 정리하고 검토하는 과정을 통해 성장해가는 여정이 삶이라는 것이다. 어떤 이는 나이 들면서 성장하나 그렇지 못하는 이도 있다. 성장하는 사람들의 비결은 열정적인 삶을 사는 것이다. 자기 자신을 완전히 아는 만큼 위대한 승리도 없다.

(1) 우리가 하는 생각이 바로 우리 자신이다

'백조는 죽기 전에 노래를 부른다'는데 난 죽을 때 무엇을 할까? 항상 새롭게 변화되면서 의미와 목적이 있는 삶이 되어야 한다. 변화에는 저절로 움직이는 힘이 있어서 아주 작은 변화일지라도 또 다른 변화를 불러올 수 있다.

나 자신이 어떤 사람이 되는지는 전적으로 나 자신의 몫이다. 인간은 자신이 이해하지 못하는 것은 경멸한다. 활력이 넘치고 성장하는 사람은 호기심과 즐거움과 경이로움으로 가득 차 있다.

나이가 들어 더 지혜로워졌기에 원하는 미래를 창조할 수 있다. 다른 사람보다 뛰어나기 위해서는 흥미를 갖는 것만으로는 부족하다. 가장 좋아하는 것, 정말 하고 싶은 것을 열정적으로 한다. 터무니없는 것을 시도하는 사람만이 불가능한 일을 해낼 수 있다.

우리가 하는 생각이 바로 우리 자신이다. 우리가 다른 사람에 대해 불평, 불만을 하는 것은 결국 나 자신이 어떤 사람인지를 정의하는 것이다. 긍정적인 생각과 태도를 가지는 것은 하나의 습관이다. 우리 영혼을 진정으로 살찌우는 것은 소박한 기쁨이다. 다른 사람에게 기쁨의 자취를 남기며 사는 인생을 선택한다.

인생에 연습이란 없다. 나 스스로에게 최선을 다한다면 나는 인생을 제대로 살고 있는 것이다. 목표를 세운다면 원하는 대로 살 것이고, 목표가 없다면 그저 사는 대로 살게 된다. 자신이 원하는 미래는 스스로 만드는 것이다. 앞으로 일어나길 바라는 일을 마음속으로 결정한 후 그 일이 일어나는 데 필요한 일을 차근차근 해나간다. 지금 이 순간부터 시작한다.

인생에서 또 하나의 중요한 것은 가치 있는 사람이 되어 세상에 변화를 주는 것이다. 품위 있고 훌륭한 사람으로 죽음을 담대히 받아들이며 멋진 모습으로 세상을 떠나기 위해서는 인생의 의미를 찾아야 한다.

① 자신의 집착에서 벗어나 세상에 관심을 갖는다

역경을 통해 정신적 힘과 성숙한 인격을 얻을 수 있다. 고통스러울 때 '이 상황도 언젠가는 바뀔 것이다.'라는 것을 기억한다. 진정한 행복은 자신에 대한 집착에서 벗어나 세상에 관심을 가지는 데에서 온다. 지혜로움은 아는 데서 나오는 것이 아니라 이해하는 데에서 온다.

인생의 목표는 영혼의 너그러움(영혼의 자유로움)을 기르는 일이다. 다른 사람의 나쁜 면을 보는 대신 마법과도 같은 특별함을 발견하려고 노력한다. 영혼이 너그러워진다는 것은, 사람들이 저마다 최선을 다하며 살고 사람들이 하는 모든 행동에는 이유가 있다고 생각하는 것이다.

우리 모두는 다르다. 세상을 보는 시각이 다르고 세상에 반응하는 방식도 각기 다르다. 그런데 자신의 기준에 맞추어 판단하고 비판해서는 안 된다. 내면에서 비판적이고 부정적이며 분노의 소리가 들려올 때 너그러움의 길을 따라간다.

우리의 가슴을 뛰게 하는 사람들과 일을 찾아 시간, 에너지, 지식, 열정,

혼신의 힘을 다해 쏟아 붓도록 한다. 우리의 잠재력을 발휘하고자 노력하는 일은 건강하고 활기찬 삶을 사는 열쇠가 된다.

② 상황을 어떻게 받아들이느냐가 인격을 결정한다

다른 사람이나 상황이 우리를 괴롭힌다면 우리 인생의 주도권은 그들에게 빼앗기게 된다. 괴롭히는 문제점과 우리 자신은 톱니바퀴와 같다. 문제가 꼬이면 우리 자신도 꼬여 문제가 우리를 지배하고 조종하게 된다.

그러나 그 상황에서 스스로를 분리한다면 우리는 주도권을 찾을 수 있다. 스스로 분리되도록 다스릴 수 있는 내부의 힘은 시간과 노력과 마음 챙김으로 가능하다. 결국 가치 없는 일에는 관심을 끈다. 연습할수록 더 쉬워진다.

중요한 것은 상황 자체가 아니라 그 상황을 받아들이는 우리의 자세이다. 상황을 어떻게 받아들이느냐에 따라 나 자신의 인격이 결정된다. 나 자신이 하는 행동만이 나를 정의할 수 있다. 자신의 언행을 조절할 수 있다는 것은 놀라운 힘이다.

분노는 유쾌한 표정을 짓는 순간 다 사라진다. 얼굴 표정은 감정뿐 아니라 신체에도 반응한다고 한다. 정신적, 감정적 문제에서 자기 자신을 떼어내어 안전한 거리에서 자신의 관점, 상대의 관점, 제삼자의 객관적인 관점, 화성인의 관점, 5년 후 미래의 관점으로 바라본다.

(2) 인생은 자신만의 길을 만드는 것이다

진정한 성장을 이루려면 다른 이들을 따라가며 사는 인생에서 벗어나 자신의 행동을 스스로 결정하며 살아야 한다.

자기 자신이 세운 기준을 만족시키면서 살 때 더 성숙할 수 있다. 성숙이란 다양한 관점으로 주의 깊게 판단한 후 자신만의 기준을 만들어나가는 과정이다.

가면과 겉치레, 허황한 자존심을 벗어던지고 진정성을 갖춘 순수하고 고유한 자기 자신이 되는 것이다. 스스로 선택하지 못하고 진정한 자기 자신으로 살지 못할 때 사람들은 절망을 느낀다.

덴마크 철학자 키에르 케고르는 '가장 깊은 절망은 자기 자신이 아닌 다른 사람으로 사는 것이다.'라고 했다. 지문, 유전자, 성격, 사고방식, 능력, 관심사는 모두 우리 자신만의 것이다. 진정한 자기 자신으로 살기 위해서는 다른 사람이 가는 길을 그대로 따라가서는 안 된다. 스스로의 몸과 마음, 영혼에서 발휘되는 지혜를 적극적으로 갈고닦아 자신만의 길을 걷는다.

활기찬 삶을 사는 여성들은 지금이 과거 어느 때보다도 인생에서 가장 멋진 시기이다. 가장 중요한 것은 자기 자신을 만족시키는 것이다. 진정한 자기 자신으로 살고 또한 자신이 원하는 사람이 되는 것이다. 유일하고 고유한 자신을 드러내 본다. 바로 지금 시작한다. 지금 안 하면 언제 하겠는가?

① 직감(내면의 소리)에 귀 기울인다

우리가 할 수 있는 최선의 방법은 마음을 편하게 갖고 그들의 일이나 행동 방식에 신경 쓰지 않고 그들 사이를 유유히 흘러가는 것이다.

변화에서 가장 힘든 것은 새로운 것을 생각해내는 것이 아니라 이전에 갖고 있던 생각의 틀에서 벗어나는 것이다.

직감(내면의 소리, 영혼의 소리)에 귀를 기울이면 우리를 불편하게 만드는 감정을 잘 파악하게 된다. 뭔가를 거스른다는 느낌이 드는 것은 무언가 잘못되어가고 있다는 신호이며, 그 일을 해봤자 결국 좋을 게 없다는 걸 알려주는 신호이다.

갈등, 긴장, 공포, 불안 같은 내면의 소리에 귀를 기울여(감정들을 무시하지 말고) 원인이 무엇인지 생각해보면 해결점을 찾을 수 있다. 내면의 소리에 귀 기울이면 저절로 답이 떠오른다.

② 늘 하는 행동이 자신을 만든다

늘 하는 행동이 우리 자신을 만들고, 습관 속에서 뛰어남이 나온다. 마음 챙김이란 현재에 온전히 집중하는 것으로 자신이 하는 일과 그 일을 하는 이유에 늘 주의를 기울이는 것이다.

마음 챙김 방법은 '나는 이것을 왜 하나? 가장 좋은 방법인가? 다른 방법은 없나? 습관적으로 하고 있나? 온 정신을 쏟고 있나?'를 확인하는 것이다.

자아를 실현하며 효과적으로 인생을 사는 사람들은 겉치레와 허식이 없는 자연스러운 태도, 순수한 자신의 본모습, 솔직하고 자연스러운 태도를 보인다.

열린 삶을 통해 스스로를 자유롭게 하고 인생의 의미와 목적을 느끼고 살며 자기 자신에게 집착하기보다는 **영혼을 살찌우는 데 관심을 가진다.** 경쟁하지 않고 자신이 만나는 모든 사람의 고유함과 특별함을 받아들이고 존중한다. 순수하고 진정한 자기 자신의 모습을 습관화하고, 있는 그대로의 모습이 된다.

③ 원하는 자신이 되어가는 과정을 즐긴다

미래의 모습을 그려본다. 하고자 하는 일, 되고자 하는 모습을 마음속에 그려보면 마음, 감정, 신체가 실제로 그 경험을 연습하게 된다.

두려움을 극복하는 유일한 방법은 부딪혀 보는 거다. 마음속에 그려보는 무수한 연습으로도 현실로 만들 수 있다. 따라서 **마음을 편히 갖고 자신이 되고자 하는 사람이 되어가는 과정을 진심으로 즐긴다.**

(3) 대담함에는 천재성과 힘, 그리고 마법이 숨어 있다

인도의 사상가 오르빈도는 "인생이란 끝없이 엎어지고 또 툭툭 털고 일어나서 수줍게 신(God)을 바라본 후 다시 한 걸음 내딛는 과정이다."라고 했다.

도전하지 않으면 승리의 환희를 맛볼 수 없다. 실패는 그다지 힘들지 않으며 성공은 아주 멋지다. 성장을 하는 데는 모험이 뒤따른다. 모험이 없으면 정체로 가는 길이다.

두려워 말고 마음이 원하는 길을 찾아서 그 길을 간다. **진심으로 원하는 목표를 위해 노력한다면 힘과 열의가 생기고 하늘을 나는 기분이 느껴진다.**

할 수 있고 꿈꿀 수 있는 것이라면 뭐든지 시작한다. 서두르지 말고 천천히 배움을 쌓고 숙고하고 음미한다. 그리고 나서 다시 도전하고 진심으로 즐긴다. 대담함에는 천재성과 힘, 그리고 마법이 숨어 있으니 바로 지금 시작한다.

① 뇌를 건강하게 하는 법
다양한 활동에 참여하여 모든 감각을 자극한다. 흥미뿐 아니라 새로운 분야에서 관심을 갖고 도전한다. 하고 싶은 것을 찾아서 한다. 새로운 경험, 도전, 배울 거리를 찾아 나선다.

늘 질문하고 해답을 구한다. 모든 일에 호기심을 갖고 답을 찾아 파닥거린다.

② 일생 동안 배운다
배우는 데에는, 부족한 것을 메꾸기 위해 새로운 것을 배우는 **일상적인 배움**과 마음을 새롭게 하고 세상을 성숙된 눈으로 보게 해주는 **성장을 위한 변화의 배움**이 있다. 늘 열린 마음을 가진다. 변화는 두려움이 따른다. **책을 읽고 또 읽는다.** 다양한 관점을 이해한다. 자신과 다른 사람을 알고 이해한다. 나와 다른 인생을 살아온 사람들을 가르치거나 돕는 일을 한다. 그들에게 배울 게 있다. **관심 있는 분야의 공부를 한다.** 질문하는 걸 두려워하지 않는다. 새로운 주제를 다루는 TV를 본다.

③ 자신의 성장이 확인될 때
인생의 목적, 의미를 깨닫고 **존재의 이유를 알 때**

자신의 방식대로 사는 것이 바른길이며 옳기 때문에, 남들과 경쟁할 필요가 없다는 것을 느낄 때

영혼의 관대함(자유로움)으로 더 잘 용서할 때

주변 사람들과 더 깊은 관계를 맺을 때

④ 사람을 키우는 법
늘 배우자를 최우선으로 한다. 상대방을 숨 막히게 하지 않는다. 사랑하는 사이에서 경쟁은 무의미하다. 사랑을 지키는 강력한 힘은 웃는 것이다. 집안일을 나누어서 하고, 서로 성장할 수 있도록 돕는다. 잔소리는 사람을 짓밟는 지름길이다. '지난번에 이렇게 말했잖아'라는 말은 삼간다.

비판은 사람을 뭉개는 것이다.(타인을 비판하는 것은 자신의 문제이다.) 싸우더라도 상처 주는 말은 절대 하지 않는다. 시간을 함께 보내며 서로 대화하고 사랑하며 웃고 놀면서 소중한 순간을 함께 나눈다.

⑤ 혼자된 사람은
자기 자신을 제대로 알 수 있는 기회가 된다. 2년 정도 적응할 시간을 가진다. 우정을 가꾸고, 자유를 만끽한다. 좋아하는 활동에 열정을 가

지고 참여한다. 활기찬 삶을 위해 영적인 수호자를 찾는다. 행복은 자신 안에 있고, 혼자인 것을 즐긴다.

(4) 생각의 전환으로 행복해져 본다

① 남녀노소가 동등한 나라 〈호주〉

"하이!" 하면 "하이!"로 끝나는 나라, 직업에 귀천이 없고 남녀노소 누구와도 동등하고 책을 많이 보는 나라, 절대 화를 내지 않는 나라, 종교를 구분하지 않고 타 종교를 비판하지 않는 나라, 주일을 지키지 않아도 되는 나라, 초대하고 초대받는 즐거움으로 사는 나라, 나이 든 사람들의 여행인 그레이 노마드스(Gray Nomads)로 아이들에게 돈보다도 아름다운 자연을 상속하려고 SKI(Spending Kids Inheritance) Holiday를 아이들과 함께 즐기는 나라, 좋은 날씨로 누구나 여행과 레저를 즐기는 나라, 도장 찍힌 종이로 된 증보다도 서명을 한 서술(statement)을 인정하는 나라, 나이를 묻지 않는 나라, 외국인에게 무료로 영어를 가르쳐주는 나라, 그런 호주는 스트레스가 없다.

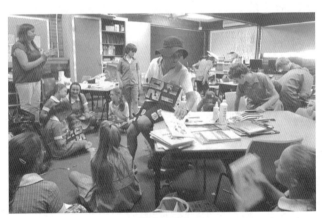

자유로운 초등학교 수업

② 자살을 모르고 살사춤을 즐기며 사는 나라 〈쿠바〉

북대서양과 멕시코만, 카리브해로 둘러싸인 섬나라. 21세기 중남미 마지막 사회주의 국가. 그들은 평등한 삶을 살고 있었다. 쿠바의 자유는 자유로운 예술과 무상 교육, 무상 의료, 무상 급식을 통한 사회 정의(正義)에서 나온다.

총인구의 82%인 1,000만 명이 뮤지션이며, 음악(관타나메라)과 춤(살사)과 대화(social connection)로 즐기는 영혼들이다. 외국인 전용 해변이 있고, 내국인을 위한 이중 화폐를 유일하게 사용하는 나라, 매연이 심하지만 올드카와 꼬꼬택시가 시내를 장식한 나라이다. 어디를 가나 남녀노소 누구나 춤과 음악으로 즐기는 나라가 쿠바이다.

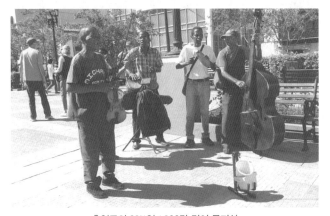

총인구의 82%인 1,000만 명이 뮤지션

③ 우자마(Ujamaa) 정신으로 사는 아프리카 〈탄자니아〉

경이롭고 다양한 자연과 129개나 되는 부족들을 포용하는 문화적 다양성으로 관용과 평온함이 국민성인 나라다.

인종의 다양성에도 불구하고 인종 불안을 경험하지 않고 식민지 속
국에서 독립국으로, 사회주의 국가에서 자유경제 국가로, 독재에서 완
전한 민주주의로 변혁이라는 현대 정치 장애물을 극복하며 아프리카에
서 고유한 길을 걸어온 나라다.

'네 것이 내 것이고 내 것이 네 것'인 우자마 정신으로 누구에게나 없
으면 달라고 하고, 있으면 주는 것이 일상적인 나라로 깊은 인류애는
부러웠다.

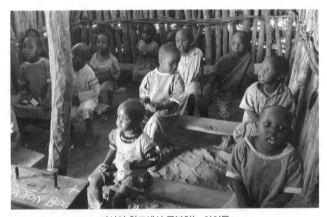

마사이 학교에서 공부하는 아이들

행복은

영혼이 살아 숨 쉬는 것으로

재미와 의미를 느끼면서

몰입하는 것이다

3장

노하우 2

내 몸 자세히 알기
(Knowing about my own body)

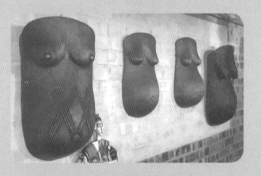

내 몸은 어떨까?

자신의 몸을 위해서 무엇을 하는가

(1) 최소 2년에 한 번 건강 검진

건강 검진이란 질병의 증상과 징후는 없지만, 건강 위험 요인과 질병을 조기 발견하여 초기에 중재와 관리를 실시하여 건강한 삶을 누리도록 하는 국민 건강 보험법이다.

젊었을 때 어른들이 혈액 순환, 혈액 순환 하고 말하는 것을 지겹게 많이 들었다. 나이가 들면서 나는 몸에 문제가 발생하는 많은 부분이 거의 혈액 순환이 되지 않아 발생한다는 것을 알게 되었다. 좀 더 일찍 혈액 순환에 대한 이론적인 것을 알았더라면 하는 아쉬움이 있다.

혈액 순환이 안 되면 손발이 차고 저리고 어깨가 결리고 목이 결리는 말초 혈행 장애, 두통, 현기증, 기억력 감퇴가 되는 뇌 혈액 순환 장애가 오며, 고혈압, 동맥경화, 뇌졸중 위험이 증가한다. 또한 불면증이나 이명이 오고 뒷목이 뻣뻣하고 두통이 잦으며 피로해진다. 아는 만큼 보이므로 알아두면 예방하게 된다.

① 보험공단 건강 검진(TEL: 1577-1000)

홀수년엔 홀수에 태어난 사람, 짝수년엔 짝수에 태어난 사람들이 2년마다 기본적인 건강 검진을 무료로 한다.

1차 검진 시 비만도, 시력, 청력, 혈압, 소변(요당, 요단백, 요잠혈 등), 대변, 혈액 검사(혈색소, 혈당, 간 기능 수치, 총콜레스테롤), 위내시경, 가슴 방사선 촬영, 여성 암 검사 등을 한다. 2차 검진은 1차 검사 결과 이상이 나오면 2차 검진을 한다. 대장암 여부 확인을 위해서 대변 검사는 매년 한다. 직장인은 건강보험공단에서 하지 않는 해에 직장 건강 검진을 하게 하는 곳도 많이 있다.

② 보건소 건강 검진(보건소별로 다름)

도봉구 보건소에서는 내과 진료를 보면서 언제나 혈액과 소변 검사를 할 수 있다. 진료비는 1,100원이며 원외 약 처방을 받으면 500원이고, 65세 이상은 무료이다.

2020년 7월 현재 도봉구 보건소 검사들

구민 건강 검진: 5,000원, 65세 이상 2,500원

체력 측정 검사: 5,000원, 65세 이상 2,500원

갑상선 검사: 12,000원, 65세 이상 6,000원

골밀도 검사: 8,000원, 65세 이상 4,000원

A형 간염 검사: 11,000원, 65세 이상 5,500원

B형 간염 검사: 5,170원, 65세 이상 2,585원

암 표지자 검사: 22,000원, 65세 이상 11,000원

③ 단골 대학 병원 주치의

대학 병원에서 개인이 돈을 많이 내고 건강 검진을 하는 경우 필요 없는 것도 하게 되므로, 대학 병원 주치의와 상의하여 하고 싶은 검사를 신체 기관별로 뇌(뇌졸중, 뇌종양), **폐, 심장**(협심증, 심근경색), **복부 초음파**(췌장, 간장, 신장), **산부인과**(난소, 자궁내막, 자궁경부) 등을 **해마다 번갈아 가며 집중적으로 검사하는 방법도 좋다.**

(2) 내 몸을 알기 위한 다양한 검사

내용	검사 & 정상치 & 문제
혈압	119/79 이하
혈당	식전 혈당, 식후 2시간 혈당, 당화 혈색소
콜레스테롤	Total 콜레스테롤, HDL, LDL, 중성지방
동맥경화	경동맥 초음파로 혈관 막힌 정도 확인
뇌경색, 심근경색	MRA, 심장 초음파, 혈액
폐	CT
녹내장	안압 정상치 15~20mmHg, 실명
황반변성	갑자기 시력이 나빠질 때 즉시 치료, 실명
빈혈	Hb 13 +-2
간, 췌장, 신장	초음파
유방, 갑상선	초음파
요산	혈중 수치 정상은 4~7, 8 이상이면 통풍
전립선	전립선 특이항원(PSA) 수치가 1.5g 이상 고위험군, 2.0g 이상 비대증, 4.0g 이상 암
골다공증	골밀도 검사, 무게 실린 운동으로 예방
폐활량	남성은 4,500㎖, 여성은 3,500㎖ 1회 최대한 들이마시고 내쉬는 공기량
두통	귀, 목 이상이나 뇌경색, 뇌종양 가능성 심각한 질병의 예고
우울증	10명 중 2~3명, 심각한 이유는 자살
치매	뇌 혈류 검사, MRI, CT
간 질환	GOT, GPT가 40 이상이면 간 질환 상태, 31~39는 주의, 이상적인 것은 30 이하
치아	정밀 스켈링 연 2회
여성 암	자궁 경부암, 자궁내막암, 난소암
정형외과	목, 어깨, 허리, 무릎
위내시경, 대장내시경	2년마다, 5년마다

(3) 대사성 질환의 진단 기준

신체 세포의 화학 반응의 장애가 원인이 되는 대사 증후군이란 뇌혈관 질환, 심장병, 당뇨병, 고혈압, 콜레스테롤 수치 증가 등 각종 성인병이 동시다발적으로 나타나는 현상을 대사성 질환이라고 한다.

내용	대사성 질환의 진단 기준
공복 혈당	110mg/dl 이상 혹은 당뇨약 복용 중
혈압	130/85 mmHg 이상 혹은 혈압약 복용 중
HDL LDL	남자 40mg/dl 미만, 여자 50mg/dl 미만 100mg/dl 이상
중성지방	150mg/dl 이상
복부 비만	남자 90cm(35.4인치) 이상 여자 85cm(33.5인치) 이상

복부 비만은 당뇨병 10배, 고혈압 1.8배, 지방간 9배, 콜레스테롤 수치 2.5배로 증가하여 대사 증후군을 84배로 증가시킨다. 대사 증후군이 되면 동맥경화로 동맥의 혈관 두께가 10% 두꺼워진다. 따라서 동맥이 잘 막히거나 터지게 되어 뇌졸중이나 심장병으로 사망하게 된다.

근본적인 해결책은 적게 먹고 많이 움직이는 생활 습관을 통해 팔다리의 근육은 키우고 뱃살은 빼는 것이다.

대사 증후군 위험 인자가 많을수록 폐활량도 줄어든다. 대사 증후군을 예방 관리하면서 폐활량을 늘리려면 유산소 운동이 필요하며, 식사로 몸무게도 조절해야 한다.

(4) 혈당

당분이 필요한 부위는 혈관이 아니라 장기(뇌, 장 등)이다. 당뇨는 당분이 장기로 빠져나가지 못하여 생기는 병으로 톨게이트가 인슐린이다. 과음이나 과식이 원인이 되어 막혀서 생긴다.

진단	식전 공복 혈당	식후 2시간 혈당
정상	100mg/dl 미만	140mg/dl 미만
공복 혈당 장애	100~125mg/dl	140mg/dl 미만
내당응 장애	100mg/dl 미만	140~199mg/dl
공복 혈당 장애와 내당응 장애의 경우 현재 생활 습관을 그대로 유지 시 3년 안에 30%에서 당뇨병으로 진행한다		
당뇨병 진단	126mg/dl 이상	200mg/dl 이상
HbA1c(당화 혈색소) 최근 3~4개월의 평균 당뇨 수치로 정상은 6 이하, 7 이상이 되면 당뇨약을 먹어야 한다.		

식전 혈당은 동물성 식사로 인한 것이고, 식후 혈당은 탄수화물 섭취로 인한 것이며, 췌장의 베타세포 손상으로 인한 경우는 마른 당뇨가 온다.

당뇨 시 소변의 색이 진하고 냄새와 거품이 있다. 합병증은 눈, 신장, 신경계 등에 발생한다. 인슐린 분비 촉진제로는 호박, 초콩, 두릅, 청국장, 홍삼으로, 운동 요법, 식이 요법, 약물 요법을 병행해야 한다.

(5) 혈압

침묵의 살인자, 고혈압은 혈압(정상 119/79 이하)이 지속적으로 140/90

보다 높은 상태로 뇌졸중, 심장 질환 등 치명적인 질환 발생 가능성을 가져오는 대표적인 생활 습관병이며 문명병인 동시에 퇴행성 질환이다. 운동 요법, 식이 요법, 약물 요법을 병행해야 한다.

단계	혈압 수치
정상 혈압	수축기 혈압 120mmHg 미만
	이완기 혈압 80mmHg 미만
고혈압 전 단계 (진행 가능성 2배)	수축기 혈압 120~139mmHg
	이완기 혈압 80~89mmHg
1도 고혈압	수축기 혈압 140~159mmHg
	이완기 혈압 90~99mmHg
2도 고혈압	수축기 혈압 160mmHg 이상
	이완기 혈압 100mmHg 이상

혈압을 결정하는 세 가지 조건은 심장으로부터 대동맥을 타고 나오는 혈액의 양, 말초 기관의 소동맥이나 모세혈관의 저항, 혈관 벽의 탄력성이다.

① 고혈압 원인

고혈압의 원인은 혈압만 상승하는 95%의 원인 모르는 본태성 고혈압과 신장이나 내분비 계통의 이상에 의해 나타나는 속발성(2차성) 고혈압이 있다. 유전적인 요소, 짠 음식, 비만, 스트레스, 흡연, 음주 등을 원인으로 보며, 신장이나 내분비 질환, 피임약, 스테로이드 약물이 원인으로 올 수도 있다. 과체중도 혈압을 높이고, 만성 염증이 고혈압을 유발할 가능성도 있다는 연구도 있다. 혈중 CRP(염증 지표) 수치가 높게 나온 사람들은 심혈관 질환의 예방을 위해 적극적인 관리가 필요하다고 한다.

② 고혈압 약을 왜 매일 복용해야 하나?

수압이 높은 파이프에 녹이 잘 슬고 잘 터지듯, 고혈압은 혈관 손상을 초래한다. 고혈압 환자가 당뇨까지 앓게 되면 당뇨 합병증으로 인한 혈관염으로 혈관 손상이 더욱 악화한다. 뇌와 심장, 콩팥 등 중요 장기의 혈관 손상이 누적되면 뇌졸중, 심장병, 신부전증이 생긴다.

고혈압 약을 복용하면 혈압을 떨어뜨릴 뿐만 아니라 뇌와 심장, 콩팥의 혈관을 보호할 수 있다. 비록 증상이 없더라도 혈압이 높은 사람은 다양한 문제가 발생하지 않도록 고혈압 약을 매일 복용해야 한다.

③ 고혈압 합병증

7~10년 후에는 뇌, 심장, 눈, 신장에 합병증으로 뇌졸중, 심장병, 안구망막증, 신장 기능 장애 등이 올 수 있다.

심장벽이 두꺼워지고 심장이 커지게 되면 심장 기능이 떨어져 필요한 혈액량을 공급하지 못해 **심부전**이 온다. 관상 동맥 질환(협심증, 심근경색)도 온다. 뇌졸중의 중요한 원인인 **부정맥, 심방세동**도 온다. 신장의 모세혈관이 높은 압력에 손상을 받아 노폐물 배설 기능을 잃어 신장 기능 저하로 신부전이 오면서 거품과 색깔이 탁한 소변이 나오고, **빈혈과 부종**도 온다. 눈은 높은 압력에 망막의 모세혈관이 견디지 못해 출혈되면서 **망막 기능이 상실**된다. 혈압이 갑자기 상승하여 **대동맥이 찢어지면 심한 흉통**을 초래하는데 혈압을 낮추어 주지 않으면 사망한다.

④ 고혈압 생활 수칙

스트레스를 해소하고, 적당한 운동(콜레스테롤 떨어뜨리고 중성지방을 봉쇄)과 비만 관리를 한다. 금연하고, 소금을 멀리하고, 감자, 고구마, 바나나 섭취(혈관을 튼튼)를 늘리고, 식물성 지방(리놀레인산이 콜레스테롤을 떨어뜨림)을 이용하고, 보조 요법으로 녹차, 감잎차, 대추차, 국화차가 좋다.

⑤ 뇌졸중의 예방

나이, 남성, 유전은 피할 수 없는 것이고, 조절이 가능한 위험 요소는 고혈압, 고지혈증, 혈당이다. 이 세 가지를 조절하기 위해서는 규칙적인 운동과 싱겁게 먹기, 식사량 조절과 혈압약 복용을 해야 한다.

⑥ 뇌졸중의 위험 신호

사물이 두 개로 보이거나 한쪽 눈이 안 보이거나 부분적 마비가 올 수 있다. 말이 어눌하거나 다른 사람 말을 잘 알아듣지 못하는 등의 위험 신호를 제대로 알고 있어야 빠른 대처를 할 수 있다.

(6) 콜레스테롤 네 가지

콜레스테롤은 성장 발달에 꼭 필요한 영양 성분으로 어린이나 청소년에게는 중요한 역할을 하나 성장이 끝난 20대 이후의 성인에게는 많은 양이 필요하지 않다. 콜레스테롤이 증가하여 혈관 벽에 쌓이면 동맥경화를 일으켜 혈관이 막히게 된다. 혈관이 막혀 혈액 공급을 받지 못한 조직은 괴사가 발생한다. 괴사의 부위와 정도에 따라 협심증, 심근경색증, 뇌혈관 질환 등이 발생한다.

콜레스테롤은 지방과 단백질이 결합한 물질로 우리 몸의 세포막을 구성한다. 총콜레스테롤 정상치는 200mg/dl 미만이지만, 165mg/dl 이하일 경우 미세 출혈로 뇌졸중 위험도가 11배나 많다는 연구도 있다. 우리 몸에 필요한 만큼은 있어야 한다는 것이다.

LDL은 동맥에 쌓여 동맥경화를 일으키며 130mg/dl 이하가 정상이나 기저 질환이 있으면 100mg/dl 이하, 특히 **심장 질환 위험인자를 가진 경우 70mg/dl 이하가 안전하다.**

HDL은 좋은 콜레스테롤로 최소 40mg/dl 이상이면 되지만, 80mg/dl 이상이면 무병장수한다. HDL은 혈관에 쌓인 지방 덩어리를 간으로 끌고 가 분해시키는 혈관의 청소부 역할을 하기 때문이다.

중성지방(Triglyceride)은 150mg/dl 이하가 정상이다. 중성지방은 나쁜 LDL의 생성을 돕고, 좋은 HDL 분해를 촉진시켜 우리 몸에 나쁘다. 중성지방이 높으면 심장병, 뇌졸중을 일으키며, 당뇨병 환자의 75%가 사망하는 심근경색의 최대 요인 중 하나가 바로 중성지방이다. 술을 많이 먹으면 중성지방 수치가 올라가 간이나 췌장에 문제가 발생한다.

	정상치	문제
총콜레스테롤 Total cholesterol	200mg/dl 이하	250mg/dl 이상 시 고지혈증약 보험 적용
나쁜 콜레스테롤 LDL	130mg/dl 이하 100mg/dl 이하 70mg/dl 이하	기저 질환에 따라 조절이 필요하다 동맥경화 일으킴

좋은 콜레스테롤 HDL	40~60mg/dl 이상 80mg/dl 이상이면 건강 상태 최고	혈관 기름 때를 간으로 끌고 가 분해시킨다
중성지방 Triglyceride	150mg/dl 이하	당뇨나 음주

(7) 복부 비만

– 허리는 배꼽 아래 2㎝에서 측정

키와 체중과는 무관하게 허리둘레가 남자 90㎝(36inch), 여자 85㎝ (32inch) 이상은 복부 비만이다. 복부 비만 중에서도 내장 비만이 고혈압, 동맥경화, 당뇨, 심장병, 뇌졸중 등 성인병을 유발한다.

	허리둘레 여자		허리둘레 남자	
정상	67~73cm	26.4~28.7inch	80~88cm	31.5~34.6inch
요주의	73~78cm	28.7~30.7inch	88~91cm	34.6~35.9inch
비만	78cm 이상	30.7inch 이상	91cm 이상	35.9inch 이상

① 복부 지방을 태우는 의학적 방법

수면 황금 시간대인 밤 10시에서 새벽 2시까지 숙면을 취하면 성장 호르몬이 왕성하게 분비되어 지방을 연소한다.

공복 시 배에서 꼬르륵 소리가 나면 성장 호르몬이 분비되어 지방을 분해한다.

내장 지방은 추위로부터 몸을 지키는 발열 물질로 추위를 느끼면 체온 조절 중추가 작동해 지방을 연소시킨다.

운동은 조금 빠르게 걷는 것이 지방을 연소시킨다.

복식 호흡은 복부의 군살을 빼는 운동이다.

② 표준 체중과 비만도

나잇살!		정상은 아니다
표준 체중	1	남자 = 키 × 키(m) × 22 여자 = 키 × 키(m) × 21
	2	151cm 이상 시 = (키 − 100) × 0.9 150cm 이하 시 = 키 − 100
비만도		(실제 체중 / 표준 체중) × 100
		저체중 90 이하 / 정상 체중 90~100 과체중 100~120 / 비만 120 이상
2014년 미국 경향		표준 체중에서 + 5kg까지는 건강에 좋다

예) 키 163cm, 몸무게 70kg인 경우

표준 체중   Ⓐ 1.63 × 1.63(m) × 21 = 55.79kg

           Ⓑ (163 − 100) × 0.9 = 56.7kg

비만도 (70 / 56.7) × 100 = 123 ──── 비만

최신 경향 적정 체중: 표준 56.7kg + 5kg = 61.7kg

③ 체질량 지수(BMI, Body Mass Index)

체질량 지수는 키와 몸무게를 이용하여 체중에서 지방 조직이 차지하는 비율로 비만을 측정하는 방법이다.

체질량 지수 = 체중(kg)/키 제곱(m)

19 미만은 저체중, 20~24는 정상, 25~29는 과체중, 30 이상은 비만이며, 30 이상이나 18 이하인 경우 위험하다.

예) 몸무게 70kg/키 1.63 제곱(m) = 26.35

	45	48	50	52	54	57	59	61	64	66	68	70	73	75	77
152	20	21	21	22	23	24	25	26	27	28	29	30	31	32	33
155	19	20	21	22	23	24	25	26	26	27	28	29	30	31	32
157	18	19	20	21	22	23	24	25	26	27	27	28	29	30	31
160	18	19	19	20	21	22	23	24	25	26	27	27	28	29	30
163	17	18	19	20	21	21	22	23	24	25	26	27	27	28	29
165	17	17	18	19	20	21	22	22	23	24	25	26	27	27	28
168	16	17	18	19	19	20	21	22	23	23	24	25	26	27	27
170	16	16	17	18	19	20	20	21	22	23	23	24	25	26	27
173	15	16	17	17	18	19	20	21	21	22	23	24	24	25	26
175	15	16	16	17	18	18	19	20	21	21	22	23	24	24	25

(8) 검사 수치 일지

– 비정상 결과는 철저하게 관리한다

진단	검사 내용	정상치	20년 3월 결과
당뇨	식전 혈당 식후 2시간 당화 혈색소 (HbA1c)	100mg/dl 미만 140mg/dl 이하 4~6	105mg/dl 6.0
고지혈증	총콜레스테롤 HDL LDL TG	200mg/dl 미만 40mg/dl 이상 130mg/dl 이하 당뇨 시 100 이하 심장병 시 70 이하 150mg/dl 이하	178mg/dl 58mg/dl 98mg/dl 105mg/dl
갑상선	T3 T4 TSH	0.7~1.8 0.9~1.8 0.2~4.0	1.2 1.0 2.4
간염	SGOT SGPT	5~40 5~30	35 32

빈혈	Hb	13, +2, −2	13.5g/dl
단백뇨	protein	−	−
녹내장	안압	20/20 미만	19/20
전립선	특이항원	15 이하	−
동맥 경화	경동맥 초음파	두께 0mm	−
위	내시경	−	2020년
대장	내시경	−	2020년
변화하는 추이를 보며 문제점을 관리한다			

(9) 생활 일지

− 일지를 기록하여 문제의 원인을 분석한다

연월일	2020. 06. 15.	2020. 06. 16.
운동 (구체적)	런닝 30분 자전거 10분 스쿼팅 30회 척추 밸런스 30회 침대 스트레칭 30분	
활동 & 이벤트 (행사, 만남 사건, 걱정 등)	동대표 회의 친구와 식사 마트 쇼핑(무거운 짐)	
느껴지는 모든 몸과 마음 증상	양 편두통(++) 기운(−) 오른쪽 무릎 통증(+ −) 왼쪽 발목 기능(+ −)	증상 2~3일 전 이벤트가 문제 원인 암 발병 6~18개월 전 스트레스가 문제
투약 내용 대체 요법 (자가, 병원)	10시 진통제 이혈 요법 90분 전신 마사지	
혈압/체중/허리 주 1회	120/75 69kg 87cm	
특이한 점	무거운 것은 가능한 들지 말자	

(10) 투약 일지

– 무슨 약을 먹고 그 약이 어떤 작용을 하는지 알아야 한다

병원 처방약			
매일 복용	고혈압	세비카 5/20㎎	성*병원
	고지혈증	리피토 20㎎	성*병원
	갑상선	싸이록신 0.075㎎	성*병원
증상이 있을 때만 복용	무릎	알콕시아(위장장애 무)	성*병원
	역류성 식도염 (기침과 객담)	위궤양약	성*병원
	비염	약 & Nasal Spray	전 ENT
	편두통	진통제, 안정제	동동

영양제(미세 영양소) & 건강 보조 식품 마그네슘 결핍 시 – 눈 떨림, 손발 저림, 골다공증, 근육통 비타민 B 결핍 시 – 구내염, 만성피로, 스트레스, 빈혈	
만성피로, 구내염	비타민(종합,B,C), 아로나민
고지혈증	레드크릴오일, 폴리코사놀
뇌 혈액 순환	기넥신에프, 브레인Q+(호주)
심장 튼튼, LDL 감소	코엔자임Q10 (항산화 작용)
항산화 작용	프로폴리스
항산화, 혈액 순환	루이보스티(남아공) – 차
심장병, 관절염, 동맥경화	악마의 발톱(남아공)
항염, 항암	노니(베트남), 모링가(남아공)
폐	Lung Cleanser
관절	그린홍합(뉴질랜드)
근육통, 손발 저림, 변비	마그네슘
우울감, 뼈, 근육통	비타민 D, 칼슘
눈(황반변성, 영양제)	루테인, 빌베리
위 역류, 위산 과다	아벡솔
장	유산균
호랑이 연고 바르기	근육통(중국)
하루 먹을 약을 4~5알씩 아침 저녁으로 나누어 복용한다	

① 약은 식후 바로 먹는다

식후 20~30분 정도면 음식물이 소화 기관에 남아있어 위 점막을 보호할 수 있기 때문에 지금까지는 약을 식후 30분에 먹는 것이 일반화되어 있었다.

그런데 서울대 병원에서는 2~3년 전부터 **식후 30분에 먹던 약을 식후 바로 먹도록** 하고 있다. 많은 약은 위장 장애를 가져오기도 하고 약 먹는 것을 잊어버리기 때문에 식후 바로 먹도록 한다는 것이다. 식후 바로 복용해보니까 위장 장애를 느끼지 않아 좋았다.

위장 장애가 강하게 나타나는 해열 진통제는 식후 바로 먹고, 강심제나 제산제는 식후 2시간에 먹어야 음식물과의 상호 작용을 최소화하고 약효가 빨리 나타난다.

또한 고혈압 약과 관절염 치료제는 아침에, 고지혈증약은 초저녁에, 천식·위궤양·변비약은 취침 전에 복용해야 약효를 최대로 볼 수 있다.

② 약 복용 시 우유와 주스는 피한다

위장 온도와 비슷한 35도 전후의 맹물이 좋다. 온도가 높을수록 약이 위에 더 오래 머물러 있게 되고, 너무 **찬물로 복용하면 점막의 약 흡수력이 저하된다.**

③ 약 이력서 카드를 기록한다

처방받은 약 이름과 작용과 용량에 대해 알도록 한다. 약물 카드를 만들어 처방 기관, 진료과, 약 이름, 용량, 부작용, 효과를 기록한다. 추가로 먹고 있는 건강 기능 식품에 대해서도 기록한다. 복용 필요 여부를 가끔 확인 후 조정한다.

④ 약을 잘 알고 먹어야 한다

먹는 약은 거의 간과 신장에 영향을 주기 때문에 잘 알고 먹어야 한다. 항생제는 꼭 필요한 경우에만 처방을 받고 식사와 무관하게 정확한 시간에 복용한다.

흡연자에게 경구 피임약은 심장 질환을 일으킬 수 있다. 결핵약은 히스타민 성분이 함유된 참치류가 해로우며, 우울증약은 티라민 성분이 많은 청어와 치즈를 피해야 한다.

천식약이나 진통제를 복용하는 경우에는 커피, 콜라 등 카페인 음료는 마시지 말아야 하며, 녹차나 홍차류는 특유의 탄닌 성분 때문에 철분제가 주성분인 빈혈 치료제와 동시에 복용하지 않는다.

소화제인 경우 속이 쓰린 복통이나 신물이 올라오는 경우는 **제산제**(주스와 상극), 가스가 차고 헛배가 부르는 때는 **소화 효소제**, 체한 듯 속이 더부룩한 복부 팽만감과 오심, 변비의 소화 불량일 때는 **위장 운동 촉진제**를 복용해야 한다.

스테로이드는 적절히 사용해야 한다. 장기 사용 시 위장 장애와 얼굴이 붓는다.(Moonface)

여성 호르몬 대체 요법이 유방암은 물론 심장병, 뇌졸중, 정맥 혈전증 등 중증 심장 및 혈관 질환 발병을 높인다.

게보린은 한국인의 **두통약**으로 사용되어 왔으나 짧은 기간만 사용해야 하는 약으로 변경되었다. 부작용으로 **혈액 질환이나 의식 장애**를 일으킬 수 있다는 것이다.

콘택 600은 50년 넘게 사용되었으나 **뇌졸중 가능성** 때문에 허가가 취소되었다. 장기간 사용되어온 약들은 안전성이 입증된 약물로 볼 수도 있지만 수십 년 전 허가 당시의 기술과 제도상의 미비점 때문에 현대 의약품 개발의 절차를 거치지 않았다는 한계점이 있다.

진통제 트라마돌은 미국, 영국에서 16살 이상에서 5일간만 쓸 수 있도록 허가되었는데, 우리나라에서는 12살 이상에서 기간에 제한 없이 허가되어 있다. 이 약은 모르핀이나 코데인과 같은 마약성 약물과 화학적으로 비슷한 특성을 가지고 있어 **중독성이 제기되어온 약물**이다.

최근 이와 다른 성분인 **울트라셋**이라는 진통제가 널리 쓰인다. 성분이 **아세트아미노펜**으로 흔히 쓰이고 있는 타이레놀의 성분이다. 미국 식약청에서는 아세트아미노펜이 **심각한 간 손상**을 일으킬 수 있다고 경고해왔다.

우리나라는 처방할 때 부작용에 대해 유념해줄 것만을 당부한 상태다. 오래되고 널리 쓰였다는 이유만으로 약품의 안전성을 결코 담보할 수 없다는 것이다. 자신이 먹는 약의 부작용에 대해 자세히 알고 대비를 하고 먹어야 한다.

(11) 신진대사를 위한 미세 영양소

탄수화물, 지방, 단백질이 거대 영양소로 에너지를 만들거나 신체를 구성하는 휘발유라면, 미세 영양소는 신진대사를 촉진하는 윤활유로 인체 노화를 막는 데 중요한 역할을 한다. 노화를 막는 윤활유인 미세 영양소는 **비타민**, **무기질**(칼슘, 마그네슘, 셀레늄), **아미노산**(코엔자임 Q10, 카르노신)이다. 거대 영양소와는 달리 에너지원은 아니지만 우리 몸에 꼭 필요한 영양소이다.

비타민은 각종 대사에 관여해 신체 기능을 조절하는 필수 영양소이다. 그러나 대부분의 비타민은 인체 내에서 만들어지지 않아 반드시 음식물로 섭취해야 한다.

미량 원소의 종류가 최대한 많이 들어있는 것을 고르는 수밖에 없다. 그리고 비타민 제제는 GMP(우수제조관리기준) 인증 제품으로 유효기간이 2~3년 남은 것으로 구입하는 것이 좋다.

미세 영양소로 평소 녹황색 채소, 과일 등 컬러 푸드로 하루 다섯 접시 이상 섭취가 권장된다. 말린 채소와 과일을 갈아 우유나 생수에 타 먹는 것도 좋다.

그러나 미세 영양소는 음식에서 얻은 것만큼 완벽하진 않더라도 결핍으로 인한 부작용보다는 낫기 때문에 약으로라도 섭취해야 한다. 약은 대부분 자연에서 추출된 성분으로 안전하나 과량 섭취하면 문제가 생길 수도 있다.

건강 기능 식품의 공정 과정에서 우리나라는 문제가 있다. 우리나라에서 만드는 건강 기능 식품은 신뢰감이 낮다. 내가 먹는 것으로 생각하고 양심껏 정성을 들여 조제해야 하는데 조금만 흥행하면 영리에만 관심을 가지고 빠른 시간 내에 대량으로 대충 만들기에 성분을 믿기가 어렵다.

이 글을 쓰고 있는 이 시간에도 여름 불량 마스크를 만들었다고 뉴스에 나온다. 지금까지 문제가 된 것을 보면 불량 혈압약, 불량 소화제, 불량 노니가 있다. 그리고 어제오늘 또 불량 크릴 오일, 불량 새싹보리에 대한 문제가 나온다. 우리나라는 조제하는 과정에서 발생하는 문제가 너무 많다. 나는 애국자라고 생각하지만 내 몸에 들어가는 약만은 먹기가 좀 두렵다. 그래서 약만은 청역 지역인 호주나 뉴질랜드에서 만들어진 것으로 먹으려고 한다.

① **지용성 비타민 A, D, E, K**

A, D, E, K 지용성 비타민은 지방에는 녹지만 물에는 녹지 않기 때문에 음식을 먹을 때 함께 먹는 것이 좋다.

비타민 A(레티놀)는 각종 감염으로부터 저항력을 유지하고 항산화 작용을 통해 피부 노화를 억제해주며 점막 조직과 난치성 피부 질환 치료에 좋으나 간에 대한 독성이 있어 한번에 100만 IU 이상 섭취해서는 안 된다. A, D, E, K 지용성 비타민의 경우 많이 먹으면 독성이 인체에 쌓여 부작용이 있을 수 있기 때문에 주의해야 한다.

한국인 하루 **칼슘** 권장량은 700~1,000㎎이지만 권장량의 75%도 섭취하지 않아 골다공증 위험이 높기 때문에 운동을 하지 않는 여성은 칼슘과 함께 칼슘의 흡수율을 높이는 비타민 D를 섭취해야 한다.

비타민 E는 토코페롤로 체내 생기는 유해 물질인 활성 산소를 억제함으로써 세포막의 구조 성분인 불포화 지방산이 파괴되는 것을 막아 세포의 손상을 예방해준다. 운동을 지나치게 많이 하는 사람은 인체에 활성 산소가 만들어져 노화가 촉진되는 것을 막기 위해 비타민 E를 먹어야 한다고 한다.

② 수용성 비타민 – 비타민 B 복합체, 비타민 C

비타민 제품은 한 번에 많이 복용하지 않고, 하루 복용량을 아침, 점심, 저녁으로 나누어 복용하는 것이 좋다. 그리고 1일 비타민 섭취 권장량에 집착하지 말고 상태에 따라 **감기에 걸렸거나 스트레스를 많이 받은 사람은 비타민 C가 많이 필요하므로 더 복용해도 된다.**

비타민 B군은 활성 비타민으로 뇌의 활성을 촉진시켜 주는 효능이 있으며, 에너지 대사를 원활하게 도와주고 전신 피로, 눈 피로, 신경통 등의 피로 회복제로 좋다.

비타민 B1 티아민 – 피로를 풀어주고, 시력 장애를 예방하고, 건강
증진 효능이 있다.
비타민 B2 리보플라빈 – 육체 성장에 필요
비타민 B3 나이아신 – 지방, 호르몬 대사에 관여
비타민 B5 판토텐산 – 정신 건강 향상, 행복감 고취

비타민 B6 피리독신 – 단백질 흡수를 높여줌

비타민 B7 비오틴 – 탈모 예방 영양제

비타민 B9 엽산 – 산모 필수 성분으로 반드시 섭취

비타민 B12 코발라민 – 중추 신경계에 관여

비타민 C – 항산화 기능, 콜라겐 합성, 철분 흡수 촉진

수용성 비타민(비타민 B, C)은 식사 직후 먹도록 한다. 식후 바로 복용하면 식사와 함께 섭취한 영양소들의 대사가 원활해져 효과를 높일 수 있다.

비타민 B12 코발라민은 신경 세포 내의 단백질, 세포, 핵산의 합성을 돕고 녹내장을 예방해준다. 신경 세포에 작용하는 신경 비타민으로 수치가 낮으면 신경에도 문제가 일어나 손발 저림, 통증을 유발한다. 행복 호르몬인 세로토닌 합성에도 필요하며, 뼈 건강과 황반변성 예방에도 작용한다. 신진대사와 유전자(DNA, RNA) 물질 생산에 도움이 되며 심혈관 질환을 예방하고 유방암 발병 위험을 낮출 수 있다. 피로 회복, 건강한 수면, 조혈 기능, 뇌 기능, 시각, 청각, 우울증 등에 작용한다. 비타민 B12는 육류에 있다.

치매를 일으키는 물질은 호모시스테인, 타우단백질, 베타아밀로이드이다. 단백질 대사 과정에서 필수 아미노산 메티오닌이 시스테인으로 전환하는 과정에서 돌연변이가 되는 것이 호모시스테인이다. LDL과 동일하게 혈관 염증을 일으킨다. 호모시스테인 정상은 5이며 15 이상이면 위험하다.

B12 수치가 낮아 호모시스테인이 상승하면 심혈관계 질환, 뇌졸중, 기억력 감퇴, 치매가 온다. 호모시스테인을 낮추는 방법은 비타민 B군을 섭취하는 것이다.

비타민C는 피로를 풀어주고 정신을 안정시켜준다. 헤모글로빈 합성을 도와 빈혈을 예방해준다. 스트레스를 받으면 파괴되는데 백혈구에 비타민 C가 부족해지면 면역력도 떨어져 질병에 취약해지기 때문에 적어도 하루 250~500㎎은 섭취하는 것이 좋다. 비타민C는 체내 합성이 안되기 때문에 5~6시간마다 소모되므로 수시로 복용한다.

수용성 비타민인 비타민 B, C의 경우 필요 이상의 양은 소변으로 빠져나가기 때문에 부작용이 없다. 그러나 각종 비타민이 들어있는 종합비타민을 복용하며 고른 영양소를 섭취하는 식생활이 우선이다.

담배 한 개비는 비타민 C와 알파 토코페롤(비타민 E)이 손상되고, 스트레스를 받으면 비타민 A가 줄어드는 동시에 T임파구 생성을 막아 면역력을 떨어뜨린다.

술을 많이 마시면 비타민 B군과 비타민 C가 줄어든다. 이런 이유로 인해 비타민이 손상되면 체내 영양소 대사가 원활하지 못하게 되어 각종 질병에 걸릴 가능성이 높아진다.

③ 단백질(Protein)
체구성 성분, 체액의 산 알칼리 균형을 유지, 효소 호르몬 항체의 합성, 에너지 근원의 기능을 한다.

단백질 합성에 필요한 아미노산은 20가지이지만 그 가운데 필수 아미노산은 페닐알라닌, 트립토판, 발린, 루이신, 아이소루이신, 트레오닌, 메티오닌(콩 단백질), 라이신(쌀 단백질) 등이다. 필수 아미노산이 빠짐없이 양적으로도 충분히 함유되어 있는 완전 단백질은 육류, 우유, 달걀, 생선, 가금류의 단백질이다. 콩류와 곡류는 불완전 단백질이다.

단백질 카르노신은 히스티딘과 알라닌의 두 가지 아미노산으로 구성된 디펩타이드이다. 젖산을 중화 작용하므로 운동 후 회복을 위한 보충제이며 노화, 산화, 당화로부터 몸을 보호한다.

예) 심한 피로감과 성 능력 감퇴로 마그네슘과 코엔자임 Q10 및 카르노신이 함유한 맞춤 알약을 하루 세 차례 한 달 복용 후 활력 개선 효과가 있었다.(미국)

④ 무기질(Mineral)

신체의 성장과 유지 및 생식에 필요한 비교적 소량의 영양소로 식품을 통해서만 반드시 섭취해야 하는 필수 영양소이다.

다량 원소에는 Ca, P, K, S, Na, Cl, Mg
미량 원소에는 Fe, Cu, Zn, Se, Cr, I, Mn

무기질(P, Mg, Mn, I, Cr)의 기능은 산과 알칼리의 균형, 삼투압 조절, 신체의 성장 발달 조직의 보수를 위한 구성 성분, 대사의 촉매 작용이다.

Ca(Calcium)

– 체내 가장 많이 함유한 무기질로 골격과 치아의 구성 성분, 근육 수축, 신경의 흥분 억제, 혈액 응고 인자 기능으로 흡수가 잘 안 되고 위장 장애가 있을 수 있으므로 **식사 직후 위산이 많이 분비되었을 때 복용한다.** 오렌지 주스와 함께 먹어도 좋다. 카페인은 피하고, 짜게 먹지 않아야 흡수율이 좋다.

골절을 예방하는 데 칼슘만큼 중요한 것이 비타민 D이다. **비타민 D는 칼슘 흡수를 돕는데,** 나이가 들수록 비타민 D 체내 함량이 떨어지기 때문이다. 폐경 후 여성 칼슘 섭취 권장량은 하루 1,500mg이다. 비타민 D의 섭취 권장량은 식사와 햇빛을 감안하여 400~600IU 이내로 보충한다.

과다 칼슘 섭취로 혈관이 석회화되면 혈액 흐름이 원활하지 않게 되고, **과잉 섭취된 칼슘은 혈관 벽에 쌓여 혈전을 발생하여 심근경색 등 심장 질환의 가능성이 높아진다.** 또한 신장 결석이 올 수 있으므로 칼슘 하루 섭취량은 2,500mg 이내로 제한한다.

K(Potassium)

– 칼륨이 적으면 나트륨(Na)이 체내에 쌓여 혈압이 올라간다. 칼륨이 있어야 나트륨이 배설된다.

P(Phosphorous)

– 골격과 치아를 형성하고 에너지 대사에 관여하며 핵산의 구성 성

분이다. 체액의 PH(수소 이온농도의 지수)를 유지시키고 인지질 및 인단백질의 구성 성분이다.

Na(Sodium)
– 삼투압 및 산 알칼리의 평형을 유지하고, 신경 자극 전달 및 근육 수축 작용을 한다.

Mg 마그네슘
– 눈 밑 떨림, 근육통과 어깨 저림, 손발 저림, 다리 쥐남, 만성 피로, 골다공증, 변비 시 복용한다.

Fe(Iron)
– 헤모글로빈과 미오글로빈(근육 혈색소) 구성 요소로 철 결핍성 빈혈은 피부가 창백해지고, 피곤하고, 현기증과 집중력 결핍, 운동 시 호흡 곤란 등을 느낀다. 생후 6개월에서 3세 아이도 철분이 부족하기 쉽다. 병원이나 보건소에서 헤모글로빈(Hb) 검사를 하고, 수치가 낮으면 2~3개월 약을 복용한다. 어린아이들이나 젊은 여성, 노인들에게 빈혈이 많다. 철분의 흡수가 잘되도록 하려면 우유를 많이 마시지 말고, 비타민 C와 함께 섭취한다. 헤모글로빈(Hb) 정상 수치는 12~14 정도 되어야 한다.

I(iodine)
– 요오드의 70~80%는 갑상선에 존재하며, 갑상선 호르몬 티록신의 구성 성분이다.

Cu(cupper)

– 구리는 철분이 Hb 합성에 이용되는 과정에 관여하며 결핍 시 빈혈을 초래한다.

Co(cobalt)

– 코발라민(B12)의 구성 성분, 결핍 시 악성 빈혈을 일으킨다.

Zn(zinc)

– 아연 결핍 시 성장 발육 부진, 창상 치유 장애, 미각과 후각의 기능 저하, 간장 비대 현상, 생식 기능 저하 및 빈혈, 노화 촉진, 기억력 저하가 온다.

Se(selenium)

– 항산화 기능 지질과 산화 방지, 세포막을 보호한다.

(12) 건강 기능 식품

건강 기능 식품은 인체에 유용한 기능성을 가진 원료나 성분을 사용하여 정제, 캅셀, 분말, 과립, 액상, 환 등의 형태로 제조 가공한 식품으로 식약청의 인정을 받은 제품이다. 그러나 질병의 예방과 치료를 위한 의약품은 아니다.

건강 기능 식품의 필수 성분은 영양소와 기능성 원료로 나뉜다. 영양 보충제는 산화 방지제로서 염증을 예방하고 몸이 산화되지 않도록 하는 것이다.

영양소는 비타민, 무기질, 식이 섬유, 단백질, 필수 지방산 등이다. 기능성 원료에는 터핀류(인삼, 홍삼), 페놀류(녹차 추출물, 알로에), **지방산과 지질류**(스쿠알렌, 매실 추출물), **당과 탄수화물류**(글루코사민, 귀리, 키토산), **발효 미생물, 아미노산 및 단백질류, 일반 원료**(로열젤리, 버섯)가 있다.

제품 명칭을 보면 기능 성분을 짐작할 수 있다. 오메가-3 EPA-DHA는 혈액 순환과 콜레스테롤 효과가 있는 EPA(Eicosapentaenoic acid)와 두뇌 발달에 도움을 준다는 DHA(Docosa hexaenoic acid)를 기능 성분으로 하는 식품이다. 달맞이꽃 종자유 감마리놀렌산은 필수 지방산의 일종인 감마리놀렌산이 주성분이다. 항산화력이 뛰어난 지용성 비타민인 코엔자임 Q10과 홍삼이 최근 인기가 있다.

① 혈액 순환을 위한 영양제
오메가3 지방산, 감마리놀렌산, 비타민 C, 비타민 E, 셀레늄, 베타카로틴, 은행잎, 서양 산사자, 마늘 등이다.

② 생약 성분이 함유된 기능 식품
노니의 학명은 모린다 시트리폴리아(morinde citrifolia)로 뽕나무과에 속한다. 원산지는 인도로 '인도 뽕나무'로 불리며 하와이에서는 '노니', 카브리 해안에서는 '진통제 나무'로 불리고 우리나라 동의보감에는 '파극천'이라 불린다.

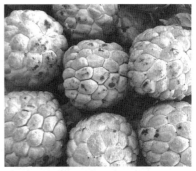

신이 준 선물 〈노니〉

노니에는 200가지가 넘는 생리적 활성 물질인 파이토케미컬 성분이 있어서 혈관 벽에 쌓인 노폐물을 제거하거나 류머티스 관절염, 피부염, 염증성 장 질환, 폐결절 등의 염증 작용을 완화시켜 준다. 노니의 스코폴레틴 성분은 혈관 벽을 확장시켜 혈압을 떨어뜨리는 역할과 만성적인 염증을 일으키는 인터루킨이라는 물질을 저하시키는 **항염증 작용**을 한다.

노니의 주기능은 DNA(유전자)의 손상되고 병든 세포를 건강한 세포로 재생시켜 암을 예방하는 **항암 작용**을 한다.

노니의 프로제로닌 성분은 세포막을 넓혀주는 역할을 하고, 필수 영양분을 원활하게 공급하는 효과가 탁월하다.

또한 항산화 물질인 폴리페놀이 열대 과일보다 월등히 많이 들어있어 산화된 콜레스테롤 수치를 낮추어 **동맥경화도 예방**된다. 다만, 열매의 씨앗에 칼륨이 많아 신장 문제가 있는 경우 혈청 칼륨 수치가 올라갈 수 있다.

어느날 노니를 얼굴 염증 부위에 바르고 난 다음 날로 염증이 없어져서 깜짝 놀란 경험이 있다. 또 병원에서 별문제가 안 된다고 하는 폐결절이 있는 지인이 노니를 3개월 복용한 후 찍은 MRI상에서 폐결절이 완전히 없어졌다.

그 후로는 암을 유발하는 염증을 예방하기 위해서 진통 소염제를 먹지 않고 노니를 먹고 있다. 비타민을 먹듯 먹으면서 완전 애호가가 되었다. 그야말로 신이 준 선물이다.

존스 홉킨스 대학병원에서 이루어진 노니 임상 실험 결과를 보면 원기 부족, 소화기 장애, 두통 등 통증, 성 기능 장애, 알러지, 고혈압, 당뇨, 관절염, 심장병, 치매 예방, 골다공증, 호흡기 장애, 비만증, 우울증, 불면증, 암 등의 순위로 효과가 있었다.

크릴 오일
– 산소 공급과 뇌 기능을 향상한다. 빨강색의 아스티잔틴이라는 항산화 물질로 혈관 질환 개선에 효과가 좋다. 혈관 속의 중성지방을 조절하고, LDL을 낮추고, 혈액 순환을 도와 심장병을 예방하고, 눈 퇴화를 막으며, 인지력도 증진된다. 면역 기능, 해독 작용, 항염 효과가 있다. 크릴 오일은 오메가3 인지질 형태로 이루어져 있다. 적정량은 1일 1,000mg이다.

CoQ10
– 심장 기능을 튼튼히 하고, LDL 콜레스테롤을 감소시키고, 건강한 동맥 혈관을 유지시키며 세포 에너지 생산을 지원한다.

폴리코사놀(Policosanol)
– 쿠바 동부의 사탕수수 잎줄기 표면의 왁스 성분에서 추출한 천연 재료이다. 혈중 콜레스테롤 LDL 수치를 감소시키고 HDL 수치를 높여준다.

루테인
– 마리골드 꽃에서 추출한 주황색 색소로 물체를 뚜렷하게 보이게

하는 황반의 구성 성분이며, 눈의 노화로 감소될 수 있는 황반 색소 밀도를 유지하는 작용을 한다.

훼라민큐

– 생리통을 줄여주는 식물인 승마(아메리카 원주민들의 생리통 식물)와 해피 허브라는 히페리시 성분을 함유한 여성 갱년기 치료제이다. 승마는 난소 기능 저하나 난소 적출술 후 후유증, 월경 전 증후군, 생리통 등 여성 신체 증상을 완화하는 효과가 있다. 히페리시는 우울, 불안, 초조 등의 심리적 증상을 완화하는 항우울증 효과를 미국에서 인정받아 해피 허브라고 불린다. WHO에서 갱년기 장애 치료 효과와 안전성을 인정했다. 훼라민큐는 식은땀, 안면홍조, 가슴 두근거림 등의 신체적 증상과 우울증, 불안감, 초조감 등의 심리적 증상을 동시에 개선시킨다. 12주 복용하면서 운동을 병행하면 효과를 볼 수 있다.

블루베리의 안토시아닌

– 항산화제(비타민 C의 50배)로 소염 효과(아스피린의 100배)가 있으며, 로돕신 재합성으로 시력이 강화되며 안구 건조가 예방된다.

아벡솔(Abexol GI)

– 벌집 밀납(Beeswax)에서 추출한 기능 성분으로 활성 산소 감소와 역류성 식도염에 효과적이다.

악마의 발톱(Devil's claw)

– 염증 완화와 진통제 효과가 있으며 관절염, 편두통, 요통, 소화 불

량, 생리 불순, 동맥경화, 당뇨에 좋다. 혈전 용해제 복용 시 주의한다.

브레인 Q+

- 뇌 혈액 순환을 증가시키고, 뇌 산소와 영양소 수치가 증가하며, 집중력과 기억력을 개선시킨다.

초록 홍합

- 관절염의 염증 통증과 부종을 개선시키며 콜레스테롤도 낮춰주고 뇌 기능도 촉진시킨다.

프로폴리스(Propolis)

- 항산화제로 감기 예방 효과가 뛰어나며 목 안의 통증 시 프로폴리스 스프레이(Propolis Spray)를 뿌리면 효과가 있다.

아로니아, 복령 버섯

- 뇌졸중 예방에 좋다.

렁 클렌져(Lung cleanser)

- 폐와 호흡기의 건강을 지원하며, 건강한 면역 체제를 유지시킨다.

새싹보리

- 항염증 작용, 중성지방을 낮추고, 변비와 비만에 도움이 된다. 단 제조 과정을 확인한다.

③ 질환별로 먹지 말아야 할 것들

심혈관계 질환 시 비타민 K를 금기하고, 통풍이나 신장 결석 시 비타민 C를 금기한다. 비타민 E 과다 복용 시 뇌출혈과 심장 발작과 쇼크사 가능성이 있다. 동맥경화, 심근경색으로 항응고제 복용 시 가급적 피해야 할 것은 바나나, 귤, 오렌지, 양배추, 녹황색 채소처럼 칼륨 함유량이 높은 식품이다. 당근에 있으며 동물의 간에서는 비타민 A로 변하는 베타카로틴은 흡연자가 먹으면 폐암 위험을 높인다.

적극적인 대처가 필요한 눈, 귀, 치아

일상생활에 눈, 귀, 치아는 아주 중요하다. 잘 보이지 않고, 잘 들리지 않고, 잘 씹지 못하는 상태에서 안경과 보청기와 틀니로 적극적인 대처를 하지 않는다면 모든 일상생활에서 자신감이 떨어지고, 사람들 사이에서 스스로 소외된다. 정상적인 일상생활을 하기 위해서는 적극적인 대처가 필요하며, 문제가 발생하기 전 예방하거나 지연되도록 노력해야 한다.

(1) 보는 눈
① 눈은 제2 뇌로 시신경 세포가 100만 개

눈은 제2의 뇌라고 할 만큼 혈관, 망막, 시신경이 뇌와 정교하게 연결되어 있는 조직이다. 빛을 감지하고 인간이 접하는 숱한 정보를 뇌에 전달해주는 기관이 바로 눈이다. 망막에 있는 빛 감지 세포는 1억 개가 넘고, 시신경 세포는 100만 개가 넘는다. 따라서 신체 이상 시 눈에도 그 영향이 크게 미친다.

② 눈의 노화가 가장 빨리 온다

시력은 일상생활에서 사물과 나를 분리시켜 자신감이 떨어지게 한다. 책과 전자 기기로 눈의 피로가 쌓여 시력을 저하시킨다. 충분한 휴식과 눈 마사지, 운동과 루테인 복용으로 꾸준한 관리가 중요하다. 루테인은 망막의 황반 부분에 주로 존재하면서 눈을 보호하고 눈 건강을 지켜주는 작용을 한다. 25세가 넘으면서 파괴되며 몸 안에서 다시 생성되지 않는다. 외부에서 섭취, 보충해주어야 한다.

루테인은 황반변성 예방, 백내장 예방, 항암 효과가 있으며 시금치, 오렌지, 완두콩, 달걀노른자, 브로콜리, 옥수수, 케일, 고구마에 많다.

눈 건강을 위해서 눈 주위 스트레칭과 눈썹 눈동자 위, 눈동자 아래 부분의 눈 마사지를 해주는 것이 좋다.

또한 눈이 충혈되거나 침침하고 건조하고 피로할 때 손바닥 중지 끝을 볼펜 끝으로 눌러보면 가장 아픈 과민점을 느낄 수 있다. 지속적으로 눌러주거나 수지침을 30분 정도 하면 회복이 된다.

③ 눈도 정기 검진

눈은 증상이 없을 때 조기 발견하여 치료하여야 실명의 위기가 오지 않는다. 우리나라 국민이 수술을 가장 많이 받고 있는 것이 백내장으로 눈의 수정체가 혼탁해지면서 잘 보이지 않게 되는 질환이다. 이와 함께 최근에 안압이 올라가 시신경이 눌리거나 혈액 공급에 장애가 생겨 시신경 기능에 이상이 생기는 질환인 녹내장, 망막의 한가운데 있는 황반에 비정상적으로 혈관들이 자라나 출혈이 생기면서 시력 손상이 심하게 나타나는 질환인 **황반변성**이 크게 늘었다. 또한 당뇨가 생긴 지 15년이 지나면서 나타나기 시작하는 질환인 **당뇨병성 망막증**은 철저하게 당뇨 관리를 해서 예방하도록 해야 한다.

④ 안구 건조증

눈물은 세균을 죽이고 노폐물을 제거하는 기능을 하며, 점액질, 물, 지질 성분으로 구성되어 있고, 눈을 깜박거릴 때마다 눈물 막을 형성해 준다. 눈물 구성 성분의 비율이 깨져 눈물의 정상적인 분비와 순환 기능에 이상이 생겨 발생하는 질환이다. 눈물 성분의 변화와 안구 표면의 염증성 변화, 호르몬 변화, 면역 질환 등 원인이 다양하므로 증상에 맞춘 치료가 필요하다. 최근 콜레스테롤이 높은 여성들의 안구 건조증이 증가하고 있다.

원인은 컴퓨터, 스마트폰, 콘택트렌즈, 에어컨 바람, 연기, 먼지, 자가 면역 질환, 피로와 스트레스, 폐경기 여성 호르몬 감소, 노화로 인한 눈물 분비 감소로 눈물 생성이나 분포에 이상이 생기는 것이다. 항고혈압제, 항우울제, 항히스타민제, 항부정맥약, 경구 피임약, 감기약, 이뇨제 등도 눈물을 줄이는 요인이 될 수 있으므로 유의할 필요가 있다. 적절한 습도 관리도 필수적이다.

증상은 눈이 빡빡하고 이물감, 가려움, 충혈, 눈곱 등의 증상이 나타나고 찬바람, 연기, 바람 등 외부 자극에 눈물이 많아지며, 몸이 피곤하거나 일로 과하게 스트레스를 받은 뒤에는 눈물 분비가 적어질 수도 있다. 눈이 쉽게 피로하며 눈꺼풀이 무겁고 장시간 독서로 저녁에 일시적으로 시야가 흐려지기도 한다.

치료는, 온도는 27~28도, 습도는 60% 정도로 적절한 관리가 필수적이다. 증상이 발병하기 전 인공 누액을 하루에 4번 화장품 바르듯 수시로 넣어준다.

예방은 냉난방 기구, 콘택트렌즈 사용 금지, 염색약·헤어드라이어·스프레이 사용 금지, 컴퓨터 스마트폰 사용 시 50분 사용 후 10분 휴식 생활화, 독서·컴퓨터·TV 사용 시 눈을 자주 깜박거려준다. 운전 시 바람이나 에어컨 바람을 직접 쐬지 않도록 주의한다. 외출 시엔 선글라스를 착용하여 자외선과 바람의 영향을 줄이는 것도 필수적이다.

⑤ 황사 눈병

황사로 인한 각막염과 결막염이 있다. 황사에 섞인 철, 규소, 카드뮴, 알루미늄과 대기 오염 물질이 눈 속에 들어가 염증을 일으킨다. 결막염이 생기면 충혈되고, 눈물이 많이 흐르며, 까끌까끌하고, 눈 주위가 부어오르기도 하며, 심한 통증을 일으킨다. 생리 식염수로 눈을 씻어주거나 인공 누액을 점안해주는 것이 좋다. 결막염이 일주일 이상 계속되면 전문의의 진료로 항생제 치료를 받는 것이 바람직하다.

⑥ 백내장

수정체가 흐려져서 망막에 맺히는 상이 흐려져 시력이 저하된다. 과숙 백내장이 되면 녹내장이 될 수도 있으므로 빨리 치료해주는 것이 좋다. 원인은 수정체 내의 단백질의 변성 때문이다. 증상은 시력 저하, 일시적인 근시 현상, 눈부심 현상, 단안 복시(둘로 보이는 것) 등이 올 수 있다.

⑦ 녹내장

눈 속에 있는 액체의 양에 따라 좌우되는 눈 내부의 압력, 즉 **안압이 정상치(10~20mmHg)보다 높게 되어 눈이 딴딴해지면 망막의 시신경 섬유에 혈류 장애를 주어 시야가 좁아져 나중에 시력을 잃어버리는 질환**으로, 잃어버린 시력을 회복할 수는 없기 때문에 조기 발견, 조기 치료하여 시력을 유지시켜 주는 것이 중요하다. 정상 안압에서도 녹내장이 올 수 있기 때문에 시신경 검사를 해보아야 한다.

⑧ 황반 변성

황반 변성은 당뇨 망막 변증, 녹내장과 함께 돌이킬 수 없는 3대 실명 질환 중의 하나다. 눈의 중심에는 **지아잔틴**, 주변에는 **루테인이 분포**되어 있다. 루테인은 태양 빛으로 황반이 변성하여 발병하는 것을 보호하며, 황반 색소 밀도를 유지하는 작용을 한다. 그러나 유해 환경이 망막에 축적되어 황반이 손상을 입게 되어 조직에 침전물이 쌓이면서 눈의 영양 공급을 막아 점점 시세포가 죽게 된다.

초기에는 건성 황반 변성이 90%를 차지한다. 그러나 적절한 검사와 치료를 하지 않고 방치하게 되면 시력이 저하되고 실명에 이른다. 습성 황반 변성 시에는 즉시 항체 주사로 치료해야 실명을 예방할 수 있다.
초기 증상은 글자가 흔들리거나 굽어져 보이고 물체가 찌그러져 보인다. 점차 시력의 **중심부부터 손상되기** 때문에 사람이나 사물을 제대로 볼 수 없게 된다. 황반 변성 예방에는 녹황색 채소에 많은 베타카로틴 등 항산화 비타민이 효과적이며, 구기자는 혈행을 도와 눈의 피로를 풀어준다.

⑨ 비문증

40세 이후 유리체 내에 혼탁이 생기며 망막에 그림자가 드리워져 눈앞에 뭔가가 떠다니는 것처럼 느껴진다. 무리하면 올 수도 있으나 진료를 보고 원인을 알아보아야 한다.

⑩ 눈 건강을 위한 생활

한 시간에 한 번 10분 정도 멀리 창밖이나 집 밖의 먼 불빛으로 시선을 돌리는 **휴식**으로도 눈의 건강 유지와 시력 개선이 된다. 오랫동안 한 곳을 집중하는 것(X)은 눈 근육의 긴장을 초래하고 빨리 피로해지므로 좋지 않다.

눈의 깜박임은 눈 긴장을 해소하고, 눈물을 배출시킨다.

밝은 빛에서 30㎝ 거리, 스탠드는 왼쪽 약간 위쪽에 두고, 전체 조명과 함께 사용해야 시력 향상에 도움이 된다.

혈액 순환이나 산소 공급에도 **영향**을 받으며, 눈을 감은 상태에서 안구 돌려주기는 눈 근육의 이완을 위해 좋다.

비타민 A가 부족하면 야맹증과 각막, 결막 건조를 유발한다. 당근, 소간, 우유, 결명자차가 눈 건강에 좋다.

컴퓨터 작업 시 모니터와 60㎝ 떨어지기, 모니터는 눈보다 약간 아래,

화면은 10~20도 정도 뒤로 젖힌다.

⑪ 눈 건강 유지를 위한 지압

손목에 뼈가 돌출된 **양로점**을 눌러주면 안구 피로와 충혈이 해소되며, 넷째 손가락 둘째 마디를 지그시 눌러주어도 좋다. 몸이 피곤하여 눈이 뻑뻑해지고 아플 때 목 뒤 중앙에서 양쪽으로 1.5㎝ 오목한 점인 **풍지혈**을 지압하면 긴장이 풀어지고 머리와 눈이 맑아진다. 아래턱을 고정한 채 눈 밑 중앙에 위치한 **사백점**을 양쪽으로 8회씩 번갈아 문지르면 눈 쪽으로 가는 혈류를 원활하게 해준다

눈을 꼭 감거나 크게 뜬 상태로 눈동자를 상하좌우 최대한 굴리는 안구 운동을 매일 꾸준히 하면 수정체 두께를 조절하는 모양체근의 탄력성 유지에 도움이 된다.

(2) 듣는 귀
① 청력

청력은 잘 들리지 않아 사람들과 분리되게 만든다. 중이염, 청신경 종양, 뇌 질환, 노인성 난청, 돌발성 난청, 약제 중독, **스트레스** 등에 의해 청력의 저하나 상실이 발생한다. 이명이 있으면 대부분 난청이 진행된다.

② 이명

이명이 나타나면 아주 힘들다. 다양한 소리의 이명은 듣고 싶지 않은데도 계속 들리므로 우울하고 괴롭다. 그래도 친구처럼 그냥 안고 살아야 한다. 이것은 멀지 않은 장래에 귀에 문제가 온다는 신호로 볼 수 있

다. 잘 먹고 잘 쉬면서 뇌 혈액 순환제를 복용하는 것이 좋다.

한의학적 이명의 원인은 오장육부의 기운이 조화롭지 못할 때 간과 담에 화가 미치고, 기혈이 부족하여 온다. 스트레스가 간장과 담에 영향을 주어 간 기운의 흐름을 방해해 화기가 머리로 올라가 귀 주변의 기혈 순환을 방해하기 때문이다. 증상은 **어지러움, 두통, 난청**과 함께 **불면증, 우울증**도 온다.

민간요법으로는 쓴 오이에 설탕을 재워서 우러난 물을 차게 해서 마시면 간의 화기로 발생하는 이명에 좋고, 호두와 밤을 볶아 가루로 만들어 설탕을 가미해서 먹거나 구기자를 흰쌀에 섞어 죽을 쑤어먹으면 이명 증세에 효과적이라고 한다. 그냥 있기보다는 해보는 것이 좋겠다.

③ 돌발성 난청

돌발성 난청은 몸을 너무 무리하게 하거나 안 좋은 상태에서 갑자기 발생한다. 젊은이들에게도 많이 발생하는 이 질환은 응급으로 대처해야 한다는 것을 알고 있어야 한다. **정신을 잃고 쓰러질 수도 있다.** 응급으로 대학병원에 입원하여 스테로이드를 사용하는 치료를 해야 한다. 시기를 놓치면 청력이 손실되기 때문이다.

경구약은 일주일 정도 고용량에서 시작해서 점차 줄이며, 3~4일에 한 번씩 5회 정도 **고막 안쪽에 직접 스테로이드**를 주사한다. 뇌 혈액 순환제와 어지럼증 예방을 위한 약을 장기간 먹어야 한다. 이론적으로는, 난청은 30%는 청력이 안 돌아오고, 30%에서는 50% 정도 돌아오며,

30%에서는 거의 회복이 된다고 한다.

✏️ **나의 경험**

2015년 10월 돌발성 난청이 와서 완전히 기운이 땅바닥으로 가라앉아 회복하는 데 많은 시간이 걸렸다. 7개월이 되어서 겨우 외출을 했고, 2년이 지나서 겨우 일상생활을 할 수 있었다. 5년이 지난 지금도 무리하면 귀가 잘 안 들리고 기운이 없다. 공진단, 산삼, 한약, 홍삼, 문어, 낙지 등 몸에 좋은 것이라고는 두루 많이 먹었으며, 이비인후과 전문 한의원에서 귀에 침도 많이 맞았다. 5년이 된 지금까지도 스트레스받지 않고 심신을 쉬어주기 위해 전신 마사지를 하고 있다. 청력은 지금 70% 정도 회복된 상태이다.

최근 인체 세포막의 주요한 물질인 인지질(포스포리피드)로 구성된 나노파티클에 스테로이드를 봉입한 고막 내 주입용 난청 치료제를 개발하고 있다고 병원 소식지에서 보았다.

④ **이석증**(양성 발작성 체위성 어지럼증)

어떤 동작이나 자세 변화로 갑자기 시작되는 어지럼증으로 이석 기관에 있는 이석이 떨어져 나가 반고리관으로 들어가면 어지러움을 느끼는 질환이다. 비교적 쉽게 치료할 수 있으나 재발이 잘되는 병이다.

치료는 반고리관에 들어간 이석을 다시 꺼내는 것이다. 자세를 바꿔가면서 이석을 제자리에 되돌려 놓는 **위치교정술**(Epley maneuver)이 치료 방법으로 흔히 사용되고 있으니 병원에서 위치교정술을 배워 집에서도 증상이 있을 때 하는 것도 좋다.

위치교정술의 자세는 침대 끝에 머리를 떨어뜨리고 누워서 증상이 있는 쪽으로 머리를 돌려 약 1~2분 있다가 천천히 머리를 반대쪽으로 돌려 반대쪽 귀가 바닥으로 향하도록 돌린 자세로 1~2분 유지한 후 천천히 앉은 자세로 되돌아오는 것이다. 교정 후에는 똑바로 앉도록 한다.

⑤ 메니에르병

어지럼증, 이명, 청력 감소, 이충만감의 4대 증상이 특징이다. 귀가 멍멍한 느낌, 메스꺼움, 구토 증세가 동반되는 질환으로 어지러움이 심하면 쓰러지기도 한다. 어지러움이 갑자기 나타나는 게 특징이다.

원인은 내이의 내림프액이 비정상적으로 많이 생산되어 내림프액 낭에서 압력이 높아져 평형을 담당하는 전정 기관에 영향을 미친다. 치료는 저염식과 약물 요법으로 대부분 좋아지지만, 전정 신경 절제술을 실시하기도 한다.

⑥ 어지럼증을 유발하는 원인은 다양하다

스트레스를 받으면 인체는 스트레스 호르몬의 일종인 아드레날린의 분비가 급증하면서 각종 질환을 유발한다.

내이질환, 머리 외상, 뇌졸중 초기, 기립성 저혈압, **극심한 스트레스** 등이 어지럼증의 주요 **원인**이다.

긴장성 두통, 우울증, 수면 장애, 과호흡 증후군 등은 어지럼증을 주요 증상으로 하는 대표적인 질환이다. 이 경우 어지러움은 우리 몸이 스트레스와 맞서 싸우는 과정에서 에너지가 고갈된 증거로 볼 수 있다.

약물 치료도 효과가 없다. 가장 좋은 약은 스트레스의 원인을 해소하는 것이다. 스트레스를 객관적으로 바라보는 마음 자세와 자신감을 갖고 긍정적으로 생활하는 자세가 필요하다.

(3) 씹는 치아
① 6개월마다 정밀 스켈링
걱정 많은 사람이 치아가 나쁘다는 말이 있다. 6개월마다 정밀 스켈링(4회)으로 점검하여 치아 질환을 미리 예방하는 것이 치아 건강을 위한 방법이다. 하루에 4회 칫솔질 후 치간 칫솔질을 하고 입안 헹구기를 하는 것이 이상적이다.

양치는 치아 위아래 단면, 윗니 안과 밖, 아랫니 안과 밖, 잇몸, 4군데 사랑니 끝, 혓바닥, 입천장, 양 볼 안쪽 등을 닦는다. 칫솔은 3개월마다 교환하고 파손 시에는 즉시 교환하며, 칫솔모는 작은 것이 좋다. 프로폴리스 치약이나 노니 치약도 있다.

② 치주 질환 예방법은 치실
치주 질환은 치아와 잇몸의 경계에서 시작되는 염증성 질환이다. 잇몸에 국한된 경우 치은염이고, 잇몸과 잇몸뼈 주변까지 염증이 진행된 경우 치주염이다.

원인은 치석과 치태 내의 세균들이다. 칫솔질을 세게 하는 것은 좋지 않고 양치질을 좌우로 하지 말고 위아래로 해야 한다. 치아 경부는 법랑질이 가장 얇아 잘 닳는다. 치경부의 법랑질이 너무 많이 닳아서 치아 시멘트질 안의 상아질이 노출되는 것이 치경부 마모증이다. 치경부 마모증 초기는 손상 부위를 막으면 해결되나 증상이 심해져 신경까지 손상되면 치아 뿌리에 기둥을 세우고 보철물을 씌워 치아를 보호해야 하기 때문에 예방하는 것이 좋다.

③ 어금니에 크랙이 생기지 않도록 아낀다

50대가 되면 치아의 대부분을 차지하고 있는 상아질의 피로 저항도가 감소하고 치아 내 수분의 양이 줄어들면서 치아에 크랙(금)이 잘 생긴다. 크랙이 생기지 않도록 치아를 아껴서 잘 사용하는 것이 중요하다. 치료 시기를 놓쳐버리면 치아를 소실할 수도 있어 정기 검진을 하여 적절한 시기에 치료받는 것이 아주 중요하다.

④ 입 냄새

악취의 90% 이상은 구강 질환이 원인이다. 충치나 잇몸질환이 있으면 혐기성 세균에 의한 휘발성 황화합물의 생성이 촉진돼 심한 악취가 생겨나기 때문이다. 이 사이에 끼어있는 음식 찌꺼기가 세균에 의해 분해되면서 휘발성 황화합물이 발생되어 입 냄새가 나기도 하며, 공복 상태에서 몸속의 지방이나 단백질이 분해되어 그 대사 물질이 폐를 통해 배출되면서 불쾌한 입 냄새가 나는 수도 있다. 여자들의 경우 월경 기간에 난소에서 분비되는 황체 호르몬이 체내 황화합물을 증가시켜 입 냄새가 심할 수 있다.

다시 말해 불결한 구강 위생, 풍치, 충치, 치주 질환, 구강 궤양 등 입안의 염증이나 질환, 불량한 치아 보철물이나 의치 등이 입 냄새의 주범이다. 이 가운데 침 분비의 감소, 혀 뒷부분에 침착되는 설태가 입 냄새 원인의 60% 이상을 차지한다. 입안이 건조하면 혀에 혐기성 박테리아가 증식하고 산화하는 과정에서 입 냄새를 악화시키기 때문이다.

만약 구강 질환이 없는데도 악취가 나면 전신 질환일 수 있다. 이러한 경우 원인 질환에 따라 입 냄새도 조금씩 다르다. 만성 축농증은 코를 통해 치즈 냄새가 나고, 폐암이나 인후두암은 살이 썩는 냄새, 기관지 확장증은 기침과 누런 가래와 함께 썩는 냄새, 급성 간경변은 달걀이나 버섯 썩는 냄새 같은 구린내, 당뇨병에서는 아세톤 향이나 시큼하면서도 달콤한 냄새, 신부전증에서는 오줌 냄새 같은 지린내와 생선 비린 냄새, 소화 불량이나 역류성 식도염은 식초 냄새, 위장관 출혈 시는 부패한 피 냄새가 난다.

사과와 당근이 입 냄새 제거에 효과가 있다. 불소는 충치 예방에 탁월한 효과가 있는 대표적인 성분이지만, 바른 양치질이 더 중요하다. 양치 시 혀의 앞뒤와 잇몸까지 다 닦아준다. 적어도 하루에 한 번은 치실을 사용하는 것을 권장한다. 면역 체제를 떨어뜨리는 생활 리듬(수면 부족, 불규칙한 생활, 스트레스)도 잇몸병의 가능성을 높인다.

아침저녁으로 '고치'라는 양생법을 하면 구취를 예방하고 이와 잇몸을 튼튼하게 할 수 있다.

양생법은 편안한 자세로 입을 다물고 아랫니와 윗니가 딱딱 소리가 나도록 10~20회 부딪힌다. 입안에 모인 침으로 우걱우걱 소리가 나게 입안을 몇 차례 가신다. 다시 혀로 이와 잇몸의 앞뒤, 입천장, 입안 깊은 속까지 구석구석 핥는다. 이렇게 하면 입안 가득 침이 고이게 되는데 이를 세 번에 나누어 삼킨다. 침을 삼킬 때는 단전으로 보낸다고 생각한다. 이렇게 삼킨 침은 구취를 없애주고 풍치를 예방하며 식도, 위, 대장 등 소화기를 건강하게 한다. 기가 단전으로 회수되어 원기가 증진되며 혀에 자극을 주어 심장도 튼튼해진다.

수명을 좌우하는 혈관

(1) 콜레스테롤 작용

콜레스테롤은 장에서 흡수된 뒤 혈액과 함께 온몸을 돌면서 인체 기능을 정상으로 유지하는 데 필수적인 세포의 구성 성분인 지방질이다. 부신과 생식선에서 스테로이드 호르몬의 재료가 되며, 담즙과 혈중 지단백 생성에도 필수적이다.

신체 내에 존재하는 왁스처럼 생긴 콜레스테롤은 지방의 형태인 지질의 일종이다. 콜레스테롤 단독으로는 혈액 내 이동이 불가능하여 신체의 다른 기관으로 혈액을 옮겨주는 역할을 하는 특별한 단백질이 있는데, 그것이 지단백(Lipoprotein)이다.

지단백에는 지방 물질을 동맥에 축적되도록 하는 나쁜 콜레스테롤 (LDL)과 지방 물질을 간으로 이동시켜 노폐물이 신체에서 배출되도록 하는 좋은 콜레스테롤(HDL)이 있다.

성장 시의 아동이나 청소년에게는 콜레스테롤이 부족할 경우 성장에 지장을 받는다. 그러나 필요한 콜레스테롤은 모두 간에서 생성하기 때문에 따로 섭취하지 않아도 된다. 문제는 간에서 콜레스테롤을 너무 많이 생산하거나 간의 대사 능력 이상 시, 많은 양의 지방분을 섭취했을 때 문제가 발생한다.

혈관 정보도 중요하다. 혈관의 길이는 약 10만㎞로 지구의 두 바퀴 반이나 된다. 혈액은 이 길이를 단 20초 만에 돌아서 심방으로 복귀한다. 수명을 좌우하는 나쁜 콜레스테롤이 많게 되면 혈관이 막혀 복귀하지 못하여 건강을 잃게 된다. 혈관 건강을 위해서는 좋은 콜레스테롤(HDL)을 높이고, 나쁜 콜레스테롤(LDL)을 줄이는 것이 아주 중요하다. 콜레스테롤에 영향을 주는 것은 식습관, 과체중, 가족력, 운동 부족 등이다.

(2) 고지혈증 진단

고지혈증은 혈액 속 지방 성분이 지나치게 높은 상태를 말한다. 고지혈증은 그 자체가 특정 질환은 아니지만 혈중 콜레스테롤이 필요 이상 높아지면 심장에 혈액을 공급하는 관상동맥이 좁아지는 동맥경화로 협심증이나 심근경색증이 오며, 경동맥의 동맥경화로 뇌졸중이 오면 생명을 위협받게 된다.

보통 콜레스테롤이라고 하면 나쁜 콜레스테롤(LDL: Low Density Lipoprotein)을 일컫는다. LDL은 몸의 각 세포에서 쓰이거나 간에서 분해됨으로써 혈액 속에서 사라진다.

콜레스테롤이 많은 음식을 섭취하여 몸에서 LDL 콜레스테롤 생산이 늘어나면서 간에서 분해가 덜 되거나 몸에서 사용이 줄어들면, LDL 콜레스테롤 농도가 높아져 혈관에 쌓여 여러 염증 세포와 평활근 및 섬유 세포를 활성화시켜 동맥경화를 촉진한다.

총콜레스테롤 250㎎ 이상, 나쁜 콜레스테롤 LDL 100㎎ 이상, 좋은 콜레스테롤 HDL 40㎎ 미만, 중성지방 150㎎ 이상이면 고지혈증으로 분류하며 약을 복용해야 한다. 고지혈증은 고콜레스테롤 혈증과 고중성지방 혈증이 있다.

① 고지혈증 원인

고지혈증의 원인은 큰 몫을 차지하는 **포화 지방과 유전**이 있고, 그 외 나이와 성별, 스트레스, 흡연, **비만**(동맥경화를 방어하는 HDL이 적다), **운동부족** 등이 있다. LDL 콜레스테롤이 많은 음식인 동물 내장, 간, 곱창, 명란, 창란, 계란 노른자, 오징어, 삼겹살, 붉은 살코기, 닭 껍질, 버터 등은 절제해야 한다.

② 고지혈증 관리

고지혈증의 위험 인자인 음식, 운동 등의 효율적인 관리와 주기적인 혈액 검사로 미국에서 권고하는 총콜레스테롤 200㎎ 미만, LDL 콜레스테롤 100㎎ 미만, HDL 콜레스테롤 60㎎ 이상, 중성지방 100㎎ 이하가 되게 한다.

특히 나쁜 콜레스테롤 LDL은 심혈관 질환이 있는 경우에는 70㎎ 이하가 안전하고, 좋은 콜레스테롤 HDL은 혈관의 기름 때를 간으로 끌고 가 분해하기 때문에 60㎎ 이상이면 건강하고 80㎎ 이상이 되면 무병장수할 수 있다.

고지혈증의 치료법은 운동 요법, 식이 요법, 체중 조절 등 단계별로 실시하는 생활 습관의 개선이다. 하루 30분 규칙적인 유산소 운동을 하면 LDL을 감소시키고, HDL을 증가시켜 혈관을 튼튼하게 하지만, 고지혈증은 유전으로 체질적인 문제이기 때문에 조절이 안 되면 약물 요법도 함께 적용해야 한다.

약물 치료로 콜레스테롤 수치를 낮춰주는 고지혈증 치료제로는 리피토나 스타틴계 약물이 주로 처방된다. 한 번 고지혈증을 진단받은 사람은 지속적으로 약물을 복용하여 돌연사에 대한 위험도를 낮추어야 한다.

③ 중성지방도 간과해서는 안 된다

지방은 콜레스테롤과 중성지방으로 구성되어 있는데, 중성지방은 나쁜 LDL의 생성을 돕고 좋은 HDL 분해를 촉진시킨다. 중성지방이 높으면 심장병, 뇌졸중을 일으킨다.

당뇨병 환자의 75%가 사망하는 심근경색의 최대 요인 중 하나가 바로 중성지방이다. 당뇨병 환자는 세심한 주의가 필요하다. 또한 모든 술이 중성지방 수치를 높이는 만큼 절주가 중요하다. 콜레스테롤과 중성지방이 높은 고지혈증으로 혈관이 터지면 30분 안에 혈관이 막힌다.

중성지방은 먹는 것보다 소비하는 것이 적어 몸에 남는 것이 많아 체지방으로 바뀌면서 비만이 된다. 중성지방의 저장고인 뱃살을 줄이기 위해서는 다이어트와 유산소 운동으로 체중 감량을 해야 한다.

당뇨병, 심장병 환자이면서 중성지방이 200㎎ 이상 높은 사람은 고지혈증약을 복용해야 한다. 중성지방은 췌장암의 4대 요인(복통, 황달, 당뇨병, 중성지방) 중의 하나로 절대로 간과해서는 안 된다.

④ 깨끗한 혈관 만드는 생활

혈압, 혈당, 콜레스테롤(총콜레스테롤 230 이하, HDL 60 이상, LDL 100 이하 중성지방 100 이하) 조절, 금연(폐암, 만성 폐 질환, 심혈관 질환의 원인), 금주(간과 심혈관 질환의 원인), 균형 잡힌 식사(규칙적, 싱겁게, 비타민, 무기질, 식이섬유), 적절한 지방 섭취, 수면(6~8시간은 에너지를 보충하고 정신과 육체의 긴장을 풀어준다), 정상 체중 유지, 40대 이후 남성과 폐경기 이후 여성의 암과 심혈관 질환(심장 운동 부하, 경동맥 & 심장 초음파)의 건강 검진, 혈관 청소를 위한 유산소 운동(심장의 순환 기능을 좋게 하며 혈관을 확장시켜 고혈압과 동맥경화를 예방)과 하체 운동 등을 한다.

30분 이상의 유산소 운동과 하체 위주의 근력 운동(뻐근하도록)을 하도록 한다. 허벅지는 제2의 심장으로 오른쪽 허벅지의 근육은 쓰레기를 태우는 소각장이다. 음식 먹고 사용하고 남은 잉여 칼로리가 허벅지에서 소모된다. 당분의 창고 역할을 하여 필요할 때 사용하므로 지치지 않게 해준다. 허벅지가 발달할수록 건강하고 오래 산다.

⑤ **콜레스테롤을 낮춰주는 식품**(미 심장학회 발표)

블루베리, 아보카도, 사과, 마늘, 호두, 표고버섯, 검은콩, 시금치, 현미, 보리, 녹차, 양파, 더덕, 마늘, 부추, 고추, 해조류, 버섯류, 과일(섬유질) 등이다.

⑥ **고지혈증 건강 기능 식품**

최근에 알려진 건강 기능 식품으로 레드 크릴 오일과 폴리코사놀, 모링가 등 건강 보조 식품도 도움이 된다.

HDL을 높이는 음식은 올리브오일, 등 푸른 생선, 채소, 과일, 정제되지 않은 곡물 등이다.

(3) 죽상 동맥 경화증

일반인들이 말하는 동맥경화증이 죽상 동맥 경화증을 의미한다. 반면 동맥경화증은 혈관이 협착된 것이 아니라 혈관이 노화되어 딱딱해진 것을 말한다.

동맥경화는 몸에 있는 **관상 동맥, 경동맥, 대동맥, 말초 동맥** 등 모든 동맥에서 발생한다. 경색은 혈전(죽상)이나 경화(동맥)로 인해 혈관이 막히는 것이다.

죽상 동맥 경화증은 지질과 이물질이 침착되어 혈관이 좁아져 발생하는 병변으로 갑작스럽게 혈전을 생기게 하는 관상 동맥 질환의 주범이다.

죽상반은 콜레스테롤이 동맥으로 침투해 산화되면 백혈구 등 세포와 뭉쳐 죽같이 끈적끈적한 덩어리가 되고 딱딱한 섬유질이 덮개처럼 덮인 것이 죽상반이다. 체내 염증 물질이 증가하면 죽상반이 손상되어 피떡을 만든다. 그래서 혈관이 좁아지거나 막히는 협심증과 심근경색이 발생한다.

죽상 동맥 경화는 심장의 혈액을 공급하는 관상동맥(심장혈관)을 침범하여 허혈성 심장 질환인 협심증과 심근경색을 일으키며 돌연사(심장마비)의 원인이 된다. 뇌에 혈액을 공급하는 뇌동맥과 경동맥(목의 혈관)을 침범하여 뇌경색과 뇌출혈 등의 뇌졸중(중풍)을 일으킨다. 또한 신장의 신동맥과 말초 혈관을 침범하여 신장 기능 저하로 신부전 및 허혈성 사지 질환을 가져온다.

원인은 흡연, 고혈압, 고지혈증, 운동 부족, 당뇨, 비만(몸에 산소가 부족) 등이며 성격이 꼼꼼하고, 다혈질이며, 노화와 HDL 부족으로 20대부터 시작되는 혈관이 딱딱해지는 질병이다.

고혈압이 있으면 동맥의 벽이 점점 두꺼워져서 좁아지고 피의 흐름이 느리게 되면서 쉽게 혈관 벽에 상처가 생기게 된다. 이곳에 혈액 응고 인자나 콜레스테롤 등의 지방질과 불순물이 차서 혈관이 좁아지고 탄력을 잃어 막히거나 터지게 된다.

폐쇄성 수면 무호흡증(코골이)이 동맥경화증 진행 신호일 수도 있다. 코를 골면 산소가 제대로 흡입되지 않음으로써 체내 화학 물질인 카테콜아민 분비가 늘어나 당뇨병의 원인인 인슐린 부족 상태로 발전할 수 있다. 수면 중 무호흡증 환자의 50%는 고혈압 환자다. 이와 함께 뇌졸중, 울혈성 심부전, 심장마비 등 중병의 위험도가 높아진다.

동맥경화증 예방을 위해서는 혈압과 당뇨 조절, 금연, 금주, 운동, 과로·자극·과식 자제, 규칙적인 생활, 동물성 지방 섭취 제한, 비타민 & 단백질 섭취, 콜레스테롤 약 복용 등을 해야 한다.

(4) 아는 만큼 막아내는 뇌졸중

어른의 경우 뇌는 약 1,400g으로 체중의 2.5% 정도지만 심장에서 뿜어내는 전체 혈액량에서 뇌로 가는 양은 약 20%가 된다. 이 사실은 뇌가 혈액을 많이 필요로 하는 기관임을 의미하고, 그만큼 많은 혈관이 있다는 것이다. 그 많은 혈관 가운데 어느 한 곳이라도 문제가 생기면 뇌에 손상을 주는 뇌졸중이 발생하게 되는 것이다. 뇌졸중은 뇌에 산소와 혈액을 공급하는 혈관이 막히거나 터짐으로써 뇌가 손상을 받아 나타나는 질환이다.

① 뇌졸중 전구 증상

뇌출혈 시에는 뒷목이 뻣뻣하고 극심한 두통이 온다. 뇌경색의 경우 한쪽 방향의 얼굴이나 팔다리에 감각 이상이나 마비, 언어 장애(말하는 것도 듣는 것도 곤란), 시력의 갑작스러운 저하나 두 개로 보이는 현상, 혈압 상승, 현훈, 지능 저하 등이 나타나며, 전구 증상이 없이 오는 뇌졸중은 더 위험하다.

뇌졸중에는, 고혈압, 당뇨, 흡연, 고지혈증, 심장병 등 다양한 원인으로 콜레스테롤이 높아져 경동맥 경화나 뇌동맥 경화로 혈관이 좁아지면서 혈전을 만들어 뇌혈관이 막혀 생긴 **허혈성 뇌졸중인 뇌경색**과 혈압 상승 증상으로 뇌혈관이 터져서 심한 두통이 오는 **고혈압성 뇌출혈**, 오심과 구토 증상으로 뇌동맥류가 파열되어 **지주막하 출혈로 오는 뇌출혈**이 있다. 호흡과 심장 박동을 관할하는 뇌 아래쪽 뇌간에 뇌졸중이 생기면 생명이 위험하다. 산소, 혈액의 공급이 안 되면 뇌세포 손상으로 마비가 오며, 뇌출혈보다 뇌경색 빈도가 더 크다. 경동맥이 70% 이상 막히면 뇌경색이 오기 쉽다.

증상이 나타나면 MRI, CT를 찍는 데 시간이 소요되기 때문에 2시간 이내에 도착해야 한다. **황금 시간 3시간 이내**, 늦어도 6시간 안에 병원 치료를 받는 게 좋다. 따라서 매년 경동맥 협착증을 확인하고, 운동과 식이 요법으로 미리미리 주의하고 예방한다.

② 뇌졸중 진단 방법

뇌졸중, 뇌종양, 뇌혈관 동맥경화, 뇌혈관 기형, 치매 등 뇌 질환의 예방 관리와 조기 진단을 위한 검사를 한다.

뇌 MRI(magnetic Resonance imagine)
- 뇌 자기 공명 영상은 뇌 병변의 확실한 크기와 위치를 진단한다.

Neck MRA(MRAngiography)
- 경부 혈관 자기 공명 영상은 뇌혈관 질환 진단에 사용한다.

Homocystein

– 호모시스테인은 혈액을 검사하는데, 정상치가 5~15인데 비정상적으로 수치가 증가하면 뇌졸중, 심근경색, 치매 등 혈관 질환을 일으킨다.

ICT 뇌혈관 검사

– 최근 중앙대에서 하는 뇌 검사로 2초 만에 할 수도 있다고 한다.

③ 뇌졸중 대처

허혈성 뇌졸중은 혈전 용해제를 사용하지만, 고혈압으로 오는 출혈성 뇌졸중은 혈압을 낮춰야 하므로 치료는 판이하게 다르다. 뇌출혈의 출혈 부위가 커서 뇌간을 압박할 정도가 아니라면 출혈이 흡수될 때까지 지켜보는 것이 최선의 치료법이기도 하다.

뇌경색 시 CT, MRI를 할 수 있는 가까운 병원에서 상황에 따라 혈전 용해제를 투여하거나 뇌혈관 조영술로 혈전 제거를 하거나 스텐트 삽입술을 하기도 한다.

④ 뇌졸중 예방

콜레스테롤을 조절하고 체중을 줄이며, 심근경색 체크를 매년 한다. 심장병, 부정맥, 동맥경화증, 고혈압, 당뇨, 고지혈증 시에는 더욱 관심과 주의가 필요하다.

한의학적으로는 혈행 장애 예방을 위해 엄지와 검지의 혈액 순환을 확인하고, 지나친 스트레스는 열을 발생시키므로 마음을 다스리도록 한다. 비만을 치료하고 지나치게 피로하지 않도록 한다. 피로가 심해지면 기가 허해져서 혈이 제대로 순환하지 못하기 때문이다.

(5) 관상 동맥 질환

심장이 운동하려면 심장 근육도 영양소와 산소를 공급받아야 하는데, 그 중요한 역할을 하는 것이 관상 동맥이다.

관상 동맥은 대동맥에서 분지한 두 개의 혈관이며 좌측은 다시 두 개로 나뉘어 총 세 개의 혈관이 심장 근육에 에너지를 공급하는 중요한 혈관이다.

혈액의 흐름은 좌심방에서 시작해서 일정한 방향으로만 흐르기 때문에 관상 동맥의 시작 부분이 좁아지거나 막히면 피가 흐르지 못하여 아주 치명적인 결과를 초래한다.

① 관상 동맥 질환 전조 증상

빨리 걷고 언덕을 오르고 운동을 하면 흉통이 있다가 쉬면 없어진다. 운동량이 적은데도 숨이 몹시 차고 가슴이 뛴다. 조금만 빨리 걸어도 어지럽고 졸도할 것 같다. 경미한 업무에도 피로를 느끼며 무력감, 탈진을 경험한다.

② 관상 동맥 질환은 예방이 필수

관상 동맥 질환이 심장 질환 발생 원인의 80% 이상을 차지하므로 건강한 심장을 위해서는 관상 동맥 질환을 예방하는 것이 필수적이다. 심장 초음파를 가끔 해보아야 한다.

관상 동맥 크기가 70%까지 좁아지고 난 후에야 증상을 느끼게 되므로 대개 심장 마비 등의 발작을 겪은 후에야 자신의 병을 알게 된다.

(6) 급사의 원인이 되는 협심증

조금만 운동하거나(일주일에 2시간) 활동량을 늘려도 심장은 건강하다. 그러나 심장 근육이 움직이는 데 필요한 산소와 영양소가 관상 동맥을 통해 혈액에 공급되는데, 이때 혈관이 좁아져 혈액 공급에 차질이 생겨 **심장 근육에 혈액이 부족한 허혈 상태가 되면 흉통이 생기는데 이것이 협심증**이다. 협심증은 혈관 폐색 없이 심장 세포는 살아있으나 혈관이 좁아져 혈액 공급이 충분하지 않은 상태로 통증만 느낀다.

스트레스(Stress), **흥분**(Excited Emotion), **과식**(Eating), **심한 운동**(Effort), **추위 등의 협심증 원인**을 머리로 느껴 심장으로 전달하여 나타나는 증상은 '가슴이 뻐근하다. 쥐어짠다. 눌린다. 답답하다. 숨이 막힌다.'라고 표현한다.

쉬거나 약을 먹으면 협심증 증상은 없어진다. 그러나 치료하지 않으면 관상 동맥이 완전 폐쇄되는 급성 심근경색으로 진행되어 심장 마비로 급사의 원인이 된다. 수술은 심장 혈관 확장술이다.

(7) 심장 마비의 적 9가지

흡연, 스트레스, 콜레스테롤(죽상 동맥 경화), 당뇨병, 고혈압, 비만(산소가 부족), 과일 채소 섭취 부족, 운동 부족(걷지 않는다), 과음이다.

(8) 협심증을 그냥 두면 심근경색

LDL 콜레스테롤이 주요 원인인 심근경색은 혈관이 수축하고 혈소판 응집력이 높은 추운 아침에 잘 온다.

치아에서 배꼽 위 사이 부분에 참기 어려운 통증(흉골 쥐어짜는 느낌, 왼쪽 팔, 턱과 혀의 후두부 통증, 터질 것 같은 느낌)이 5분 이상 지속될 경우 응급으로 병원에 가야 한다.

심근경색은 심장 근육에 혈액을 공급하던 혈관(관상 동맥)이 막히면서 심장 근육 세포들이 죽게 되면서 가슴을 쥐어짜는 듯한 극심한 **흉통**(체하거나 소화 불량 같은 증상을 느끼기도)과 심장 기능 손실로 인해 **호흡 곤란**이 온다.

휴식을 취해도 통증은 가라앉지 않고, 왼쪽 어깨와 팔 안쪽으로 번지는 특징이 있다. 혈압 강하, 쇼크, 치명적인 부정맥, 심부전 등이 동반된다. 심근이 40% 경색되어 심근경색이 한 번 오면 다시 돌이킬 수 없다.

심장이 불규칙하게 뛰는 느낌, 식은땀, 구역질, 어지러움, 가슴이 죄어오다가 터질 것 같은 느낌이 함께 나타나면서 30분 이상 통증이 지속된다면 죽상반이 터져 심장 근육 혈관이 혈전으로 완전히 막힌 심근경색일 가능성이 크다.

합병증으로는 승모 판막 역류, 심실중격 파열, 심실의 벽 파열 등이다.

(9) 돌연사란?

돌연사의 주범은 허혈성 심장 질환이다. 허혈성이란 심장 근육에 피의 공급이 부족해 산소 부족으로 기능을 상실하는 것으로 그것을 대처할 어떤 틈도 없이 목숨을 잃게 되는 경우를 말한다.

여러 가지 이유로 증상이 나타난 후 1시간 이내에 사망하는 것을 말하며, 가장 많은 원인으로는 급성 심근경색증이나 뇌출혈, 뇌경색, 지주막하출혈, 해리성 대동맥류(심장에서 몸 전체로 가는 가장 큰 혈관) 등의 뇌와 심장 혈관 질환이다. 심장병은 과거 병력과 무관하게 예고 없이 발생한다.

① 돌연사의 위험 인자

돌연사의 대부분은 관상 동맥의 동맥경화가 악화되어 발생한다. 단 10% 정도는 심장 근육의 질병, 판막 질환, 선천성 질환, 부정맥 등으로 관상 동맥에는 이상이 없는 비허혈성 심장 질환이다. 35세 이하의 젊은 층의 돌연사는 주로 비허혈성 질환에서 일어나고, 35세 이상은 허혈성 질환에서 많이 일어난다.

심장병 가족력, 돌연사를 경험한 사람, 심실 빈맥이나 서맥의 부정맥 환자, 좌심실 기능이 떨어진 심부전 환자, 동맥경화성 위험 인자를 가지고 있는 사람(흡연자, 고혈압, 당뇨병, 고지혈증, 스트레스, 비만, 과음)은 정기적인 건강 검진으로 관리해야 한다.

② 돌연사의 전조 증상

가슴이 뻐근하거나 찢어지는 가슴 통증이나 심한 호흡 곤란, 압박감, 불쾌감, 머리가 깨질 듯한 두통, 어지럽거나 한쪽 팔다리가 저리거나 힘이 없는 것이 대표적 증상이다.

원인은 흡연, 스트레스, 고지혈증, 당뇨 등이다.

③ 돌연사의 응급 대처법

응급 처치는 흉부 압박과 인공호흡으로 하는 기본 심폐 소생술이 있는데, 제세동기를 빨리 사용할수록 소생할 가능성이 높다. **흉통 발생 후 황금의 1시간 내 병원에 도착해야 한다.**

또한 심장에 충분한 영양분과 산소가 공급되기 위해서는 **혈전 용해제**(유로키나제)를 사용하거나 가급적 빨리 혈관을 확장시키고 노폐물를 제거하기 위해 **관상 동맥 우회술**이나 혈관 조영술로 혈관 내 **관상 동맥 스텐트 삽입술**을 해야 한다. 90%에서 하는 심장 혈관 확장술은 스텐트를 주입하는 경우 대퇴 부위(사타구니) 동맥을 통해 수술하거나 손목 동맥을 이용할 수도 있다.

심장 동맥이 50% 막힌 것이 90% 막힌 것보다 더 위험하다. 수술 중 혈관이 파열되거나 찌꺼기가 터져 나와 혈전을 유발할 수 있기 때문이다.

최근 시술 후 상처가 아물 때 세포가 증식되는 것을 막아주는 '사이퍼'란 약물 방출 스텐트가 나왔다. 이는 표면에 면역 억제제를 코팅해 세포의 분열을 막아 혈관이 재협착되는 확률을 크게 낮춘다.

심실세동이나 심실 빈맥 같은 치사 부정맥은 발생 후 1분 내 치료하면

성공률이 80% 이상인데, 10분이 지나면 성공률은 0%에 가까워진다.

④ 돌연사 원인을 알고 예방

스트레스를 받으면 자율신경계 균형이 깨져 혈압이 올라 혈관을 수축시켜 피가 심장으로 가는 것을 막는다. 혈압이 높을수록 혈관이 받는 압력도 높아져 혈관 벽의 손상이 커진다. 이로 인해 심근경색과 협심증의 원인이 되는 노폐물의 발생도 증가한다. 표준 체중보다 10kg 이상 무거우면 심장에 10kg 추를 매달고 다니는 것으로, 심장 근육이 정상보다 두꺼워져 돌연사의 원인이 된다.

총콜레스테롤은 협심증이나 심근경색이 있었던 사람은 160mg/dl 미만으로 유지해야 한다. **당뇨병**은 당과 콜레스테롤이 결합하면 콜레스테롤의 사이즈가 작아져서 혈관 벽에 쉽게 달라붙어 혈관들이 좁아진다. **흡연**은 혈관 수축물질인 에피네피린을 분비시키고 혈액을 끈끈하게 해 응고시키는 피브리노겐을 증가시켜 피떡을 유발한다. 피떡이 관상 동맥을 막으면 협심증과 심근경색이 발생하게 된다.

⑤ 돌연사 예방을 위한 생활 수칙

– 돌연사 위험 인자를 정확히 알고 바른 생활 습관을 갖는다.

정기적인 건강 진단으로 콜레스테롤 수치 확인과 심전도 검사, 심장 초음파 검사, 관상 동맥 조영술과 혈관 내 초음파로 혈관이 막힌 부분을 확인하여 신속한 치료를 한다.

질 좋은 단백질과 비타민, 무기질, 섬유소가 충분한 음식 등 균형 있는 식생활을 통해 영양 상태를 조절한다.

적절한 운동으로 혈액 순환을 좋게 하고 정상 혈압 유지, 금연, 금주, 표준 체중 유지하기, 추위와 분노를 조심한다.

긍정적인 마음으로 일상생활을 즐겁게 한다.

(10) 부정맥은 심장에 위험이 온다는 신호

부정맥이란 심장 박동이 너무 빠르거나 느리거나 혹은 불규칙하게 뛰는 상태를 말한다. 부정맥이 위험한 이유는 아무런 증상이 없는 것부터 호흡 곤란, 흉부 압박감, 통증, 어지럼증, 실신, 심장 돌연사에 이르기까지 다양하기 때문이다.

증상은 가슴이 두근거리거나 갑자기 가슴이 한번 덜컥 내려앉거나 심방이나 심실에서 예정된 것보다 미리 전기를 만들어 맥박이 건너뛰는 느낌이 들어 심장이 멎는 것 같기도 한다. 심방에서 나오는 부정맥은 1분에 두세 번 혹은 수분에 한 번 정도 맥이 빨리 뛰거나 약간 늦게 뛰어서 나타나는 현상이다. 일정하면서도 빠르게 뛰는 빠른 부정맥은 심장, 호흡기, 갑상선 등의 질환과 관련이 많으며, 심장 박동이 늦은 부정맥은 심장 박동기 장치를 하여 뇌로 가는 혈액량을 유지시켜 주어야 한다.

부정맥을 예방하는 치료 방법은 없으나 부정맥을 유발시키거나 악화시킬 수 있는 심한 스트레스, 술, 커피나 카페인, 담배, 수면 부족 등을 피하는 길밖에 없다. 문제를 일으키는 원인을 하지 않아야 한다.

술 먹은 다음 날 가슴이 두근거릴 때는 심장이 점점 약해지고 있는 것이며, 가슴 두근거림이 3초 이상 반복적으로 계속될 때는 심방세동이라는 나쁜 부정맥으로 진전된다.

이 부정맥은 심장에 피떡이 고여서 뇌졸중을 일으킬 수도 있고, 악성 부정맥으로 될 가능성이 있어서 주의를 요한다.

악성 부정맥은 심장 마비를 일으킬 수 있으며 대부분 협심증, 심근경색증과 같은 관상 동맥의 동맥경화증이 원인이다.

술 먹은 다음 날 가슴 두근거림을 느끼기 시작하면 술을 끊어야 하는 신호이다. 술을 담가 먹는 약초나 일부 한약제에는 치명적인 부정맥을 일으키는 것들이 많이 있다. 진달래는 심장 박동을 느리게 하고, 초오라는 뿌리는 심장 박동을 바로 정지시키는 작용을 하므로 주의해야 한다.

(11) 심방세동은 20년 늙은 심장

심방세동의 주범은 음주, 흡연, 비만, 스트레스, 불규칙한 생활이다. 심방세동은 부정맥의 일종으로 심장에 과부하가 걸려 심방이 확장되고, 이로 인해 심장 박동을 유도하는 전기 신호가 교란되어 심장의 윗부분인 두 개의 심방이 규칙적으로 뛰지 않고 매우 빠른 속도로 불규칙하게 수축해 가늘게 파르르 떠는 것을 말한다.

심방은 신선한 혈액을 온몸에 보내주는 펌핑 역할을 하는데, 심방에서 힘껏 혈액을 짜주지 못하여 분출되지 못한 혈액이 심장에 남아 심각한 상황을 맞는다. 뇌를 비롯해 각 기관에 혈액이 공급되지 못할 뿐 아니라 고인 혈액 때문에 피떡(혈전)이 만들어지는 것이다.

심방에서 생성된 혈전이 혈액을 타고 이동하다 심장 혈관을 막으면 심근경색의 원인이 된다. 심방세동 환자의 뇌졸중 위험률은 정상인의 5배, 심부전 위험률은 3.4배나 된다. 항응고제와 항부정맥제로 치료하거나 예방한다.

① 고주파 전극 도자절제술

심방세동은 심방은 뛰고 심실이 안 뛰어 심방에서 심실로 피가 가지 못할 때 심방만 떨기 때문에 혈전이 생겨 심근경색이 된다.

심방세동 시술은 심근 조직을 지져서 장애 벽을 없애는 방법으로 하는 시술이다. 시술 후 첫 3개월은 더 안 좋아질 수 있다. 지진 부위가 짓물렀다가 아무는 과정에서 이상 전기로 더 안 좋을 수 있으며, 호흡곤란이 오거나 답답해질 수도 있다. 3개월 후 같은 증상이 나타나면 재발로 본다.

심방세동은 심장이 20년 미리 늙어가는 것이다. 심방이 노화되거나 섬유화되어서 오는 것인데 절제술이 완치는 아니고 이것을 늦추고 심방이 커지는 것을 방지하는 시술이다.

합병증으로 뇌경색(심장에 남아있는 혈전에 의해), 뇌부종, 혈흉, 폐정맥협착증, 좌심방과 식도부에 구멍, 패혈증 등이 올 수 있다. 관상동맥 CT, 경식도 초음파로 확인한다.

② 심방세동 예방 생활 습관

고혈압, 당뇨병의 가족력이 있다면 증상이 없어도 심장 질환 유무를 점검한다. 걷기, 달리기, 자전거 타기, 수영 등의 운동과 체조, 요가 같은 근육 이완 운동을 한다. 과음, 카페인이 많은 음식, 육류, 기름지고 튀긴 음식을 피한다.

(12) 심장병에 약이 되는 것

① 표준 체중에서 10㎏ 이상 되면 심장 근육이 정상보다 두꺼워져 돌연사의 원인이 된다.

② 심장 질환자에게 약이 되는 식생활

과식은 위장, 심장에 무리를 주므로 편식을 삼가고 소량의 잦은 식사를 한다. 단순 당질을 제한하는 체중 조절을 위한 균형식이 좋다. 신체 조직 사이에 조직액이 고인 상태가 부종인데 부종이 생기면 몸의 균형이 깨지므로 저염식으로 싱겁게 먹는다. 단백질, 비타민, 무기질을 충분히 섭취할 수 있는 음식과 적정량의 칼슘과 마그네슘, 칼륨을 섭취한다. 지방, 특히 콜레스테롤이 많으면 동맥경화증이 오고 심장 질환으로 이어지므로 지방은 되도록 적게 먹는다. 섬유소는 장에서 소화가 되지 않으면서 장을 자극해 소화를 도와주며 변비를 예방한다. 술, 담배, 카페인 음료는 NO. 술은 영양적 가치는 없으면서 열량만 높고, 담배는 심장에 자극을 준다.

③ 컴퓨터, 텔레비전 오래 보면 심장병 증가

우리 몸의 심장은 20분마다 움직여 주어야 한다. 4시간 이상 텔레비전을 보면 80%에서 더 심장병이 올 확률이 높다. 근육을 움직이지 않으면 혈당이 높아지고, 혈중 콜레스테롤이 높아진다. 컴퓨터를 오래 하는 것도 마찬가지이다.

④ 줄기세포로 심장 치료의 가능성 제시

심장을 재생시킬 줄기세포인 유도만능 줄기세포와 더불어 이 줄기세포가 주변 조직에 붙어 생존하도록 돕는 중간엽 줄기세포를 추가하는 방법으로 치료하는 것이다.

중간엽 줄기세포에서 세포를 보호 성장시키는 인자가 지속적으로 분비되면서 유도만능 줄기세포의 생착을 높여준다. 또한 중간엽 줄기세포를 패치 형태로 심장 외벽에 부착함으로써 심장 혈관의 재생을 촉진한다.

유도만능 줄기세포를 심장 근육 세포로 분화시킨 후 이식함으로써 심장의 기능이 크게 향상되었고, 손상되었던 근육과 혈관도 재생되었다고 한다. 줄기세포를 기반으로 한 새로운 세포 치료법으로 가능성을 제시한 것이다.

'바이오잉크 심장 패치'는 성체 줄기세포 기능을 극대화시켜 심근경색 부위 혈관과 심장의 근육을 재생시킨다.

심신의 변화는 아주 힘들다

(1) 정말 고통스러운 암

서양은 심장 질환, 동양은 암이 많다. 채소에 있는 질산염이 우리 몸에 들어가면 아질산염으로 변하여 발암 물질 니트로사민이 만들어진다. 질산염은 먹지 말아야 한다. 유기농으로 먹는 게 좋고, 1분간 데쳐도 질산염은 50% 줄어든다. 비타민 C는 10% 정도 줄어들 뿐 더 많이 줄어들지는 않기 때문에 3~5분 정도 데치는 것이 좋다. 데친 채소는 5배가량 많이 먹게 된다.

① 암 주요 원인은 발병 전 6~18개월 사이 스트레스
－《마음 의술》미국의 방사선 종양학자 사이먼튼

사이먼튼은 긍정적인 마음을 통한 암 환자의 참여가 질병의 치료에 큰 영향을 준다고 하였다. 암 발병에 유전적 성향, 방사능, 식습관 등의 영향이 있지만 발병 전 6~18개월 사이에 겪는 일련의 스트레스가 주요한 원인 가운데 하나라고 밝힌다. 환자가 이런 스트레스에 절망감을 느끼고 삶을 포기하고자 할 때 몸 안의 면역력이 억제되어 암세포가 급격히 성장한다는 것이다.

스트레스를 거의 받지 않는 중증 정신박약자와 정신이상자에서는 암 발병이 없다는 사실을 근거 가운데 하나로 제시하였다. 또한 현대 의학적 처치와 함께 환자의 마음을 바꾸어 면역력을 증대시키는 전인적인 치료가 필요하다.

② 발견하기가 어려운 췌장암

췌장은 혈당을 조절하는 인슐린과 글루카곤을 분비하고, 탄수화물, 단백질, 지방을 분해하는 소화 효소를 만드는, 길이 20㎝가 채 안 되는 물고기처럼 생긴 작은 장기이다.

십이지장, 소장, 대장, 간 등에 둘러싸여 있어 막상 암이 생겨도 찾기 어렵고, 신경과 멀리 있어 암이 번지기 전에는 통증도 잘 느끼지 못한다. 또 주변에 매우 중요한 혈관들이 인접해 있어 암의 크기가 크지 않아도 주변 혈관에 침범하여 수술할 수 없는 경우가 허다하다. 90% 이상이 췌장 세포에 생기는 췌관선암으로 예후가 좋지 않다.

의심해 볼 수 있는 증상은 몸무게가 6개월 동안 10% 이상 줄거나 황달이 있거나 명치나 배꼽 주위의 통증과 당뇨가 있고, 중성지방 수치도 올라간다.

복통이 있는데 위내시경에 이상이 없고, 황달이 있는데도 간에 이상이 없고, 중성지방이 높고, 갑작스럽게 체중이 감소하거나 메스꺼움, 피로가 동반되고, 가족력이 없는데 갑자기 당뇨병이 발견된 경우에는 정밀 췌장 검사를 한다. 췌장암 환자의 50%가 당뇨에서 시작된다고 한다.

초음파를 해서 이상이 없는 경우에는 CT, MRI, 양전자 단층 촬영, 내시경적 역행성 담췌관 조영술, 혈액 검사를 한다.

예방을 위해 금연, 절주, 체중 유지, 규칙적인 운동을 한다. 현미, 잡곡, 과일, 채소를 섭취하고 육류, 고칼로리, 고열량식, 인스턴트 음식,

불포화 지방산 섭취는 줄인다.

③ 발견되어도 치유가 힘든 난소암

난소암은 진단을 받기에 앞서 예방적으로 산부인과 초음파로 건강 검진을 주기적으로 해보는 것이 좋다.

또 하나 예전에 산부인과 여의사의 강의가 생각난다. 자궁 경부암의 원인이 많은 성 파트너라고 하였다. 많은 성 파트너 경험이 있는 남자와의 관계에서 여성 암이 발생한다는 것이다. 많은 성 파트너 경험을 가진 여성과 관계한 남성과 관계한 여성에게까지도 영향이 미친다는 것이다.

놀라운 이론이었으나 사람들은 남녀를 불문하고 잘 모른다. 그러나 주위에서 보면 바람피우는 남편을 둔 여성들이 자궁암에 걸린 것을 많이 볼 수 있다.

④ 암을 극복한 사람들의 공통점 세 가지

긍정적인 마음을 가졌다. 냉철한 치료 계획을 세워 치료에 임했다. 투병에 가장 중요한 것은 면역력인데 이를 위해서는 숙면을 해서 체내 산소를 풍부하게 공급되게 했다. 수면 중에는 산소가 풍부하여 암세포를 없애는 물질이 왕성하게 활동하기 때문에 암세포가 살 수가 없다.

⑤ 암 예방 3단계, 먹기

암은 식생활, 흡연, 바이러스 감염, 환경 오염 등 다양한 요인에 의해 많이 발생하기 때문에 식품만으로 암을 예방할 수는 없지만, 암 예방을 위해 식품을 가려먹어야 하는 시대가 왔다.

암의 개시 단계(1~2일): 녹차의 카테킨류, 토마토의 리코펜, 마늘의 알릴설파이드, 브로콜리의 설퍼라판은 맹독성의 활성 산소를 중화시켜 활성 산소가 정상 세포의 유전자를 공격하는 것을 막아준다. 그러나 아무리 좋다고 해도 한 가지를 집중적으로 많이 먹어서는 안 된다. 최근 매스컴에 의하면 녹차를 너무 많이 먹어 간에 큰 손상이 왔다고 한다. 적당히 먹고 골고루 다양하게 먹어야 한다.

암의 촉진 단계(10~30년): 아마씨와 물고기의 오메가3 지방산, 콩의 이소플라본은 발암 물질에 노출되어 유전자의 변이된 세포가 양성 종양을 거쳐 암으로 발전되는 것을 막아준다.

암의 진행 단계(1년): 붉은 포도주 레스베라트롤은 모든 단계에서 암 종양의 악화와 전이를 억제하는 작용을 한다. 카레의 커큐민, 생강의 진저롤은 발암 억제 물질로 암 증식 효소 활동을 억제하고 암세포를 없애는 효과가 탁월하다.

⑥ 희망의 빛 '메르디안 라이낙'
방사선 암 치료를 효과적으로 시행하는 '메르디안 라이낙'이다. 자기 공명 영상(MRI)으로 종양의 움직임을 보면서 방사선 치료를 하는 것이다. 종양이 치료 범위를 벗어나면 방사선이 자동으로 멈추는 탁월한 치료 장비다.

(2) 여성은 다방면으로 힘들다

① 생리통

일차성 생리통의 기전은 생리 기간 동안 발생하는 프로스티노이드(prostanoid)의 과다나 불균형으로 자궁벽이 불규칙하고 강력하게 수축이 일어나 생기는 증상으로, 자궁 내 혈류 흐름의 장애가 생기면서 신경이 예민하게 반응하여 생기는 통증이다.

통증은 48~72시간 지속되며, 통증이 심하면 과도하게 생성되는 프로스타글라딘(prostaglandin) 생성을 억제시키는 비스테로이드 소염 진통제(NSAID)를 복용한다. 또한 비타민 B, C, E, 생선 기름, 저지방 채소 위주의 식이 요법도 생리통 완화에 도움이 되며, 배를 따뜻하게 해주거나 긴장 완화를 위한 운동도 도움이 된다.

② 월경 전 증후군(PMS)

여성의 70~90%에서 온다. 우울증이 심한 경우 더 나타나고, 나이가 들수록 심해진다. 배란 이후부터 프로게스테론 때문에 두뇌 신경 전달 물질의 이상으로 온다. 이때 세로토닌 수치가 내려가는데 칼슘과 비타민 D로 올릴 수 있다. 또한 치즈와 우유가 효과적이다.

증상은 불안, 초조, 감정적 기복, 우울증, 집중력 장애, 피로, 식욕 변화, 정서 불안, 유방 팽만감, 유방 통증, 체중 증가, 온몸이 붓는 느낌 등이다.

✎ PMS 개선을 위한 4군데 경혈 지압

대맥은 배꼽에서 손가락 8개 정도 옆으로 있으며 좌우 3~5분간 지압해주며 이곳은 소화 불량이나 복부 경련 시에도 좋다, 대거는 배꼽 아래 5㎝에서 좌우로 5㎝ 되는 지점으로 1분간 지압해주며, 다리의 냉증이나 저림에도 좋다. 지압 시 뜨거운 혈액의 흐름을 느낀다.

중극은 배꼽 아래로 12㎝ 신장과 생식기의 기운이 모이는 곳이다. 혈해는 무릎 안쪽에서 5㎝ 되는 곳을 지그시 돌려주듯 풀어준다. 여성의 생식기나 무릎에 효과적이다.

③ 40~50대 갱년기 건강 수칙

남녀 모두가 갱년기가 시작되는 시기로, 남성은 근육과 힘이 쇠퇴하고 성욕도 감퇴하며, 여성은 안면 홍조, 우울증, 발한, 수면 장애 등을 겪는다. 그런데 대부분의 사람은 근본적이고 효과적인 건강 관리법인 좋은 습관을 만들려는 것보다는 영양제와 건강식품 섭취 등 임시 방편적인 해결책에 의존한다.

중년의 건강 관리는 체력 유지와 생활 습관병에 대한 대책이라는 두 가지 측면에서 이루어져야 한다. 건강한 습관을 가지기 위해 가장 중요한 것은 적당한 운동과 식습관이다. 자신의 건강에 따라 계획을 세워 규칙적인 운동을 하고 음식 조절에 힘써야 한다.

중년기 건강의 또 다른 적은 스트레스로, 몸의 면역력이 많이 떨어지는 시기이므로 운동, 명상, 취미 생활 등으로 스트레스를 조절할 수 있는 방법을 터득해야 한다. 이러한 중년기 건강 관리는 노년기에 건강한 삶의 초석이 된다.

④ 폐경

폐경 때는 여성 호르몬의 부재로 안면 홍조가 생기고, 정신 집중이 안 되고, 말이 생각 안 나고, 정신이 깜박깜박하고, 5도 정도 열감이 나고, 땀이 난다.

에스트로겐과 프로제스틴 두 호르몬 요법을 단기간 사용하기도 하지만 부작용으로 뇌졸중, 치매 유발 위험이 있어 아주 생활이 힘들면 의사와 충분한 상담 후 2년 정도만 복용하는 것이 좋다.

폐경 후에는 LDL 콜레스테롤이 갑자기 올라가고, 동맥경화가 늘어나고, 심근경색 등 심장 질환, 치매, 골다공증이 올 수도 있기 때문에 주기적인 검사로 관리도 해야 한다.

폐경의 식생활은 물을 많이 마신다. 콩, 우유, 멸치와 항암 효과가 있는 보론 함유 식품(자두, 딸기, 복숭아, 양배추, 사과), 미네랄 비타민제, 하루 20~30g 섬유소 섭취, 셀레늄 등 항산화 식품 섭취와 비타민 A·C·E로 노화 방지를 한다.
지방은 총 섭취량의 20~25%로 먹고, 소금과 설탕은 줄이고, 카페인, 탄산음료, 알코올은 금지한다.

⑤ 골다공증

뼈 조직의 골량 감소로 뼛속에 있는 공간이 넓어져 뼈가 마치 바람든 무처럼 연해지고 속이 비는 현상이다. 몸이 왜소하거나 키가 2㎝ 이상 줄었거나 폐경이 된 경우 골밀도 검사를 해보는 것이 좋다.

예방으로는 산책, 걷기, 계단 오르기, 등산 등 체중이 실리는 규칙적인 운동, 커피, 담배, 술은 금지, 칼슘 제제 1〜1.5g 복용과 비타민 D 음식 섭취(생선, 녹색 채소), 칼슘 흡수를 돕는 마그네슘이 많은 견과류(호두, 땅콩), 칼슘이 많은 멸치, 시금치, 치즈, 요구르트, 브로콜리 등의 섭취, 에스트로겐이 들어있는 해바라기씨, 양배추, 브로콜리 섭취, 아이소플라본이 많은 순두부 섭취, 보론(자두, 딸기, 복숭아, 양배추, 사과, 아스파라거스, 셀러리, 무화과 등) 섭취 등이 있다.

⑥ 갑상선 기능 저하증

갑상선은 우리 몸속 에너지와 호르몬을 조절해주고 피로와 면역을 증강시키는 중요한 역할을 하는 기관이다. 기능 저하증은 갑상선의 만성 염증성 질환에 의한 경우가 가장 흔하다. 추위를 많이 타며 손과 발, 신체에 차가운 느낌이 들고 피부와 머릿결이 건조해진다. 위와 장의 운동이 저하되어 소화 불량이나 변비가 발생되며 뇌 기능이 저하되어 기억력과 집중력이 떨어진다. 무기력하고 쉽게 피로를 느끼고 의욕이 없어진다. 치료는 갑상선 호르몬제를 투여해야 한다. 호르몬 치료를 하지 않으면 심장 기능이 저하되고 혈중 콜레스테롤이 상승하여 협심증이나 심근경색증이 발생하는 원인이 될 수 있다.

⑦ 대상포진

어릴 때 수두로 유입된 수두의 원인 베리셀라조스터 바이러스가 척추에서 나오는 신경절에 잠복해 있다가 면역력이 저하되면서 재활성화되어 대상포진의 수포를 일으킨다. 역시 평상시 스트레스를 받지 않도록 해야한다.

수포 발생 72시간 이내 항바이러스제를 투여하는 치료를 받지 않으면 통증 회로가 각인되어 대상포진이 치료된 이후에도 신경통이 있게 된다.

⑧ 예외인 남성 호르몬

부신에서 생산되는 남성 스테로이드 호르몬은 출생 직후에는 존재하지 않다가 20대가 되면서 청소년기에 왕성해진다. 이후 점차 감소하면서 70대 이후에는 10~20%로 유지한다. 그래서 암, 기억력 감퇴, 면역력 감퇴 등이 온다.

(3) 불안은 몸까지 파괴한다

불안이라고 하는 감정 상태는 '마음속의 빨간 신호등'이다.

증상은 가슴이 뛰거나 답답함, 죽거나 미칠 것 같은 두려움, 질식할 것 같은 느낌, 호흡 곤란, 두통, 복통, 하혈, 어지러움과 실신, 사지의 감각 이상과 마비 등 거의 모든 신체 증상이 나타날 수 있다. 몸이 아픈 사람들이 사실은 마음이 아픈 사람들일 수도 있다. 불안은 모든 것이 무의식 세계에서 일어나므로 꾀병과는 전혀 다르다.

무의식 속에서 움직이는 갈등과 그 산물인 불안의 힘은 너무나 강해서 아무리 신경을 쓰지 않으려고 의식적으로 노력해도 막아낼 수 없다. 갈등, 불안, 억압, 신체 증상으로 이어지는 고리를 끊으려면 갈등을 자세히 들여다보아야 한다. 불안 증후군의 종류에는 공황 장애, 공포 장애, 강박 장애, 외상 후 스트레스 등이 있다.

① 공황 장애는 불안 장애

사람의 뇌에서 공포 반응을 관장하는 곳이 '편도' 부분이다. 공포 자극이 오면 편도 아래에 있는 '청빈'이라는 곳을 자극해 자율 신경계를 흥분시킨다. 이 자극은 다시 피부 혈관의 혈액 공급을 줄이고 근육을 수축시키는 작용을 한다. 이 때문에 사람들은 공포를 느낀다.

공황 장애는 예기치 못한 상황이 생겼을 때 불안감이 나타나거나 발작 증상이 반복적으로 나타나는 질환으로, 갑작스러운 공포와 극심한 불안에 시달리는 대표적인 불안 장애 중 하나다.

우울증과 더불어 경쟁심이 심한 우리나라에서 일에 완벽을 기하는 사람이나 과도한 업무에 시달리는 직장인에게서 많이 발병한다고 한다. 불안 장애 증상이 심하면 약물치료와 인지 행동 치료를 하도록 해야 한다.

② 사회 불안 장애(사회 공포증)

어떤 특정한 사람이나 상황에 부닥치면 극도의 긴장감과 불안감이 엄습하는 상태로 두 가지로 나눌 수 있다.

선천성 사회 불안 장애는 소심한 성격으로 어렸을 때부터 대인관계가 적고 사회생활의 노하우를 배울 기회가 부족해 불안 장애로 이어지는 것이다.

후천적인 사회 불안 장애는 감수성이 예민한 사춘기 때 어떤 사건으로 불안증이 생긴 것이다. 같은 상황에서 같은 증상이 반복되는 것이다. 사회 공포증은 대체로 완벽주의를 추구하거나 경쟁적이고 권위주의적인 사람에게 많다. 또 남을 의식하는 경향이 심하고 잘 보여야 성공한다는 강박 관념이 강하기 때문이다.

따라서 자신의 잘못된 고정 관념을 찾아내 합리적인 사고로 바꾸는 것이 치료의 지름길이다. 이른바 인지 치료다. 치료는 어려운 상황을 피하지 않고 부닥쳐 불안을 이겨내는 노출 기법, 어려운 상황을 숨기지 않고 상대에게 일부러 보이려는 역설 지향 기법도 동원된다. 약물 치료도 병행한다.

(4) 우울증에 걸린 우리 사회

대한 불안장애 학회에서 2006년 서울과 5대 광역시 성인 4명 중 1명이 불안한 상태라고 발표했다. WHO 최근 발표로는 모든 질병의 원인은 우울증이며, 질병에 걸린 환자의 27%가 우울증에서 출발한다고 밝혔다. 따라서 2020년에는 우울증으로 인한 사망이 심장병 다음으로 많을 것으로 전망하였다. 올해가 2020년이다.

알렉스로비라 셀마가 지은 《출근길 행복하세요》라는 책에서 '현대인은 알 수 없는 불안감, 우울증에 걸려있는데, 이는 자신의 삶에 대해 진지한 성찰이 부족하기 때문에 나타나는 현상'이라고 지적하였다. 서울대 연구에 의하면 우리가 만나는 사람 4명 중의 1명은 우울증 경험이 있고, 7명 중 1명은 당장 치료를 받아야 한다고 하였다.

우울증에 빠지면 즐거운 일이 없고, 사는 것이 재미가 없고, 이유 없이 가슴이 두근거리고, 늘 마음이 불안하고, 걱정에 쌓이고, 먼 산만 바라보아도 서글퍼지고, 외롭고, 패배감, 좌절감, 상실감에 사로잡힌다. 불면증과 반복되는 두통, 무력감, 피곤함을 느낀다. 링컨, 처칠, 키에르케고르 등 유명한 사람들도 우울증의 고통을 앓았다고 한다.

우울증은 돈, 명예, 권력 등 의존하는 대상을 상실할 때 온다고 한다.
인지 이론에서는 부정적인 인지 양식 때문이라고 한다. 희망감이 없고 부정적이고 비관적인 인지 구조를 가졌다는 것이다. 행동주의에서는 불충분한 개인적인 만족이나 평가에서 온다고 보는데, 사회적인 원인으로는 사회적인 역할과 신분의 상실로 보고, 생물학적 원인으로는 신경 체계의 이상으로 본다.

아치볼드 하드는 저서 《우울증 상담》에서 우울증은 대부분 상실에서 오는 것으로 우울증 순환 현상을 상실, 실망감, 불쾌감, 자기 저주, 죄책감, 분노, 수치, 자존감 상실, 회복의 과정으로 보고 있다.
우울증 치료 방법은 좋은 사람들과의 관계에서 많이 회복된다. 자기 자신이 의미가 있고 존재 가치를 인정받게 되면 쉽게 회복되기도 한다. 함께하는 기쁨이 우리 몸의 엔돌핀이 되어서 우울증을 극복하게 된다. 우리는 가족 같은 아름다운 공동체 삶이 절실히 필요하다.

① 화병이 전형적인 주부 우울증
허무한 마음에 눈물이 나고, 누구든지 들어주는 사람만 있으면 한없이 하소연하고 싶어한다. 가슴이 뛰고 답답한 증상 때문에 심장병인 줄 오해하고 치료법을 잘못 선택하기도 한다. 화병으로 인한 우울증의 치료는 정신 치료와 약물 치료를 함께 해야 한다.

정신 치료는 의사-환자 간 대화로 응어리진 것을 푸는 것이고, 약물 치료는 항우울제를 사용하는 것이다. 우울증은 세로토닌과 노에피네피린이라는 신경 전달 물질의 부족을 특징으로 하는 뇌 장애이고, 항우울제는 이들 물질의 부족을 해결해주는 것이다. 우울증에 처방되는 SSRI약은 혈중 세로토닌의 농도를 유지시켜주는 것이다.

우울증을 해결하려면 주위의 이해와 실제적 도움이 다 같이 필요하다. 우울증 환자의 마음고생과 한을 이해해주고 인정해줘야 한다. 주부 우울증은 정체성의 문제라고 한다.

온전히 자기가 주도한 활동이 별로 없고 자신의 가치가 남편과 아이를 통해서만 표현되는 생활이 가장 큰 함정이다. 따라서 인간은 기본적인 욕구가 충족된 다음에는 의미 있는 일을 찾아야 한다.

② 우울감과 우울증의 차이

우울감은 생활 환경에 대한 정상 반응이며, 단순한 기분의 이상이다. 일시적이고, 자살 가능성은 거의 없으며 말을 잘 들어주는 사람이 필요하다.

우울증은 질병이며 기분, 사고, 신체 기능의 다양한 증상이 지속적으로 있다. 자살 가능성이 있으며, 전문적인 치료가 필요한 상태이다.

자살의 주원인은 우울증, 의욕 상실 등 정신적인 문제인데 달리기, 걷기를 하면 우울증과 스트레스를 해소하는 데 도움이 된다. 자살은 매우 충동적 행위로 자살하려는 바로 그 순간만 넘기면 자살 의지가 바로 꺾이게 마련이다. 따라서 자살을 시도하는 사람은 자살을 실행하기 전에 누군가에게 자살에 관해 말하거나 암시함으로써 도움을 받으려 하는데 이 순간에 도움을 주면 자살률을 크게 줄일 수 있다.

항우울제는 3~4주 복용해야 효과가 있으며, 적어도 4~6개월 복용하는 것을 WHO에서는 권고한다. 정신 치료는 우울증이 있다는 것을 스스로 인지하고 컨트롤할 수 있게 하면서 분노나 증오심을 풀고, 적극적이고 긍정적인 사고를 갖도록 연습시킨다.

③ 우울증은 조기 발견, 치료, 적극적인 사회적 대처가 중요

우울증이란 한마디로 사는 맛을 상실한 병으로 2주 이상 지속된 경우를 말한다. 문명이 발전할수록 우울증 환자가 늘어나는 추세이다. 경쟁적 인간관계, 직장에서의 스트레스, 인간적 유대 관계의 악화 등 현대화 사회의 여러 문제 때문에 우울한 기분과 우울증은 점차 많아지고 있어 갈수록 심각한 문제로 떠오를 것이라고 한다. 그리하여 우울증은 조기에 발견하여 남의 눈치를 의식하지 않고 적절한 치료를 받도록 하는 것이 중요하다고 강조한다.(삼성서울병원)

세로토닌이라는 호르몬은 인간의 몸과 정신의 활력을 높여주는 기능을 하는데, 이 호르몬이 부족하면 우울증에 걸리기 쉽고 자극이나 통증에 민감해진다.

치료는 규칙적으로 꾸준한 운동을 하고, 햇볕을 쬐고, TV 코미디 프로 같은 시원하게 웃을 수 있는 시간을 만든다. 칼슘 부족 시 불안, 초조, 짜증이 나는 경우가 많으므로 칼슘제를 복용하면서 마음의 감기약을 반드시 먹어야 한다.

진료를 보고 약을 먹으면 4~6주 후 약효가 나타나 마음이 편안해져 이전처럼 일상생활을 할 수 있다.

우울증이 무서운 이유는 약(항우울제, 항불안제)을 복용하지 않아 어느 순간 자살의 충동을 느낀다는 것이다. 알려진 대로 많은 연예인의 사고나 죽음은 약을 복용하지 않았기 때문에 일어나는 것이다.

호주는 이민자 중학생 한 명이 자살해도 국가 전체에 비상이 걸리고, 그날로 학생이 먹은 약은 호주 전체에서 판매 금지가 된다. 그런데 경쟁이 심한 우리 사회에서는 너무 안타까운 일들이 자주 발생하여 가슴이 아프다. 이러한 문제들이 언제 사라질까? 국가적 차원에서 대책이 시급하다.

④ 여성 우울증의 주된 이유

월경, 임신, 출산, 육아, 폐경으로 이어지는 일련의 호르몬 변화와 그에 따른 역할의 변화, 유전적인 소인, 그리고 여성에게 요구되는 성 역할과 만성적인 스트레스가 여성을 우울하게 하는 것들이다.

생리 전 긴장 증후군의 우울 양상, 임신-산후 우울증, 명절 증후군 우울증, 갱년기 우울증 등 여자의 일생이 우울증과 밀접한 관계가 있다.

남성의 두 배로 많으며, 증상은 신체적, 심리적, 정서적 전반에 걸쳐 다양하게 나타난다. 기분, 식욕, 잠, 흥미가 없어지고 피곤, 절망감과 좌절감, 무기력, 죽음에 대한 생각을 하는 상태가 되면서 **의욕 상실, 흥미 상실, 자살 고려**의 세 가지 증상이 있다면 전문가의 도움이 필요하다.

특히 산후 우울증은 분만 뒤 3~10일에 많이 나타나며 모유 수유를 하는 경우는 덜 나타난다고 한다. 주로 울음으로 표현하며 2주 이상 지속되면 병원을 가야 한다.

⑤ 우울증 최고의 치료제

함께 있어 주고 대화하는 동무가 되어준다. '뭘 해줄까?' 물어보기도 하고 한 번쯤은 진지하게 죽고 싶은 생각이 드는지 물어보면 진지하게 대답하기도 한다. 할 말이 없으면 억지로 말하려고 하지 말고 "할 말이 없네요" 하고 말해도 된다. 말하는 것을 들어만 주어도 80%는 치료가 된다. 복식 호흡으로 심신의 안정을 찾거나 산책, 가벼운 운동, 동적인 휴식도 도움이 된다.

⑥ 우울증 생활 관리

원인이 되는 부분만 해결하기 위해 노력하고, 생활에서의 일들은 그냥 그렇게 되게 놔둔다. '해야만 해', '반드시', '꼭' 등 융통성 없는 생각은 버리고 긍정적인 측면과 의미를 발견한다. 용서하고 잊어버리고 자신의 인생을 살면서 적어도 하루 1시간 오로지 나만의 시간을 갖고, 혼자서도 즐긴다. 비현실적인 목표를 세우거나 자신을 지나치게 엄격히 다루지 않으면서 자기 인생 계획표를 써본다.

매사에 감사하는 마음을 가지고 주변 사람들을 칭찬한다.

일주일에 한 번 가족과 대화하는 시간을 가지고, 가까운 곳에 도움을 청할 수 있는 이웃을 만든다. 자신의 의사를 적절히 표현할 수 있도록 훈련하고, 내면의 상처나 고통을 표현할 수 있는 기회를 갖는다.

봉사 활동, 지역 사회 활동 등 정기적인 모임을 하나 가지고, 스트레스 해소를 위한 방법도 한두 가지 갖도록 한다.

우울증은 갑상선 기능 이상 등 호르몬 변화로 인한 육체적 증상을 동반하기 쉬우므로 정기적인 건강 검진을 받는다.

(5) 영혼을 잃어가는 치매

정상적인 일상생활을 하던 사람이 뇌 기능 장애로 인해 지능, 행동, 성격 등이 점점 황폐해져 후천적으로 지적 능력이 상실되어 정상 생활을 할 수 없는 질병이 치매다.

나이가 들면 뇌의 크기가 줄어들며 뇌에 단백질 덩어리가 생기고 이것에 신경 섬유가 뒤엉키는 일이 발생한다. 이런 변화는 20대부터 나타나서 정도에 따라 가벼운 인지 장애부터 시작해 치매에 이르는 것이다. 70세 이상이 되면 알츠하이머병에 걸릴 확률이 5년마다 2배 늘어난다.

스트레스가 지속되면 가장 많이 손상되는 것이 뇌세포이다. 스트레스가 생기면 코티졸이 많이 분비되는데 이 코티졸은 기억과 감성 등을 관장하는 뇌의 해마를 파괴하여 기억력과 집중력을 떨어뜨리고 심하면 치매의 원인이 될 수 있다. 우울증도 기억력을 떨어뜨리는데 심한 경우 치매와 구별하기 힘들다.

① 9월 21일 치매의 날

치매는 나이가 들면서 뇌의 질환으로 인해 기억력 등 지적 능력이 크게 떨어지는 질병이다. 우울증과 고독감이 위험 인자이며, 기억력 장애가 특징적으로 진행되면서 성격 변화, 망상, 환각 등의 정신 질환 증상도 나타난다.

초기에 발견하여 치료하면 증상을 호전시키거나 진행 속도를 늦출 수 있지만, 완치는 어렵기 때문에 예방이 중요하다.

원인은 다양하나 노인성 치매로 불리는 알츠하이머형 치매와 혈관성 치매(다발성 경색 치매)가 대부분이다.

알츠하이머형 치매는 뇌에 아밀로이드라고 하는 단백질이 쌓이고 기억력과 밀접하게 관계가 있는 신경 전달 물질 아세틸콜린이 감소해 생기는 질병으로 치매 질환의 50~60%를 차지하며, 서서히 발병한다.

혈관성 치매는 담배, 동맥경화, 고혈압, 당뇨병, 심장 질환, 고지혈증 등이 있는 사람이 반복적으로 뇌혈관이 막혀 뇌세포가 죽어서 생기는 병으로 20~30%를 차지하며 갑자기 발병한다. 뇌졸중 예방이 혈관성 치매를 예방하는 길이다.

특히 미세 뇌출혈은 뇌의 소혈관의 파열로 인한 무증상 출혈인데 향후 치매와 뇌졸중의 위험 인자가 된다. 인지 기능 저하가 있다면 **미세 뇌출혈 여부를 확인해보는 것이 뇌졸중을 예방하는 또 하나의 방법**이다.

금주, 금연, 적절한 운동, 균형 잡힌 식사, 두뇌 활동으로 관리를 철저하게 꾸준히 하는 것이 바람직하다.

② 기억력 감퇴가 초기 증상

치매는 뇌에 생기는 병으로 건망증과는 구별된다. 건망증은 노화로 인한 기억 장애로 어떤 사실을 기억 못 하다가 힌트를 주면 대부분 금방 기억을 되살리지만, **치매의 기억 장애는 힌트를 주어도 기억을 못 하**

는 경우가 많다. 기억력 감퇴는 퇴행성, 내분비, 혈관성 질환 등에 의해 발생하는 증후군이다. 최근 일을 더 기억하지 못하는 현상은 뇌의 시냅스 반응 효율성이 떨어지기 때문이다.

언어 장애로 물건의 이름을 떠올리지 못하는 명칭 실어증이나 시공간 능력이 떨어져 길을 잃어버리기도 하고 성격이나 감정의 변화, 우울증, 수면 습관의 변화 등의 증상이 나타난다. 치매는 생활 습관 교정이나 적절한 영양 요법, 운동 등으로 어느 정도 예방 또는 지연시킬 수 있다.

③ 왜 기억력이 나빠지는 것일까?

기억력과 집중력 저하는 기억력을 주관하는 뇌 조직의 손상이나 재활 기능 저하에서 비롯된다. 뇌 손상의 요인으로는 흡연, 음주, 신경 쇠약, 과로, 영양 부족, 수면 부족, 스트레스, 외부 충격이나 자극 등이 있다.

스트레스를 받게 되면 코티솔 호르몬이 분비되어 스트레스를 해소하기도 하지만, 스트레스가 지속되면 코티솔 분비도 과다해져 오히려 기억력 저하가 온다.

외부 충격이나 자극으로도 아드레날린 같은 맹독성 있는 호르몬이 분비되어 뇌 조직을 손상하거나 노화를 촉지시켜 기억력을 저하시킨다.

인스턴트 음식이나 패스트푸드 등의 가공식품들은 활성 단백질 결핍을 초래시켜 하루에도 수억 개씩 재생되는 뇌세포의 대체에 영향을 줘 기억력을 저하시킨다. 기억력 저하의 가장 큰 원인은 노화로 인해 뇌세포가 점차 없어지기 때문이다.

갱년기가 되면서 호르몬 분비 체계의 변화가 일어나고 뇌의 전두엽 등 대뇌 피질 세포가 퇴화하면서 자연히 기억력이 떨어지게도 된다. 그외 과음, 흡연, 혈압약과 우울증약 복용, 과도한 스트레스로 인해 기억력 저하를 일으킨다. 또한 전자 기기로 인한 끊임없는 정보 주입으로 자극받고 시달려서 기억력 저하가 오기도 한다.

기억력을 높이려면 두뇌에 충분한 휴식과 두뇌의 혈액 순환을 원활하게 해주고 즐거운 마음으로 글을 읽으면 좋다. 새로운 것을 생각하면서 배울 때 뇌가 더 많이 자극된다. 훈련을 자꾸 하면 뇌가 늙어 힘이 떨어져도 예전의 기억력을 유지할 수 있다.

④ 뇌를 건강하게 유지하는 법
20대를 지나면 하루 10만 개의 뇌세포가 줄어들기 시작한다. 두뇌를 쓰면 그 속도를 늦출 수 있다고 한다.

치매는 정상적으로 활동하던 사람이 뇌의 각종 질환으로 지적 능력이 상실되는 것이다. 기억력 감퇴, 건망증에서 시작해 점차 언어 능력, 방향 감각 상실을 동반하고, 계산 능력, 판단력도 떨어진다. 불안, 근심, 분노 등의 감정 표현이 잦아지고 우울증에 걸리기도 한다.

뇌 건강 못지않게 생활 습관, 식습관 개선, 적절한 운동의 병행이 중요하다. 또한 고혈압, 당뇨, 고지혈증, 동맥경화, 심장병, 비만, 음주, 흡연, 콜레스테롤 등을 미리 조절해야 예방 효과가 있다.

무슨 일이든 능동적·긍정적·의욕적으로 참여하고, 스트레스를 줄이는 자세로 새로운 것에 도전하고, 변화를 시도하고, 집안 가구를 재배치하고, 책을 소리 내어 읽고, 독서와 글쓰기와 여행 등을 하는 것이 도움이 된다.

머리 관자놀이와 목과 귀 만지기, 목 운동, 새끼손가락을 비비고, 엄지 운동과 손가락 펼치기, 가운뎃손가락 당기기 등도 좋다. 철봉으로 팔운동을 하고, 주먹을 문지른다, 벽 푸시업 운동과 앉아서 앞으로 굽히고 뒤로 젖히기, 그리고 서서 다리 벌리고 상체 구부리기, 발가락을 바닥에 세게 누르기, 발바닥 중앙부 누르기 등의 운동을 한다.

⑤ 두뇌 노화 예방에는 외국어 공부

두뇌 노화를 막기 위해서는 '성인이 된 후 외국어를 배우면 뇌파가 활발하게 움직이고, 기억을 담당하는 대뇌 피질 부위의 활동이 왕성해진다'고 핀란드 행동과학연구소와 러시아 고등경제대 인지과학센터에서 공동 연구한 결과가 있다.

외국어를 배우는 적령기는 20~30대이나 10대에 배우면 유창하게 구사할 수 있고, 40대 이후에는 외국어를 꾸준히 공부하는 것이 두뇌 노화를 막고 기억력을 높이고 뇌의 건강을 유지하는 데 도움이 된다는 것이다.

⑥ 치매 예방을 위해 중년부터 몸 관리

담배, 고혈압, 당뇨가 심장에 영향을 끼치고 결국엔 뇌와 미세 혈관에도 해를 끼치기 때문에 치매에 걸릴 위험이 높다.

노년이라고 늦었다 생각하지 말고 금연과 운동을 하고, 식생활 습관을 고쳐야 한다. 심장을 잘 관리하는 것이 치매 위험을 줄이는 아주 효과적인 방법이라고 한다.(BBC)

40대 초반에 콜레스테롤 수치가 높으면 늙어서 알츠하이머에 걸릴 위험이 높은 것으로 나타났다.(미국, 핀란드 연구)

복부 비만도 치매 위험이 두 배다. 복부 비만은 엉덩이 둘레에 견주어 허리둘레가 80% 이상일 때를 기준으로 한다.

⑦ 치매 예방

체내 대사 과정 중 발생하는 **유해 활성 산소**는 세포와 DNA를 공격해 동맥경화, 암, 치매 등 각종 성인병을 일으키고 노화를 촉진시키는 주범이다. 이런 활성 산소를 줄이기 위해서는 항산화 물질이 많은 브로콜리, 적포도주, 딸기, 양파 등을 많이 먹는 게 좋다.

예방을 위하여 신문이나 책을 읽어 뇌를 자극하고, 손을 많이 사용하는 글쓰기를 한다. 근력을 강화하는 빠르게 걷기와 우울증, 고혈압, 복부 비만을 관리하고 심장 혈관을 보호하고 비타민을 먹고, 술은 삼간다.

견과류(잣, 호두, 땅콩), 비타민 C가 다량 함유된 하루 고추 3개, 키위 1개, 카레(커큐민)와 적포도주을 먹는다.

연어, 고등어, 참치, 청어 등에 풍부한 오메가-3 지방산은 혈액 응고를 억제하여 혈액 순환을 원활하게 하며, 생선을 하루에 30g씩만 먹어도 심근경색 위험이 70% 감소하고, **일주일에 한 번 생선을 먹어도 알츠**

하이머병에 걸릴 위험이 60% 감소한다.

⑧ 알츠하이머형 치매 치료제

알츠하이머형 치매는 뇌가 손상되어 기억력, 인지력 및 행동 장애를 유발하는 진행성 및 퇴행성 뇌 질환이다.

알츠하이머형 치매는 65세 이상 노인 10명 중 1명으로 가장 흔한 유형이며 전 세계적으로 많은 환자가 앓고 있다.

경증에서 중증도 치매 환자군에 사용되는 아리셉트, 레미닐, 엑셀론이 콜린 분해 효소 억제제로 대표적인 치매 치료제이며, 에박사는 심한 환자군에서만 이용되고 있다.

이 가운데 엑셀론 패취는 1일 1회 피부에 붙이는 최초의 경피 흡수제형의 알츠하이머형 치매 및 파킨슨병 치매 치료제다. 피부를 통해 24시간 약물을 지속적으로 고르게 전달함으로써 혈중 약물 농도를 일정하게 유지하고 내약성이 개선되어 많은 환자에게 이용되고 있다.

가슴 위쪽이나 아래쪽 등 팔뚝에 부착한다. 부작용이 적고 기억력, 인지 능력, 일상 활동 유지 능력이 개선되었다. 또한 약물 투여 상황을 누구나 눈으로 확인할 수 있어서 좋다.

⑨ 알츠하이머 치료 가능성 경두개 직류 자극

(tDCS, transcranial Direct Current Stimulation)

전기 자극 치료가 인지 및 언어 기능 향상과 뇌의 포도당 대사를 증가시킨다는 사실을 발견했다.(가톨릭 의대)

알츠하이머의 진행을 막고자 하는 보조적 치료 방법 중의 하나로 tDCS를 집에서 보호자와 함께 6개월간 매일 30분씩 실시하는 것이다. 패치 형태의 양극과 음극을 이마 좌우에 부착해서 진행한다. 알츠하이머의 치료 가능성을 확인한 연구로 모두에게 희망을 주고 있다.

(6) 편두통은 빨리 해결한다

편두통의 특징은 욱신욱신 쑤시는 박동성 통증이 2시간에서 3일까지 계속되다가 몸살이 온다. 남성은 10:1 여성은 4:1로 편두통으로 고생하며, 여성에게 많은 것은 호르몬 영향 때문이다.

편두통의 원인은 대뇌 혈관과 이를 조절하는 3차 신경과의 관계이다. 또한 피로나 스트레스, 특정 음식(마늘)과 같은 유발 인자가 신경 경로를 통해 대뇌 혈관을 확장시키고 이로 인해 혈장 단백, 수분 등이 증가하면서 염증을 만들어 통증이 시작된다.(삼성서울병원)

40~84세의 편두통 환자의 80%가 말초 혈관 질환이나 심장 뇌혈관계 질환 증상을 가지고 있으며, 뇌혈류 속도 측정 검사 결과에 이상이 있었다고 한다.

정상적으로는 혈액이 심장에서 나가 전신을 돌아 다시 심장으로 오는 시간이 20초이다. 나이가 들면 당연히 혈류의 속도가 늦어지는 것을 인지하고, 혈액 순환이 잘되도록 더 노력해야 한다. 또한 **편두통 특징**은 20% 정도는 시각 장애의 예고 증상이라는 것이다.

친정어머니에게 있었던 예전의 상황이 기억난다. 두통에 대해 지금 공부한 것을 그 옛날에도 알았더라면 하는 안타까운 마음이 든다.

어머니가 예전에 머리 아프다고 할 때 황반변성이 없는지 안과 진료도 보고, 뇌혈관 질환으로 치매가 올 수 있다는 것을 인지하고, 예방을 위해 신경과 진료도 보아야 했다. 치매가 지연되는 약도 일찍 드시게 하고, 나이가 들수록 혈액 순환이 문제가 되니 혈액 순환약도 드시게 하며 열심히 운동하도록 해야 하는 건데 후회와 아쉬움이 남는다.

그때는 빌려준 돈을 받지 못하여 신경을 많이 써서 머리가 아프신 줄 알았다. 그 스트레스로 오는 두통이라 생각했다. 두통으로 대략 3년 정도 고생하시고 치매 증상이 조금씩 나타났으나 신경과 전문의는 두통과 치매는 상관이 없고 나이가 들면서 생긴 것이라고 하였다. 그러나 옆에서 지켜본 나의 경험으로서는 관련이 있어 보였다. 또한 눈도 잘 안 보여 안과에 가서 황반변성이라는 진단도 받게 되었다. 이론적으로 두통과 눈과는 관계가 있다. 그리고 예전에 아버지는 변비약을 너무 많이 드셔서 전해질 불균형으로 갑자기 돌아가셨다. 배출이 안 되어 드시는 설사약도 나이가 들면 관리되어야 했다.

자식들이 의사이고 약사이고 간호사라도 소용이 없다. 평생을 살아보지 않았기 때문에 경험하지 않고는 제대로 인지하지 못한다. 건강 관리책을 쓰다 보니 내가 가끔 긴장성 두통이 있어 관심을 가지게 되면서 알게 된 부분이다.

지금은 머리가 아프면 뇌 혈액 순환을 위하여 일단 유산소 운동을 하고, 눈 마사지도 하고, 뇌 혈액 순환약도 먹는다. 스트레스도 받지 않도록 전신 마사지도 하며 다방면으로 노력하여 뇌나 눈에 문제가 오지 않도록 하고 있다. 아주 중요한 것을 어머니의 삶을 보면서 알게 되었다.

① 편두통의 종류

스트레스로 인한 긴장성 두통이 38%, 혈관성 두통인 편두통이 23%이다. 혈관성 두통인 편두통은 뇌졸중 등 다양한 혈관 질환의 경계 신호이다. 한쪽 머리가 지끈지끈 지속적으로 아프면 몸의 이상 신호이므로 진료를 보아야 한다.

갑자기 머리가 아파오면 머리에 찬 수건을 놓거나 이마에 띠를 묶어 두피의 혈관을 압박하는 것도 효과가 있다. 조용하고 어두운 곳에서 쉬게 하는 것이 최선의 방법이다.

편두통에 활용되는 약으로는 타이레놀이나 아스피린이 있다. 카페인 금단 현상이 편두통의 원인일 때에는 에세드린을 사용한다. 60%에서 어지럼증을 동반하며, 어지럼증이 동반되는 경우 칼슘 이온 차단제로 예방한다.

② 편두통을 완화시키는 지혜

수면 습관, 두통 원인과 발생 빈도를 알아 둔다.

두통을 일으키는 요인을 피한다.

두통이 일상에 얼마나 영향을 미치는지 파악한다.

심한 두통은 경험 많고 이해심 많은 전문의의 처방을 받고, 재발성 두통을 예방하는 약에 대해 상담한다.

세 번 이상 먹은 약이 효과가 없을 때를 대비해 새로운 약으로 긴급 구조약을 준비한다. 그러나 두통약의 과용은 더 심한 두통을 불러온다. 긴장 완화 요법 등 자기 제어를 위한 치료법을 생각한다.

(7) 비만도 병으로 관리해야 한다

비만은 지구촌의 최대 역병(epidemic)이다. 빈곤, 음주와 흡연보다 더 만성 질환을 유발한다. 특히 복부 비만은 당뇨병, 고혈압, 고지혈증 등 소위 대사 증후군의 공통적인 원인이 되는 것으로 이러한 질병들은 결국 동맥경화증(허혈성 심장병, 뇌졸중)을 일으키고 사망의 원인으로 작용한다.

따라서 비만을 질병으로 인식하고 적극적으로 치료해야 한다. 또한 비만은 환경적, 사회적, 유전적, 정신적인 여러 가지 요인이 복합적으로 작용해 발생하기 때문에 어느 한 가지 방법으로 완전히 치료하기는 어렵다.

급속 다이어트를 하면 수분과 근육, 골밀도 등은 낮아지지만 정작 지방은 줄지 않는다. 다이어트를 위해서 식사를 줄이면 근육은 약해지고 몸은 영양이 부족하여 근육 조직의 에너지 소비량이 줄면서 오히려 지방을 저장하려고 한다. 그래서 체중이 다시 늘어나는 요요 현상이 일어난다. 따라서 다이어트는 몸무게를 줄이는 것이 아니라 체내 지방을 줄여야 하는 것이다. 운동만이 묘약이다.

비만의 치료는 결국 섭취하는 에너지보다 소비하는 에너지를 많게 하여 에너지 불균형을 교정하는 것이라 할 수 있다. 또한 비만은 섭취한 칼로리가 완전히 연소되지 않기 때문에 생긴다.

에너지 섭취를 줄이고 영양 섭취는 충분하도록 해 체내 신진대사를 원활하게 함으로써 체내에 여분의 지방이 축적되지 않도록 해야 한다.

① 비만의 원인은 뇌 속에 있다

비만 원인은 근육 세포나 소화 과정에 있는 것이 아니라 지방 세포에서 분비되는 식욕 억제 단백질을 만드는 뇌에 존재하는 렙틴이라는 호르몬에 있다. 이것은 시상하부에 작용하여 식욕을 억제하고 에너지 대사를 증가시키는 역할을 한다. 체내 대사를 활발하게 함으로써 체중을 감소시키는 호르몬으로 알려진 이 단백질 유전자에 돌연변이가 발생하게 되면 비만해진다는 것이다.

영국 바로소 박사는 비만 관련 6개 유전자 연구를 통해 '과식과 비만이 신진대사의 불균형보다는 정신과 관련'이 있을 것이라는 결론을 내렸다. 음식을 섭취하려는 신체적 욕구를 조절하기보다 음식에 대한 심리적 요인을 통제하는 새로운 비만 치료법이 개발될 것이라고 기대하게 한다.

② 체지방량을 줄여야 한다

남성은 10~18% 여성은 20~25%가 정상이다. 그런데 남성은 25%, 여성은 30%가 넘으면 몸무게와 관계없이 반드시 체지방을 줄이는 노력을 해야 한다. 이를 방치하면 내장 지방이 인슐린 호르몬의 기능을 떨어뜨려 당뇨병, 고혈압, 심장 질환 등 각종 합병증을 유발할 수 있다.

체지방이 과다한 경우 어떻게 줄일 수 있을까? 지방량과 함께 근육량도 많다면 다이어트와 운동을 통해 체지방을 차츰 줄이면 되지만, 근육량이 부족한 경우에는 다이어트는 금물이다.

③ 당지수가 높은 탄수화물이 원인이다

당지수가 높은 식품을 먹으면 혈당이 급속히 올라 갑자기 많은 양의 인슐린이 분비된다. 인슐린은 당을 근육이나 간으로 보내 글리코겐으로 축적하는 기능을 하는데, 인슐린이 갑자기 많이 분비되면 간이 이를 감당하지 못해 결국 남은 당은 중성지방으로 바뀌어 지방 세포에 축적되어 비만이 된다.

반대로 당지수가 낮은 식품을 먹으면 혈당이 천천히 올라 간이나 근육이 이를 받아 꾸준히 소모하면서 축적하는 과정이 이루어져 지방으로의 전환도 줄어든다는 것이다.

당지수가 낮은 식품을 섭취하려면 설탕이 안 들어간 것을 먹는 것도 중요하지만, 탄수화물을 가장 주의해야 한다.

④ 덜 먹고 운동해도 오는 비만은 비타민과 미네랄 부족

비만은 대사적으로 저장만 할 줄 알지 지방을 에너지로 못 쓰는 경우가 많다. 지방을 에너지로 이용하려면 효소가 활성화되어야 하는데 활성화에 필요한 것이 비타민과 미네랄이다. 아연, 크롬, 칼륨 같은 미네랄이 부족하면 혈중 포도당을 세포로 집어넣는 작용이 원활하게 일어나지 못한다.

이처럼 인슐린 저항성으로 생기는 당뇨의 주요 원인 가운데 하나가 미네랄 부족이다. 모발 검사로 영양 불균형을 진단할 수 있다.

(8) 두드러기의 원인은 한열에 있다

얼굴이나 손이 추위나 찬물에 노출되었다가 따뜻한 곳에 돌아올 때 발생하는 한랭 두드러기와 운동이나 열을 받을 때 혹은 정서적인 흥분 뒤에 온몸에 나는 열증 두드러기인 콜린성 두드러기가 있다.

① 저체온

중국 명의 편작 왈 '두한족열복불만', 즉 머리는 시원하게 하고 발은 따뜻하게 하며 배는 채우지 말라는 것이다. 저체온은 혈액 순환에 지장을 주고 대사 기능을 떨어뜨리며 면역력을 저하시켜 건강을 해칠 수 있다고 경고한다.

세계적인 면역학자 이브도루 교수의《면역 혁명》이란 책에서는 '질병에 걸리지 않으려면 언제나 따뜻하게 하라'고 조언한다.

연구에서 질병의 80%는 교감 신경 긴장 상태가 계속되면서 혈액의 흐름이 원활하지 않아 저체온(36도 이하)이 일어난다. 체온이 1도 내려가면 우리 몸의 면역력을 담당하는 백혈구의 활동은 30% 이상 둔해지기 때문이라고 한다.

또 세계적인 신야 히로미 대장 전문의는《병 안 걸리고 사는 법》이라는 저서에서 "암세포의 활동은 35도일 때 가장 활발하며, 저체온의 사람이 암에 걸리기가 쉽다"고 했다.

② 저체온을 불러일으키는 원인

냉방 기기, 냉장고, 무리한 다이어트, 아침 식사 거르는 식생활, 운동 부족, 낮밤이 바뀐 생활 습관, 스트레스 등이다.

③ 몸을 따뜻하게 해 내 몸의 자연 치유력을 높인다

적당한 운동을 통한 노폐물 배출이 면역력을 높이는 가장 손쉬운 방법이다. 적당한 근력 운동을 통해 체온을 올려 땀을 내주면 혈액 순환이 잘된다. 근육이 약하면 체열이 생산되지 않아 혈액 속의 노폐물을 연소시키지 못해 혈액이 더러워지는 원인이 되기도 한다.

차가운 음식을 멀리하고 따뜻한 성질의 음식을 섭취하는 것도 좋은 방법이다. 날씨가 더울수록 오히려 따뜻한 음식을 먹어 몸의 양기를 보충해야 자연 치유력도 높아진다.

체온 조절 중추는 목 주변에 있어 목을 따뜻하게 해준다.

④ 체온을 올리는 법

목욕, 족욕, 걷기, 저작 운동, 생강차(마늘, 대추, 생강), **수분 공급**(따뜻한 물은 신진대사를 촉진하고 미네랄, 무기질 공급), **소식**(과식은 소화시키려고 몸으로 가는 혈액과 에너지가 줄어들어 체온이 떨어진다), **침묵**(말을 많이 하면 오장육부 기능이 약해져 체온이 떨어진다), **합곡**(혈자리) 5초간 지압. 제자리 뛰기, 전신 조타, 장갑과 목도리, 명상만으로도 체온이 올라간다. 아랫배에 찜질하거나 모관 운동을 하는 것도 좋다.

⑤ 몸을 따뜻하게 하는 여러 가지

인삼, 오미자, 생강, 닭고기, 황기, 쑥, 홍삼은 바이러스를 억제할 수 있는 인터페론(항바이러스) 알파나 감마의 분비를 촉진시켜 면역계를 활성화해서 조류 인플루엔자를 예방한다는 연구가 있다. 반신욕이나 족욕으로 자연 치유력을 높이고 면역력 저하의 원인인 술과 담배와 과로는 피한다.

⑥ 땀 나는 부위에 따라 몸을 알 수 있다

식은땀은 나쁘지만 구슬땀은 좋다. 손바닥, 발바닥, 겨드랑이의 땀은 허약한 것이 아니다. 머리의 땀은 스트레스로 오며, 가슴과 목의 땀은 피로하거나 간의 문제일 수도 있다. 코와 배꼽의 땀은 심장 질환인 경우도 있다.

(9) 배출하는 것도 중요하다
① 변비

변비는 잘못된 생활 습관이 부른 질병이다. 수분 섭취는 변을 부드럽게 할 뿐만 아니라 장운동을 원활하게 한다.

녹차는 카테킨, 비타민(A, B1, B2, C 등), 미네랄 등이 풍부해 장 속의 나쁜 균을 없애고 유익한 균의 활동은 촉진한다. 또 위장의 꿈틀거림을 활발하게 하는 효과가 있어 두통, 어지러움, 복부 압박감, 신경 불안정, 식욕 감퇴 등을 발생하는 변비를 예방할 수 있다. 특히 녹차에 함유된 탄닌산은 습관성 변비에 좋다. 하지만 카페인은 수면을 방해하므로 잠자기 2시간 전에는 마시지 않는다. 아침이나 식후 입가심으로 마시는 것이 가장 좋다.

우롱차의 탄닌 성분과 홍차의 사포닌 역시 변비 치료와 다이어트에 도움이 된다. 약간 떨떠름한 맛이 나는 **동규자차**는 변비, 다이어트에도 큰 효과가 있다. 보이차도 변비, 수면, 혈액 순환에 좋다. 그러나 지나치게 많이 마실 경우 선홍색으로 튼튼해야 할 장이 두꺼워지고 검게 변할 우려가 있다. 즉 장 기능을 오히려 떨어뜨릴 수 있으므로 주의해야 한다.

변비 시 꼭 섭취해야 할 것은 섬유소이다. 섬유소는 소화가 되지 않고, 많은 물을 흡수해 변을 부드럽고 무겁게 하여 배출을 용이하게 한다. 이를 통해 장운동을 촉진하고 변의 대장 통과 시간도 단축한다.

② 소변 횟수와 색깔

소변을 보고 난 후 변기의 소변 색이 거의 무색이어야 몸에 물이 부족하지 않은 것이며 건강하다는 신호이다. 보통 소변의 하루 횟수는 5~6회이며 양은 1.6L이다.

소변 색깔이 뿌옇거나 거품(신장에 이상이나 당뇨)이 일거나 검붉으면 신장에 이상이 의심된다. PH가 산성이면 콩팥에 병이 있으며 단백뇨가 나오면 만성 콩팥 질환이다. 거품이 나고 몸이 부으면 급성 사구체 신염으로 단백뇨가 나오는 것이다. 단백뇨가 나오면 저염식을 해야 하고, 고기를 적게 먹어서 신장에 부담을 적게 주어야 한다.

③ 요실금과 전립선 비대 예방을 위한 케겔 운동

케겔은 골반 근육 강화 운동으로 요실금 등 배뇨 장애에 도움이 되며, 발기 부전 완화에도 도움이 된다. 적어도 3~6개월 꾸준히 실천해야 운동의 효과가 있다. 3주 지나면 효과 있으나 이때 게을리하면 다시 나빠진다.

하루 2회 100번 하는 골반 근육 강화(케겔) 운동의 세가지 방법으로는 첫째, 복식 호흡으로 숨을 들이쉴 때 골반 근육과 항문을 조이고, 내쉴 때 이완한다. 둘째, 항문을 뱃속으로 잡아당기듯 허리를 들어 올리면서 골반 근육을 수축하고, 내리면서 이완한다. 셋째, 의자에 앉아서 숨을 들이마시면서 골반 근육을 조이면서 5단을 세고 내쉬면서 5단을 센다.

④ 부종
부종은 여러 가지 원인에 의해 세포 간의 조직액이 비정상적으로 늘어난 상태로, 얼굴이 붓고 소변량이 줄어드는 증상이다. 주로 모세혈관 속의 수분이 갑자기 혈관 밖으로 빠져나가 세포 사이에 괴어있기 때문이다.

부종은 두통이나 어지럼증처럼 흔한 증상이나 그 자체를 병으로 볼 수는 없다. 하지만 전신에서 부종이 나타나고 오래 지속될 때는 각종 질환의 '경계 경보'일 수 있으므로 주의가 필요하다. 부종의 전형적인 증세는 이유 없이 붓는 것이다. 아침에 일어나면 눈 주변 등 얼굴이 붓거나 저녁이면 발이 부어 신발을 신기 어렵다. 손가락이 부어 반지를 끼기 힘들다.

원인도 없이 몸이 붓는 증세를 특발성 부종이라고 한다. 특히 가임기 여성에서 생리 주기에 따라 붓는 정도가 반복되기도 하며, 생리 불순이나 만성 변비, 예민한 성격, 음식을 먹고 바로 잠자리에 들거나 짜게 먹는 것, 장시간 서서 일하는 사람에게서 나타난다. 때문에 이유 없이 몸이 붓는 사람은 먼저 생활 습관과 식사 습관부터 바꿔야 한다.

특히 여성은 피하지방이 발달하여 수분 조절 능력이 떨어져 쉽게 부종이 올 수 있다. 말초 혈관의 혈액 순환을 돕는 운동과 저녁 식사 후 수분 섭취 제한, 충분한 수면, 싱겁게 먹는 습관 등으로 개선할 수 있다.

질병 때문에도 부종이 올 수 있다. 1주일 이상 지속적이고 반복적으로 부종이 올 때는 질환을 의심할 수 있다. 가장 흔히 알려진 것은 신장병으로 인한 부종이다. 사구체란 노폐물 여과 장치에 염증이 생겨 체내에 나트륨이 쌓이고 소변량이 줄면서 수분이 축적된다. 신장염이나 만성 신부전의 경우 초기에는 눈꺼풀과 같이 피부가 얇은 곳부터 붓고, 병이 진행되면서 다리에서 몸 전체로 발전한다. 만성화되기까지는 6개월 이상 걸리기 때문에 조금만 자신의 증상에 신경 쓰면 충분히 잡을 수 있는 질환이다.

간경화 등 간 질환이 있어도 간의 알부민 생성 기능이 떨어지고 미세혈관의 압력이 높아져 부종이 생길 수 있다.

판막과 심근 이상 등 심장 질환이 있어도 부종이 나타난다. 혈액 순환의 장애로 혈관 내 압력이 상승하면서 혈관 내 수분이 세포로 빠져나가 붓는다. 갑상선 기능 저하증 등 내분비 기능에 이상이 있어도 대사율이 떨어져 몸이 붓는다.

이유 없이 부종이 자주 생길 때는 가급적 한자리에 오래 서거나 앉아서 일하지 말고 자주 누워 다리를 높이 올려놓거나 물과 소금의 섭취를 줄인다. 또 취침 3~4시간 전부터는 음식을 먹지 않는 것이 부종 예방을 위해 좋다.

(10) 그 외
① 하품
하품은 뇌를 식히는 작용으로 겨울에 많이 한다. 지루하면 더 많이 한다. 가까운 사이일수록 전염성이 크며, 사회적 감정 이입의 결과로도 한다.

잠이 심각하게 부족한 증상이기도 하지만, 심장의 문제로 미주 신경에 영향을 미친 탓일 수 있고, 드문 경우지만 뇌의 이상이 있을 수 있다고도 한다. 태아의 하품은 뇌의 발달과 관계가 있는 것으로 보며, **하품 지속 시간은 약 6초로** 이때 심장 박동이 크게 빨라진다.

② 방귀
음식물이 배 속에서 발효되는 과정 중에 생겨 항문으로 나오는 구린 내 나는 무색의 기체이다. 몸속에서는 끊임없이 가스가 들어오고 생성되고 소모되며 몸 밖으로 나가는 현상이 반복된다.

방귀의 양은 적게는 200cc, 많게는 1,500cc에 이른다. **방귀 횟수는 사람들이 의식하지 못하는 중 하루 평균 13번가량 뀐다.** 평균적으로는 어른은 보통 하루에 500~1,500cc의 방귀를 5번에서 20번에 걸쳐 뿜어낸다.

방귀가 만들어지는 기전은 소장에서 흡수되지 않고 대장으로 내려온 여러 가지 음식물이 대장 내에 살고 있는 여러 가지 세균에 의해 분해되면서 가스가 생긴다. 대장에서 생기는 가스 중에서 가장 많은 것이 수소인데, 주로 음식물이 소장에서 잘 흡수되지 않을 때 장 속의 세균이 음식물을 발효시키는 과정에서 발생한다.

냄새가 고약한 이유는 장내에 서식하는 세균은 수소와 이산화탄소를 이용해 메탄가스를 만들어낸다. 메탄가스는 세균에 의해 음식물 속에 포함된 유황과 결합하게 되어 유황이 지독한 냄새를 유발한다. 음식물을 입안에서 충분히 씹어서 덩어리 없이 삼킨다면 소장에서 흡수가 잘되어 대장에서 가스가 생기지 않아 방귀가 덜 나오게 된다.

③ 피로는 몸의 이상을 알리는 가장 빠른 신호

수면 장애나 부족한 수면, 갑상선 기능 저하증, 당뇨, 빈혈, 지나친 음주, 우울증, 과로, 바이러스 감염 후 피로증후군, 약물 부작용, 지나친 비만 등 무엇이 원인인지 확인한다.

건강하지 않으면

자연을 보고

웃지도 않고
콧노래도 부르지 않고

유머도 하지 않는다

잘 알고 먹기
(Eating Well)

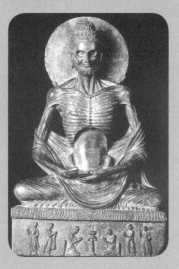

저녁은 고타마 싯다르타처럼

아침 밥은
체온을 상승시키며
위장을 자극해
신체 리듬을 상승시킨다

저녁 밥은
몸이 에너지를 비축하는
절전모드로
식사량을 줄인다

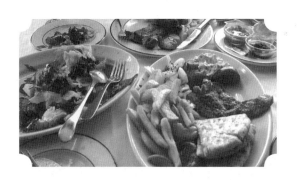

활성 산소가 문제다

(1) 활성 산소의 주범들
① 생명 유지에 필수 요소인 산소가 활성 산소 된다

산소는 인간이 생명을 유지하는 데 반드시 필요한 필수 요소이다. 호흡을 통해 몸 안에 유입된 산소는 우리가 살아가는 데 필요한 에너지를 만들 때 사용된다. 하지만 산소가 항상 우리 몸에 이로운 것만은 아니다.

활성 산소는 몸에 들어온 산소가 산화 과정에 이용되면서 대사 과정에서 생성된 생체 조직을 공격하고 세포를 손상하는 산화력이 강한 산소를 말한다.

몸속 세포의 산소 호흡 과정과 섭취한 음식물이 소화되고 에너지를 만들어내는 과정, 우리 몸 안에 들어온 세균과 바이러스를 없애는 과정에서 활성 산소가 만들어진다.

또한 외부에서 들어오는 산소량이 부족할 때 몸속의 세포들이 직접 산소를 만든 것도 활성 산소에 포함된다.

② 일상생활에서 접하는 유해 물질

일상생활에서 공기, 물, 흙 등에 포함된 오염 물질과 인스턴트 식품이나 패스트푸드에 든 각종 화학 첨가물, 생활 공간에서 만나는 화학 제품에서 나오는 독소와 장난감이나 주방용품에 들어있는 유해한 물질 등이다.

③ 스트레스도 활성 산소의 주범

스트레스를 받으면 노르아드레날린과 같은 독성 물질이 나온다. 우리 몸의 해독 기관인 간은 체내로 들어온 독소를 비독성 물질로 변환시켜 이를 담즙을 통해서 변으로 배출시킨다. 이 스트레스를 해소하려면 많은 에너지가 필요한데 이 과정에서 활성 산소가 더 많이 생겨난다.

스트레스의 치유 방법은 자주 웃고, 자기 자신을 사랑하고, 매사 긍정적으로 생각해야 활성 산소 생성을 억제할 수 있다. 음악 감상, 그림 그리기, 문화생활 등 즐거움을 줄 수 있는 다양한 취미 생활을 병행하면 좋다.

④ 불규칙한 생활 습관과 운동을 하지 않는 것도 활성 산소의 주범

항산화 물질을 섭취하는 것보다 금연, 스트레스 예방 등 활성 산소의 생성 자체를 억제할 수 있는 생활 습관을 갖는 것이 더 중요하다.

식후 바로 누우면 소화가 안 되어 독소가 발생하게 된다. 나이가 들면 소화력이 약해져 식사량을 줄이거나 식후 운동을 해야 한다.

그러나 **과도한 운동은 오히려 몸에 스트레스를 줘 활성 산소를 더 증가시킬 수 있으므로** 가볍게 땀을 흘리는 수준의 강도로 정기적인 운동을 하는 것이 효과적이다.

치유 방법은 규칙적인 생활 습관과 꾸준한 운동으로 일주일에 3~4번, 30분~1시간이 권장된다.

⑤ 미세 먼지도 활성 산소의 주범

미세 먼지의 발생 원인은 자동차, 난방, 발전소, 공장 등의 각종 연소 시설, 노천 소각, 농약이나 살충제, 담배 연기 등의 인위적 요인과 자외선, 방사선, 황사, 산불, 안개, 흙, 먼지 등의 자연적 요인이 있다.

대기 중에 있는 유해 물질의 노출로 인해 우리 몸이 외부에서 들어오는 산소량이 부족하다고 감지하고, 불안전한 형태의 활성 산소를 만들게 된다.

미세 먼지의 큰 것은 세균, 작은 것은 바이러스 크기이다. 자동차에서 배출되는 초미세 먼지는 지름이 0.1㎛ 이하로 전자 현미경을 통해서만 볼 수 있는 크기이며 건강에 피해를 주는 핵심 물질로서 '나노 입자'라고도 불린다.

미세 먼지는 무섭다. 굵은 먼지는 기도 점막에서 걸려 가래 등으로 배출되는 반면 작은 것일수록 폐 깊숙이 침투해 오래 머문다. 머리카락 1/10 크기의 미세 먼지는 폐에 직접 영향을 주어 숨이 차고, 감기 천식을 악화시키거나 폐 손상과 폐렴을 일으킨다.

폐 손상으로 인한 부작용은 호흡 능력 및 심장 기능 저하, 심장 박동이 불규칙해지고, 염증이 혈액 점성을 늘려 심장 마비 위험이 증가한다. 더구나 심장에 직접 영향을 주어 유해 물질이 혈관에 유입되고 심장과 심혈관계 자동 조절 능력이 교란된다. 이러한 미세 먼지가 원인인 경우가 전체 폐암 발생자의 86%라고 한다.

미세 먼지 오염도는 새벽 4~6시에 가장 낮고, 아침 7시부터 서서히 증가하기 시작해 오전 9~11시에 가장 높다.

이후 오염도는 떨어지다가 오후 6시 이후 자정까지 점차 증가하는데, 밤중에 지표가 식어 공기가 정체되기 때문이다. 서울의 평균 시정 거리는 12km로서 자연 상태의 가시거리 150~230km의 1/10도 안 된다.(미국 환경보호청)

(2) 활성 산소로 노화와 질병이 온다

활성 산소는 산소 원자 2개가 결합한 정상적인 원자 구조를 갖지 못하고 산소 원자 1개의 불안전한 원자 구조를 갖고 있어 우리 몸의 다른 것들과 결합하려 하는 것이 문제다.

신체의 대사 과정에서 불안정한 상태로 변한 활성 산소가 우리 몸을 공격해 산화 작용을 하면 세포와 단백질, DNA가 직접 파괴되어 세포 구조나 기능, 신호 전달 체계에 이상이 발생되고, 세포 내의 에너지 대사 작용을 불가능하게 하며 단백질 합성을 억제한다.

활성 산소(H-OH)는 높은 반응성 때문에 세포가 만들어낸 효소에 마구 달라붙어 효소가 제 기능을 못 하게 하므로 내분비계의 불균형을 일으키고, 인체의 생리 대사를 저하시킨다.

피부를 구성하고 있는 콜라겐을 산화시키고, 세포막 고리를 파괴하여 세포를 괴사시킨다. 간세포가 해독 효소를 만들어도 활성 산소가 붙어 해독 작용을 할 수 없게 만든다.

따라서 활성 산소가 세포 내에 너무 많이 생성되거나 유입되면 단백질을 무작위로 변형시켜 죽이거나 기능을 방해함으로써 질병과 노화의 원인이 되는 것이다.

활성 산소가 세포막의 불포화 지방산을 손상시키고, 세포가 산화된 결과 암, 동맥경화, 뇌졸중, 고혈압, 당뇨 등 각종 생활 습관병을 불러온다. 또한 활성 산소는 노화, 만성 위장염, 두통, 만성 피로, 무력감, 신장 질환, 알레르기 피부염, 백내장을 일으킨다.

① 활성 산소를 없애는 항산화 효소는 20대까지만 분비

숨 쉴 때마다 산소량의 2%에서 생성되는 활성 산소가 세포 성분인 DNA와 효소를 산성화해 그 기능을 점차 떨어뜨린다. 또한 몸 안에서 단백질이나 지방이 분해될 때 요산과 암모니아가 생기고, 장 속에서 썩은 음식이나 박테리아와 바이러스 같은 유해한 장내 세균에서도 독소가 나온다. 음식의 잔여물로 메탄가스, 황화수소를 만들어 낸다.

이와 같이 과식, 스트레스, 과도한 운동도 유해 산소를 많이 생성하지만, 다행히 몸 안에서 활성 산소를 없애는 항산화 효소가 분비되어 정상적인 상태에서는 균형을 이룬다. 그러나 항산화 효소가 20대 때 정점을 이루다 점차 감소하기 때문에 20대 이후에는 항산화 물질을 보충해야 한다.

② 수명을 늘리는 방법은 활성 산소를 없애는 것

우리 몸은 활성 산소를 해가 없는 물질로 바꿔주는 항산화 효소가 있어 활성 산소의 무제한 증가를 막아준다. 그러나 시간이 흐르면서 활성 산소가 우세해져 노화가 일어난다.

수명을 늘리는 방법은 활성 산소의 발생 자체를 억제하거나 생긴 활성 산소를 없애주는 것이다.

반면에 신진대사 과정에서 활성 산소가 중요한 역할을 하기 때문에 적절하게 필요하다는 이론도 있고, 백혈구가 바이러스를 공격할 때 활성 산소를 이용하는데 활성 산소가 없다면 백혈구가 제 기능을 못 할 수 있다는 이론도 있다.

③ 활성 산소를 없애는 항산화 물질

우리 몸 안에 있는 자연산 항산화 물질에는 **카탈라제**(효소로서 과산화수소를 물과 산소로 분해하는 촉매 작용), **알부민**(인체를 구성하는 단백질 중 50~60% 정도가 알부민이며 삼투 조절을 통해서 혈액과 체내의 수분량을 조절하는 중요한 역할), **SOD 효소**(과산화수소 제거 효소), **GSH 효소**(그루타치온은 강력한 고분자 항산화 효소로 유독 물질을 빠르게 분해시키는 효소)가 있다.

외부에서 식품 등을 통해 공급받아야 하는 항산화 물질로는 **베타카로틴**(카르티노이드의 하나로 녹황색 채소와 과일에 함유), **비타민 C, E, 셀레늄**(Se), **폴리페놀**(유해 산소를 해가 없는 물질로 바꿔주는 항산화 물질 중의 하나)이 있다.

몸 안의 항산화 물질이 노화 억제에 더 유용하다. 절식, 운동, 웃음, 사랑, 금연 등이 유해 산소 퇴치 방법이다.

④ 항산화 물질로 예방할 수 있는 질환

심혈관 질환, 암, 류머티스 관절염, 당뇨병, 백내장, 황반변성, 알츠하이머병, 파킨슨병, 폐기종 등 호흡기 질환, 노화 등이 있다.

⑤ 독소 배출법

식이섬유와 물을 많이 먹어 배출시키고, 운동으로 땀을 흘려야 한다. 운동은 독소만 배출되나 사우나는 좋은 것도 배출된다.

(3) 활성 산소를 없애는 최고의 방법은 소식과 운동

사람은 나이가 들수록 근육 세포는 줄고 뼈가 가늘어지면서 신진대사가 점차 줄어드는 노화 과정을 거친다.

적당한 운동은 활성 산소를 약간 증가시키는데, 이때 이를 방어하는 항산화 물질을 더 많이 만들어내 생체를 활성화시켜 혈액 순환을 좋게 하고 심폐와 면역 기능을 강화한다. 그러나 과격한 운동은 도리어 활성 산소를 증가시켜 노화를 촉진시킨다. 따라서 적절하게 하는 운동이 아주 중요하다.

또한 활성 산소는 대부분 음식물을 섭취해 에너지로 전환하는 신진대사 과정에서 생기는데, 적절한 활성 산소를 발생하려면 적절한 신진대사를 할 수 있도록 적절하게 먹어야 하는 것도 아주 중요하다. 적게 먹으면 에너지 소비가 줄고 그 결과 활성 산소의 생성도 억제된다는 것이다.

사람은 나이가 많아지면서 체내 활성 산소 농도가 증가한다. 오염된 환경, 스트레스, 흡연과 음주, 인스턴트 식품 등에 자주 노출되면서 활성 산소 억제력이 약화된다. 따라서 적극적으로 활성 산소를 없애주는 노력이 필요하다.

음식은 생명에 필수적인 약이지만 독이다

(1) 진실로 절제해야 하는 것들

현대인의 주요 사망 원인인 생활 습관병은 많이 먹어서 생기는 병이며, 육류 중심의 식단으로 바뀌면서 대장암과 변비 등 현대병이 생겨났다. 따라서 몸에 좋은 것을 일부러 찾아 먹는 플러스적인 건강법보다 해가 되는 음식을 피하는 마이너스적 건강법이 더욱 중요하다.

특히 3가지 대표적인 금기 식품은 항생제로 키워지는 육류, 방부제가 섞인 수입 밀가루, 설탕, 소금, 첨가제까지 들어간 패스트푸드라고 한다. 술, 담배, 흰 것(소금, 지방, 설탕, 밀가루, 흰쌀), 국물 등도 가능하면 절제해야 한다.

술은 전부 산성인데 와인만 알칼리이다. 담배는 동맥경화, 폐암의 주범이다. 소금은 생리적으로 필요한 1일 섭취량이 3g이며, 우리나라 1일 섭취량은 12.5g이다. 소금은 고혈압, 뇌졸중, 비만의 원인이나 혈액, 림프액 같은 체액의 농도 0.9%를 유지해야 하기 때문에 적절하게 먹어야 한다는 이론도 있다.

지방 중에서 몸에 나쁜 포화 지방산과 콜레스테롤은 실온에서 고체로 존재하고, 좋은 불포화 지방산은 액체로 존재한다. 설탕은 칼로리가 높지만 영양소와 무기질, 미네랄이 낮고, 섬유소는 전혀 없다. 밀가루와 쌀은 탄수화물로 필수 영양소이지만 많이 먹으면 독이 된다. 당뇨, 고혈압, 고지혈증, 협심증 등 질병을 유발한다. 많이 먹으면 중성지방 수치도 정상인보다 무려 세 배나 높아진다. 해가 지면 탄수화물은 먹지 않는 것이 좋다. 국물은 매운탕이나 찌개 등에 소금과 지방이 많이 들어 있다.

① 독주만이 있을 뿐 약주는 없다

소량의 술이 몸속에 들어가면 중추신경계의 기능이 떨어져 상대적으로 억제됐던 본능이 표출되고 몸의 기능이 흥분된다. 그래서 피로감이 사라지고 기분이 좋아지는 것이다.

그러나 술은 담배보다 더 독한 것으로 정신과 육체를 모두 파괴시킨다. 즉 뇌, 심혈관계, 소화기계, 생식기계 등 모든 부분에 해로운 영향을 주고, 뇌에 미치는 영향도 커 알코올 자체가 직접 뇌 신경 조직을 공격해 신경염을 일으킬 수도 있다.

습관성 음주는 몸의 움직임을 담당하는 소뇌를 손상하며 대뇌도 위축시켜 신경 세포가 죽어 뇌 기능이 저하되면서 치매가 온다. 또한 심장 펌프 기능 약화로 협심증이 오며, 췌장 기능 약화로 췌장암이 발병한다.

술을 마시면 대뇌 피질이 마비되어 자제력과 사고력이 둔화된다. 너무 많이 마셔 필름이 끊기는 것은 기억력을 담당하는 대뇌의 옆 부분과 신경 세포가 집중된 해마가 마비된 것이고, 판단이 흐려지면서 평소보다 떠들거나 공격적이 되면 뇌의 전두엽을 위축시켜 학습, 기억, 사고 능력이 모두 떨어졌다는 것을 의미한다.

이런 뇌 기능 저하는 마신 알코올 농도에 비례하여 나타난다. 장기간 술을 많이 마시면 뇌가 쪼그라들어 기억력 장애와 알코올성 치매로 진행

된다. 안주를 충분히 먹은 뒤 술을 마시고 비타민, 미네랄, 수분을 충분히 섭취토록 한다. 술 먹고 간이 회복되는 시간은 2일이다.

술을 마시면 화를 내는 등 인격 장애가 초래된다. 또 간에서 흡수가 안 되어 피가 몰려 간이 붓게 되어 **알코올성 지방간, 간경변증**으로 발전한다. 의학적으로는 위장염, 담낭염, 췌장염, 당뇨병, 비만, 치질, 치매, 정신병 등 다양한 질병의 직접적인 원인이다.

② 성인병을 예방하는 레드 와인 한 잔

'저녁 식사와 함께 한 잔의 레드 와인을 마시면 질병을 예방하고 건강을 유지할 수 있다'고 하면서 괴테와 칸트는 와인을 즐겼다.

와인을 숙성하는 과정에서 만들어지는 안토시아닌 화합물은 항산화 작용이 아주 강하다. 적포도를 그냥 먹기보다는 레드 와인으로 만들어 마실 때 그 효과가 높아진다.

와인의 페놀 성분은 심장에 좋은 HDL 수치를 증가시키고, LDL을 낮추어 성인병을 예방해준다. 레드 와인의 알코올 성분과 레스베라트롤, 탄닌, 페놀 성분은 동맥 벽을 확장하는 데 큰 효과가 있어 심장병을 예방한다. 신체 필수 영양소인 무기질(칼슘, 마그네슘, 철분)도 들어있다.

와인의 퀘르세틴과 갈산 성분은 항암 작용에 뛰어난 효과가 있으며, 갈산은 체온을 상승하는 효과도 뛰어나다. 체온이 높아지면 우리 몸은 알러지, 박테리아, 바이러스, 암세포에 싸우는 힘이 강해진다.

③ 안 먹을 수 없는 소금, 양을 조심한다

소금은 우리 몸에서 없어서는 안 되는 중요한 역할을 한다. 소금의 삼투압 작용은 우리 몸의 세포 하나하나가 산소와 영양분을 공급받고 제대로 노폐물과 가스를 배출시키도록 하여 혈압을 정상적으로 유지시켜주고, 단백질의 분해 물질인 아미노산과 당질의 분해물인 포도당 같은 영양소가 몸속에 잘 흡수되도록 한다.

그런데 우리 국민 1인당 하루 평균 소금 섭취량은 12.5g(미국이 8.6g 그리스 9.7g)이다. WHO의 최근 권고 소금 섭취량은 1일 5g 이하로 줄이라는 것이다.

소금 섭취의 대부분은 외식과 가공식품에서 온다. 맛을 강하게 하기 위해 많은 양의 소금과 글루타민산 나트륨 및 다른 향신료를 사용한다. 가공식품은 완전 조리 식품(라면, 즉석 우동, 햄, 소시지, 즉석 수프류 등)과 통조림을 말한다. 이 식품들의 또 다른 특징은 소금의 양이 많으면서도 다른 맛이 강해 그리 짜게 못 느낀다는 점이 문제다.

위암 원인은 소금, 염장 음식, 태운 음식, 뜨거운 음식, 헬리코박터 파일로리균 등이 있는데, 그중에서도 소금과 젓갈류의 과다 섭취가 가장 큰 문제다.

짜게 먹는 것은 고혈압, 뇌졸중의 원인이 될뿐더러 자신도 모르게 더 많은 칼로리를 섭취하게 하여 비만을 일으키기도 한다.

④ 소금을 너무 많이 먹으면

짠 음식을 먹으면 우리 몸은 소금 중의 나트륨 성분을 과하게 흡수하게 되어, 체내 소금 농도를 유지하려고 물이 체내에 고여 피의 양이 많아져 혈압이 올라온다. 고혈압이 지속되면 뇌졸중과 심장병에 걸릴 확률

176

도 높아진다.

또 소금은 골다공증도 악화시킨다. 소금이 배설되면서 칼슘 성분도 함께 가지고 나가기 때문이다.(칼슘은 고혈압 유발성분인 나트륨을 몸 밖으로 배출시킨다.)

신장이 정상일 때는 과다 섭취한 염분이 소변으로 배설되나 신장 기능이 떨어진 상태에서는 초과된 염분과 수분을 제대로 배설하지 못하게 된다. 이 때문에 몸이 붓게 되고, 결국 혈압이 높아지면서 심장도 심한 부담을 안게 된다.

짜게 먹는 식습관은 만성 위염이나 위암에 걸릴 확률도 높인다. 짜고 매운 음식이 만성적으로 위의 점막을 자극하면 위축성 위염과 같은 만성 위염이 발생하게 된다. 나아가 상황이 악화할 경우 위암으로 발전할 수 있는 것이다.

⑤ 오지랖 넓은 소금 가려먹기

예전에 바다였던 곳이 지각 변동으로 육지로 변한 뒤 오랜 세월 동안 물은 마르고 소금만 남아 굳은 것이 **암염**이며, 기계 장치를 통해 해수에서 염화나트륨만 분리한 것이 **정제염**이다. 암염이나 정제염은 염화나트륨 함량이 높아서 몸에 좋지 않으며, 가공식품이나 인스턴트 식품에는 대부분 정제염을 사용하므로 먹는 것을 줄여야 한다.

맛소금은 정제염에 글루타민산나트륨(MSG)을 첨가한 것이어서 좋지 않다. **꽃소금**은 천일염을 물에 녹여 한번 씻어 낸 뒤 재결정을 만들어 낸 것으로 모두 수입산이다.

기능성 소금인 **저나트륨 소금**은 나트륨 성분을 줄이고 소금의 짠맛을 내기 위해 칼륨을 인위적으로 추가한 소금으로 신장 질환이나 어린이, 노인 등이 먹으면 칼륨 배출이 원활하지 못해 고칼륨증을 유발할 수 있다.

우리 몸에 좋은 소금으로는 천일염으로 해수를 햇빛과 바람으로 증발시켜 만든 것이다. **천일염이 좋은 이유**는 나트륨 함량이 적은 데다 우리 몸에서 중요한 구실을 하는 미네랄 성분이 들어있기 때문이다. 미네랄이 부족하면 각종 생리 현상에 문제가 생기고, 만성 피로, 두통, 아토피, 불면증 같은 질병에 시달리게 된다.

미네랄이 풍부한 천일염은 국내산 천일염과 프랑스산 게랑드 천일염이 있다. 천일염은 갯벌을 개조한 염전에서 생산하는데 칼슘, 칼륨, 마그네슘 같은 미네랄이 10~20% 들어있어 세계 갯벌 천일염의 86%를 한국이 생산하고 있다.

호주산이나 멕시코산 천일염은 정제염과 마찬가지로 98% 염화나트륨이다.

천일염을 3년 이상 자란 왕대나무에 공기가 들어가지 않도록 넣고 봉한 뒤 구워서 만든 **죽염**은 아주 좋은 소금으로 항산화력도 좋다. 단, 국내산 천일염을 고온에서 구운 소금도 좋지만 300~600도에서 구우면 다이옥신이 나올 수 있어 구운 소금을 살 때는 '식약청에서 정한 안전 수준 제품' 문구가 있는지 반드시 살펴야 한다.

국내산 천일염은 약간 회색기가 도니 색깔을 확인해보는 것도 한 방법이다. 순백색은 외국산 천일염이다. 천일염이라고 해서 무조건 많이 먹는 것도 좋지 않다. 적당량을 먹어야 한다. 국이나 찌개는 끓인 후 **먹기 직전에 간을 하는 것이 좋으며,** 칼륨이 풍부한 과일이나 채소는 나트륨을 배출시켜준다.

⑥ 소금의 절대 섭취량이 문제다

천일염은 해수를 그대로 말린 것, 정제염은 천일염에서 불순물을 제거한 것, 기계염은 바닷물을 이온 교환막에 통과시켜 순수한 염화나트륨만 대량 추출한 것, 가공염은 기계염을 다시 가공한 것, 구운 소금은 천일염을 세라믹 반응로 속에서 구운 것, 죽염은 천일염을 대나무 속에 넣어 구운 것, 맛소금은 기계염에 글루타민산 나트륨(MSG)을 첨가한 것, 식물 소금은 기계염에 마늘, 녹차, 허브, 쑥 등을 배합한 것, 미네랄 소금은 기계염에 칼륨, 마그네슘 등의 다른 미네랄이 포함된 것이다.

해수 오염에 의해 천일염에 들어있을 수 있는 중금속의 위험성과 유통 과정의 위생 문제를 제외하고는 소금의 절대 섭취량이 문제다. 칼국수 한 그릇에도 5g이 들어있다. 많은 소금이 들어있는 것이 케첩으로 100g에 15.5g이다.

⑦ 국물은 몸에 나쁘다

국물의 주성분은 소금과 기름으로 소금을 많이 섭취하면 위암, 고혈압으로 뇌졸중과 심장병을 일으키고, 지방을 많이 섭취하면 비만, 당뇨병, 대장암 등의 원인이 된다.

국물의 기본적인 맛은 짭짤한 맛이다. 바닷물의 염도가 0.9%이지만 매우 짠데, 국물은 보통 1.2% 이상이어도 짜게 느껴지지 않는다. 그 이유는 국물은 뜨겁고 매운맛 등 여러 가지 맛과 같이 섞여 있어서 덜 짜게 느껴지기 때문이다.

고소한 맛은 국물에 녹아있는 지방의 양이 많을수록 더욱 많이 느껴진다. 지방 함량이 적어야 담백한 맛을 낸다.

소금, 미네랄, 지방은 국물로 다 빠져나오고, 비타민은 파괴된다. 건더기는 단백질, 섬유질, 탄수화물 등으로 이루어져 우리 몸에 필수적인 것으로 우리 몸에 훨씬 유리한 작용을 한다.

또한, 국물을 많이 먹으면 다른 반찬을 골고루 먹지 않게 되어 **고지방, 불균형식**을 하게 되기 쉽다. **구강의 씹는 작용을 약화**시켜 치아 건강과 뇌의 노화에 영향을 줄 수 있다. 식사 시간이 짧아 더 먹게 되어 비만을 가져오기도 하며, 음식을 골고루 먹지 않아 영양 불균형의 원인이 되기도 한다.

(2) 지방은 전체 칼로리의 25~35% 섭취한다
① 포화 지방산

37도를 일정하게 유지하는 항온 동물인 소와 돼지의 지방을 실온에 두면 라드(lard)가 되어 굳는다. 포화 지방산은 몸 안에서 일직선으로 다닥다닥 붙어서 딱딱하게 굳어지는 것이다. 이러한 **항온 동물의 지방**

을 섭취하면 체내 혈관 속에서 포화 지방산이 되어 동맥경화를 유발하는 원인이 된다. 고기에는 포화 지방과 불포화 지방이 다 들어있다.

소, 돼지기름, 우유, 치즈, 아이스크림, 버터, 초콜릿, 커피 크림, 라면, 과자 등의 포화 지방이 혈관에 노폐물을 쌓이게 한다.

② 불포화 지방산

환경에 따라 체온이 변하는 변온 동물인 생선은 차가운 바닷속에서도 지방이 굳지 않는다. 인체의 혈관 속에 들어가도 굳는 일이 없는 이 지방을 불포화 지방산이라고 한다. 우리 몸 안에서 부드럽게 휘어져 있는 불포화 지방은 정상적으로 필요한 지방이다.

생선 지방에 포함된 DHA와 EPA는 혈관을 막히게 하는 나쁜 콜레스테롤을 감소시켜 동맥경화 예방에 탁월한 효능이 있다. 특히 흰살생선보다 꽁치나 고등어처럼 등 푸른 생선에 DHA와 EPA의 함유량이 높다.

그러나 생선의 지방은 열에 의해 쉽게 산화되지만, 올리브오일은 산화를 막아준다. 그러므로 생선을 먹을 때는 고온에서 튀기지 말고 익혀 먹어야 좋다.

불포화 지방산은 열을 가하면 산화되기가 쉽다. 산화된 불포화 지방산은 활성 산소를 발생시킨다. 몸에 좋은 불포화 지방산도 산화되면 노화의 원인이 된다. 이를 방지하려면 가급적 빨리 먹어야 한다.

③ 트랜스 지방

불포화 지방산의 동료인 트랜스 지방산을 조심해야 한다. 식물성 기름의 식감을 좋게 하기 위해 실온에서 녹지 않도록 인공적으로 가공한 식품이다.

식물성 지방으로 만든 마가린이나 식물성 쇼트닝은 동물성 지방은 아니지만 불포화 지방이 포화처럼 변하는 트랜스 지방으로 혈관 속에서 쉽게 굳는다. 역시 동맥경화의 주범이다. 버터는 동물성 지방으로 만든 것이다.

포화 지방산 섭취를 줄이고, 불포화 지방산 섭취를 늘려야 한다. 그러나 무조건 지방을 적게 먹도록 한 결과 상대적으로 당질 섭취량이 많아져 중성지방 수치가 올라가고, 내장 지방량이 증가하는 문제가 생겼다. 그러자 미국 심장학회 식사 지침은 포화 지방을 전체 칼로리의 7% 이내로 줄이고 불포화 지방 섭취를 늘려 전체 칼로리의 25~35%로 지방 섭취가 되도록 권고했다.

심장병 예방에 효과가 있는 불포화 지방을 먹기 위해서는 육류보다는 생선을 먹고, 씨앗류는 냉장 보관해서 수시로 즐긴다. 음식을 할 때 올리브오일, 포도씨 오일, 해바라기씨 오일 등의 식물성 기름을 사용하고, 샐러드 등을 먹을 때 아몬드, 호두, 콩 등을 함께 먹는 것도 좋은 방법이다.

④ 오메가 3, 6, 9 지방산

식물성 기름에 들어있는 불포화 지방산은 콜레스테롤이 적기 때문에 우리 몸에 좋은 기름이며 적정량을 섭취하면 건강에 이롭다고 전문가들은 강조한다.

또한 지방은 각종 장기와 조직을 구성하고 세포가 정상 활동하는 데 꼭 필요한 성분이며, 불포화 지방산을 적정량 섭취하면 치매나 심혈관 질환을 예방할 수 있고 피부를 탱탱하게 유지할 수 있다고 한다.

불포화 지방은 오메가-3 지방산과 오메가-6 지방산, 오메가-9 지방산으로 나뉜다. 오메가-3 지방산과 오메가-6 지방산은 정반대의 성질을 가지고 있으나 꼭 필요한 영양소로 체내에서 만들어지지 않기 때문에 식품으로 섭취해야 하는 필수 지방산이다.

오메가-3 지방산은 알파 리놀렌산(ALA), EPA, DHA가 대표적인 오메가-3 지방이다. 염증과 혈액 응고를 억제하는 기능을 하고 혈중 콜레스테롤 농도를 떨어뜨린다. 주로 들기름, 콩기름, 견과류, 녹황색 채소, 등 푸른 생선 등에 많다. 1주에 2~3번 생선을 먹는 것이 좋다.

오메가-3 지방이 제때 보충되지 않으면 혈액에 잔류한 오메가6 지방이 체내의 유해 산소와 결합하여 우리 몸의 면역 물질 균형에 나쁜 영향을 미치고 염증이 일어나기 쉽기 때문에 오메가-3 지방과 오메가-6 지방의 비율을 10:4로 먹어야 하는 이유다. 그러나 오메가-3 지방도 과하게 먹으면 뇌출혈 위험이 높아지고, LDL 콜레스테롤 수치가 올라가며 당뇨 조절이 어려워지는 부작용도 있다.

오메가-6 지방은 리놀렌산(LA), 감마리놀렌산(GLA), 아라키돈산(AA) 지방이다. 우리 몸속에 염증 반응을 일으키고, 혈전을 만들어 피를 굳게 만드는 일을 한다. 그러나 몸속에 나쁜 균이 들어왔을 때 염증 반응을 일으켜 이를 제거하도록 돕고, 출혈 시 피를 멈추게 하는 작용을 한다. 그러나 오메가-6 지방산의 주된 성분인 리놀레산이 종양 생성을 촉진한다는 연구 결과가 있어 섭취를 줄일 필요가 있다.

포도씨유, 해바라기씨유, 콩기름, 옥수수유 등에 많다.

오메가-9계인 올리브유 안에 있는 올레산은 혈중 콜레스테롤을 낮추고 동맥경화 촉진을 억제한다. 그 외 카로틴과 비타민 E 등이 함유되어 있으며, 항산화 효과가 있는 폴리페놀이 비타민 C보다 20배나 많고, 항암 효과를 지닌 스쿠알렌이 다른 기름보다 30배나 많다. 올리브유의 열풍이 분 이유가 여기에 있다.

콩기름, 옥수수기름, 카놀라유는 유전자 조작(GMO) 논란이 있는 것을 염두에 두는 것도 좋겠다.

⑤ 혈액 내 지방 낮추는 먹거리

올리브오일은 불포화 지방산인 올레인산이 몸에 좋은 콜레스테롤은 그냥 두고, 나쁜 콜레스테롤의 수치만 낮추어 준다.

땅콩에는 심장병을 예방하는 불포화 지방이 들어있어 콜레스테롤 양을 감소시키는데 그 효과는 12~15%에 달한다. 땅콩이 소장에서 소화된 후에 담즙과 접촉할 때 담즙 내의 콜레스테롤을 흡수하므로 콜레스테롤 양이 줄어들게 한다.

오이에 들어있는 섬유소가 장관의 콜레스테롤 흡수를 줄인다. 고지혈증에 비만인 경우 오이를 많이 먹는 것이 좋다.

씀바귀는 콜레스테롤 억제 효과가 무려 7배에 달한다. 심장에 기운을 돋우고, 장기 기능을 강화하고 봄철 춘곤증을 이기는 데 좋다.

꽁치에 함유된 불포화 지방산은 나쁜 콜레스테롤과 중성지방의 농도를 낮추는 효과가 있다. 또 좋은 콜레스테롤을 증가시키는 역할도 한다.

김 같은 식이 섬유는 콜레스테롤을 억제하는 데 효과적인 요소이다. 김 100g에 양배추의 16배, 귤의 30배의 식이 섬유가 포함되어 있어 콜레스테롤을 낮추는 식단에서 빼놓을 수 없다.

그 외 현미, 보리, 녹차, 마늘, 싱싱한 채소, 양파, 더덕, 부추, 고추, 해조류, 버섯류, 싱싱한 과일(섬유질)이 있다.

콜레스테롤이 많은 간, 곱창, 명란, 창란, 계란 노른자, 오징어, 삼겹살, 닭껍질, 버터 등은 절제한다.

(3) 탄수화물도 많이 먹으면 독이다
탄수화물은 필수 영양소이나 너무 많이 먹으면 독이 되어 당뇨, 고혈압, 고지혈증, 협심증 등 각종 질병을 유발한다. 탄수화물을 즐겨 먹는 이들의 중성지방 수치는 정상인보다 무려 세 배나 높다고 한다.

① 탄수화물 식이가 지방 식이보다 비만 온다
비만이란 사용되는 칼로리(활동량)보다 먹는 칼로리(섭취량)가 많을 때

중성지방이 몸에 축적됨으로써 생기는 것으로 여겨왔다. 그런데 최근 미국 내과학 연보에 저지방식보다 저탄수화물식이 더 감량 효과가 좋다는 연구 결과로 식품의 당지수(Glycemic Index)를 따지는 저 인슐린 다이어트가 최대 이슈가 되고 있다. 해가 진 후 탄수화물은 먹지 말아야 한다.

당지수란 먹었을 때 혈당이 얼마나 빨리 오르느냐는 것을 가리키는 지수로 당지수가 높은 식품일수록 인슐린의 분비를 자극하여 비만을 유발한다는 새로운 인식이다. 따라서 가능한 한 가공 과정을 덜 거친 것이 좋다. 백미보다는 현미가, 흰 밀가루보다는 통밀이, 빵이나 과자보다는 밥이 당지수가 낮다.

② **현미(1분도)의 효능** - 24시간 불리고 30번 이상 씹는다

찌꺼기 박(粕) 자는 쌀 미(米) 변에 흰 백(白)이 붙었으니 백미는 찌꺼기라는 것이며, 또 쌀겨를 뜻하는 겨 강(糠)은 쌀 미(米) 변에 튼튼할 강(康)이 붙었으니 이는 쌀겨가 있는 쌀, 즉 현미는 몸을 튼튼하게 한다는 것이다. 현미는 백미보다 19배의 많은 영양을 가지고 있다.

현미의 쌀겨와 쌀눈에 지방, 단백질, 탄수화물, 섬유질, 비타민 B1, B2, B3, B6, B15, B17, E, C, 판토테인산, 콜린, 칼륨, 리놀산이 들어 있으며, 미네랄 균형을 유지하며 항암인자를 억제하는 킬레이드 물질까지 들어있다.

현미의 씨눈 속에는 중금속을 해독하는 휘친산이 백미보다 6배나 들어

있다. 휘친산의 효과는 인슐린 분비를 늦춰 당뇨를 예방하고, 여성 탈모의 원인인 갑상선 기능 저하증에 효과(쌀뜨물로 마사지나 머리 헹굼)가 있으며, 피부병 치료와 체질 개선(스태미너 증강), 변비 예방(풍부한 섬유질과 수분의 함량을 높여 폐와 대장을 보하는 효과로 대장의 작용을 활발)에 도움이 된다.

(4) 잠자기 5시간 전부터 야식 먹지 않기

나이가 들수록 멜라토닌과 성장 호르몬의 분비량이 줄어든다. 잠자기 5시간 전까지만 먹고, 이후에는 수분만 섭취하고 위를 비우면 수면 중에 멜라토닌과 성장 호르몬의 분비로 편안한 휴식을 취할 수 있고 신체 기능이 촉진되며 수명이 연장된다.

밤에 음식을 먹으면 위액이 분비되지 않기 때문에 잠을 잘 때 심장에 부담을 주고, 밤새도록 내장을 혹사시키게 되는 것이다. 밤에는 위도 쉬어야 한다.

음식이 소화되려면 5시간 이상이 필요하다. 밤사이 위를 비워 해독 공장인 간을 쉬게 하여야 다음날 다시 음식이 몸에 들어왔을 때 해독이 잘된다. 간이 쉬지 않고 해독을 계속하게 되면 해독의 효율성이 떨어진다.

오후 6시 이후 수분만 섭취하고 위를 비우고 잠을 자면, 나이가 들수록 줄어드는 멜라토닌과 성장 호르몬의 분비가 뇌에서 촉진된다.

젊음을 유지시키는 호르몬인 멜라토닌과 성장 호르몬의 분비가 잘 되도록 숙면을 하려면 햇빛을 하루에 30분 이상 쬐고, 낮잠을 자지 않고 일찍 잠자리에 들어야 한다. 또한 밤 11시부터 새벽 3시까지는 잠을 자야 성장 호르몬 분비가 촉진되어 젊음도 유지된다.

(5) 과식하지 않기
① 과식하면 일찍 죽는다

적게 먹어서 걸린 병은 다시 먹으면 낫지만, "많이 먹어 걸린 병은 중국 명의가 와도 못 고친다"는 말은 영양 결핍보다 영양 과다의 위험성을 경고한 의학 격언이다.

세포 자살이란 늙고 병든 세포가 스스로 죽는 현상인데, 세포 자살이 되지 않으면 암세포처럼 불량품으로 돌변해 무한정 증식함으로써 개체를 죽인다.

이들이 인체에 탈을 일으키지 않는 이유는 유전자를 동원한 특유의 해독 능력이 있기 때문인데 과식을 하면 이러한 해독 능력이 떨어진다.

과식을 하면 영양 과잉 상태로 여성일수록 초경은 빠르고 폐경은 느려지며 남성은 사춘기가 빨리 온다. 이유는 진화론적으로 포식하면 빨리 죽기 때문에 죽기 전 종족 보존을 위해 생식 기간을 늘리기 때문이라는 것이다.

노화연구소 유병팔 교수에 의하면 장수의 적합한 식사량은 식욕대로 먹는 양의 30%를 줄여야 한다는 것이다. 많은 잉여 열량은 체내에서 대사되는 과정에서 혈관 등 조직의 손상을 초래하는 유해 산소를 방출한다.

또한 과식으로 과도한 영양 물질이 체내에 쌓이면 영양 과잉 상태를 초래하고 이를 처리하는 과정에서 만성적인 염증을 조장한다. 염증이 오래되면 암이나 노화가 유발된다.

반복되는 과식은 비만, 당뇨, 고혈압, 동맥경화, 암 등의 질환을 일으키며 '무분별한 과식은 영양 부족만큼 위험하고 몸을 해치는 일'이라고 했다.*

② 과식을 통제하는 것은 개인의 몫이다

설탕, 지방, 소금이 과식 중독과 비만의 악순환을 일으키는 주범이다. 이 삼총사가 똘똘 뭉쳐 우리 뇌에 자극을 주면 뇌의 기본 세포인 뉴런이 자극을 받는다. 뉴런은 감칠맛 삼총사가 주는 맛에 쾌감을 느끼고, 여기에 학습된 사람들은 또다시 그런 음식을 찾게 된다.

과식과 비만은 이런 과정을 통해 습관으로 자리 잡게 된다. 과식 중독의 메커니즘은 담배나 알코올 중독과 다를 바 없다. 평소 음식 먹는 것이 삶의 가장 큰 낙이고, 음식을 잔뜩 먹고 후회한다면, 자신이 어떻게 식품 회사 노리갯감이 되고 있는지, 또 감칠맛 삼총사에 어떤 식으로 반응하고 있는지 생각해볼 일이다.

과식을 통제하는 것은 결국 개인의 몫이다. 과식의 메커니즘을 아는 것 자체로도 과식 중독을 끊을 수도 있다고 한다.

....

* 출처 : 《헝그리 플래닛》 피터 멘젤·페이스 달뤼시오, 월북, 2011

(6) 속식하지 않기

① 한 숟가락을 30회 이상 씹는다

잘 씹어야 잘 산다. 한 숟가락을 30회 이상 오래 씹어야 젊어진다. 씹는 동안 일어나는 턱과 치아의 운동이 대뇌를 적절히 자극해주어 두뇌 발달을 시키며, 치매도 예방되고 긴장도 완화시켜 주며 턱관절 장애 등 턱에 생기는 질환도 예방할 수 있다.

침 속의 아밀라제 등이 곡류를 소화시키는 중요한 역할도 하며, 꼭꼭 씹으면 타액의 힘으로 활성 산소가 제거된다. 침은 음식물 등을 통해 들어오는 각종 독성을 제거할 뿐 아니라 몸에 해로운 활성 산소를 없애는 데도 효과적이다.

침의 성분 중 페록시다아제는 활성 산소를 제거하고, 파로틴은 젊어지는 데 도움이 된다. 파로틴은 뼈와 치아를 튼튼하게 하고, 피부 대사를 원활하게 해 기미, 주름 등을 방지하게 한다.

잘 씹으면 적은 양으로도 칼로리를 보충할 수 있다. 잘 씹지 않으면 소화 시에 에너지가 필요하게 되어 머리가 쉬어야 하기 때문에 먹고 나서 졸리게 된다.

대장 속에 살고 있는 박테리아로 음식의 잔여물이 부패가 되어 메탄 가스, 황화수소 등의 가스를 유발하여 나오는 것이 방귀다. 방귀가 나오는 것은 결국 좋은 현상은 아니다.

② 30분 이상 천천히 먹어야 한다

서양인들은 즐겁게 대화하면서 1시간 이상 걸려 식사한다. 빨리 먹고 빨리 일하는 우리 문화에서 이제 여유 있고 즐겁게 대화하면서 식사하는 문화로 우리도 변해야 한다.

음식을 먹기 시작해서 15분이 지나야 포만감을 느끼기 시작하므로 30분 이상 천천히 먹어야 과식하지 않게 되고, 비만하지 않게 된다.

입안에서는 치아와 침으로 타액 속에 있는 아밀라제의 일종인 프티알린이라는 소화 효소로 소화 작용을 한다.

여러 층의 단단한 근육으로 구성된 위는 하루 2~2.5L 위액을 분비하는데, 위액은 위산, 소화 효소 펩신, 호르몬을 함유하고 있다. 위에서 음식물을 반유동 상태로 만들어서 소장으로 넘긴다.

소장 내에서는 효소와 췌장, 담낭, 간에서 분비되는 분비액으로 소화가 이루어진다. 흡수 능력이 큰 소장(십이지장, 공장, 회장)에서 본격적으로 소화가 이루어지는데 탄수화물은 단당류로, 지방은 지방산과 글리세롤로, 단백질은 아미노산으로 흡수된다. 그 외 물, 염분, 대장 내 합성 비타민은 대장에서 흡수가 일어난다.

몸에 득이 되는지 생각하고 먹는다

물, 파이토케미컬, 땅속줄기 식품, 슈퍼 푸드, 섬유소는 확실하게 먹어야 하고, 소식, 절식, 단식도 하는 것이 좋다.

(1) 하루 필요한 물의 양

우리 몸은 70% 이상이 물로 되어있어 하루 2L 이상(8잔) 물을 마셔야 한다. 식사 직전, 식사 중, 식사 직후는 30~60㎖의 소량만을 섭취하고, 소화력을 위해서는 식후 1시간 이후 마셔야 한다. 또 심장과 신장에 질환이 있는 경우를 제외하고는 많이 마시는 것이 좋다.

성인의 몸은 땀, 소변, 숨쉬기 등을 통해 하루 평균 10컵(2.4L)의 물을 몸 밖으로 내보낸다. 이를 보충하려면 10컵의 물이 필요한데, 음식으로 하루 3~4컵 보충하고 물로 직접 6~7컵을 보충해야 한다.

수분의 부족 여부를 판단하는 방법은 소변의 색깔이다. 소변의 황색 색소는 우로크롬으로 하루 생산량이 75㎎으로 소변량이 많으면 소변 색이 무색투명하나 소변량이 줄면 색깔이 짙어지고 냄새가 난다.

1일 필요한 개인의 물 양은 정확하게 보면 키에다가 몸무게를 더한 뒤 100으로 나눈 숫자가 그 사람에게 필요한 물의 양이다.

예) (163 + 67)/100 = 2.3L

① **물의 건강 효과**

물은 노폐물을 체외로 배출하는 세탁 및 해독 기능으로 늘어난 혈액량과 깨끗한 혈류는 유해 물질을 체외로 배출시킨다.

몸에 수분이 부족하면 혈액이 농축되어 혈전이 생기기 쉽다. 밤중이나 아침에 뇌졸중이 많이 일어나는 것은 밤사이 수분 부족에 의한 혈전이 원인이다. 물은 혈전 예방 기능으로 뇌졸중을 예방한다.

물은 세포에 산소와 영양분을 공급하고, 비타민과 미네랄 흡수를 지원하며, 땀을 통한 체온 조절과 관절의 쿠션 역할, 피부 보호를 한다. 신장 결석이나 방광암 예방으로 발암 물질이 희석되기도 하고, 발암 물질이 방광에 머무르는 시간을 짧게 하여 암 예방에 도움된다.

물은 포만감을 주는 식이 섬유 역할로 변비 예방과 장운동을 원활하게 한다. 또한 위산 과다와 피부 건조를 예방하며 신진대사를 활발하게 해주어 뇌 혈류가 좋아져 치매도 예방된다.

② **좋은 물의 조건**

좋은 물은 오염 물질이 없는 깨끗한 물, 미네랄이 풍부한 물, 약알칼리성의 물, 활성 산소를 제거할 수 있는 물, 6각수가 풍부하게 치밀한 구조의 물 등이다.

숯, 맥반석을 넣고 밤새 만든 **약알칼리수**를 아침에 마신다. 끓인 물보다는 생수가 좋다. 찬물은 장부를 차게 해서 좋지 않으므로 **상온 상태**의 물이 좋다.

물만 마셔도 살이 찌는 경우 물을 충분히 마시지 않았기 때문에 세포가 위기의식을 느껴 세포 사이에 물을 간직하려고 벌어지는 현상이다. 꾸준히 마시면 물을 더 이상 저축하지 않게 되어 몸에 고인 물과 함께 노폐물도 빠져나가게 된다.

③ 물을 마시는 시간도 중요하다

소화 기관의 준비를 위해서는 식사하기 30분 전(물의 체내 흡수 시간)에 미리 마시는 게 좋다. 위염이나 십이지장염, 위궤양, 대장염, 가스가 생기는 소화 불량이 있을 때는 필수적이다. 또한 식사한 지 2시간 30분이 지난 후 소화 공정이 끝난 시간에는 음식물 분해에 의해 없어진 물을 보충해야 한다. 긴 수면 중에도 탈수가 생기므로 아침에 일어나자마자 물을 마신다. 운동 전에도 마셔 땀의 배출을 돕는다.

식사하기 30분 전부터 식사 도중, 식사 뒤 1시간까지는 되도록 물을 마시지 않는 것이 좋다. 이 시간에 물을 마시면 포도당의 흡수 속도가 빨라져 혈당과 인슐린 농도가 상승하는데 이때 다른 혈중 영양소는 모두 지방으로 저장되기 때문에 비만이 된다. 배에 가스도 차며 포만감으로 호흡을 못 하기 때문에 혈행에도 나쁘고, 물은 위산을 희석시켜 소화를 방해하는 작용도 한다.

대신 이 시간대를 벗어나서는 물을 충분히 마셔주는 것이 신진대사와 노폐물 분비를 촉진해 다이어트에 좋다. 목이 마르지 않아도 수시로 마시는 것이 좋다. 자기 직전 맥주는 밤사이 탈수를 촉진하므로 몸에 나쁘다.

④ 물은 1분이면 뇌에 도달한다

음식은 한 달 이상 먹지 않아도 살 수 있지만 물은 일주일만 먹지 않으면 목숨이 위태로워진다.

물은 마신 뒤 30초가 지나면 혈액에, 1분이 지나면 뇌까지 도달해 30분 뒤면 피부와 내부 장기를 비롯한 인체 모든 곳에 도착한다.

물맛이 좋을 때는 10~15도이며, 따뜻한 물은 위장이 부드러워지고 기혈 순환을 좋게 한다.

⑤ 천식과 알레르기는 비상 갈증 신호

체내 수분량의 2%를 잃으면 갈증을 느끼고, 4%를 잃으면 피로가 몰려오며, 20%를 잃으면 생명이 위태로워진다.

탈수가 있으면 구강 건조 전에 피로감, 불안, 초조감, 우울증 등으로 경고한다. 특히 천식과 알레르기는 몸이 필사적으로 물을 원하고 있다는 비상 갈증 신호이다.

탈수 상태에서는 히스타민(갈증 메커니즘을 조절하는 신경전달 물질)의 생성과 활동이 크게 증가하여 기관지가 경련을 일으켜 천식으로 나타나며, 알레르기도 자극적인 꽃가루를 씻어내기 위해 히스타민이 과도하게 분비되어 나타나는 것이다.

고혈압, 당뇨, 관절염, 신장 결석 등도 탈수 증상과 직간접으로 관련되어 있다. 물 보충 없이 운동하거나 땀을 흘리면 체내 에너지 전달에 문제가 생겨 근육 경련, 피로, 두통, 집중력 감소, 짜증, 신장 파손 등의 탈수 현상이 생긴다.

⑥ 물을 대신할 수 있는 것은 없다

인체가 수분을 필요로 할 때 물 이외의 어떤 액체도 물을 대신할 수 없다. 차, 커피, 제조 음료, 맥주 등을 마셨을 때는 거기에 포함된 물보다 더 많은 물이 인체 밖으로 나가게 되므로 물 부족을 더 가져온다.

특히 청소년기 때 뇌의 활발한 기능과 신체 성장은 물 섭취에 비례하고, 노년기에는 점차 갈증을 깨닫지 못해 수분 섭취가 자율적으로 이루어지지 않음으로써 문제가 생긴다.

탄산음료보다는 이온음료가 낫다.

이온음료(스포츠음료)는 물에 8%의 포도당과 전해질(나트륨과 마그네슘)이 녹아있는 음료로 소화가 잘되어 체내 흡수가 빠르고 가장 신속하게 에너지원으로 활용된다.

탄산음료는 가스가 위를 자극하여 위 팽만감, 트림을 유발하며, 당분 함량이 높아 위에서 소장으로 넘어가는 시간이 길어지므로 소화도 잘 안 된다.

⑦ 물과 다양한 차로 변비를 예방한다

수분 섭취는 변을 부드럽게 할 뿐만 아니라 장운동을 원활하게 한다. 녹차는 카테킨, 비타민(A, B1, B2, C 등), 미네랄 등이 풍부해 장 속의 나쁜 균을 없애고 유익한 균의 활동을 촉진한다. 또 위장의 꿈틀거림을 활발하게 하는 효과가 있어 두통, 어지러움, 복부 압박감, 신경 불안정, 식욕감퇴 등을 발생하는 변비를 예방할 수 있다.

특히 녹차에 함유된 탄닌산은 습관성 변비에 좋다. 하지만 카페인은 수면을 방해하므로 잠자기 2시간 전에는 마시지 않는다. 아침이나 식후 입가심으로 마시는 것이 가장 좋다.

우롱차의 탄닌 성분과 홍차의 사포닌 역시 변비 치료와 다이어트에 도움이 된다. 약간 떨떠름한 맛이 나는 **동규자차**는 변비 치료, 다이어트에도 큰 효과가 있다. 그러나 지나치게 많이 마실 경우 선홍색으로 튼튼해야 할 장이 두꺼워지고 검게 변할 우려가 있다. 즉 장 기능을 오히려 떨어뜨릴 수 있으므로 주의해야 한다.

(2) 파이토케미컬은 천연의 식물성 화학 물질

파이토케미컬이란 천연의 식물성 화학 물질로 과일, 채소가 곤충, 자외선, 건조한 바람 등 외부 환경으로부터 자신을 보호하기 위해 만들어 낸 색상이다.

토마토의 붉은색 라이코펜, 포도의 보라색 레스베라트롤, 오렌지의 노란색 카로티노이드 같은 것이다. 과일, 채소의 껍질 색소에 있는 파이토케미컬은 암 예방 효과가 뛰어나다.

① 인체 내에서의 파이토케미컬 작용은?

활성 산소가 눈을 공격하면 백내장, 피부를 공격하면 주름, 뇌를 공격하면 치매가 생긴다. **파이토케미컬**은 이러한 노화의 원인인 **활성 산소**를 줄여주는 항산화제 역할을 한다.

혈관 내 지방의 산화를 막아 동맥경화를 줄여주는 역할로 심근경색과 뇌경색의 발생을 예방한다.

감귤류의 노란색 '카로티노이드'는 폐암 발생을 줄이고, 토마토의 '라이코펜'은 남성의 전립선암을 줄이고, 양배추의 '인돌' 성분은 여성의 유방암 등 암의 발생을 줄여준다.

파이토케미컬의 꾸준한 섭취는 유전자를 변화시켜 장수 유전자를 깨어나게 한다.

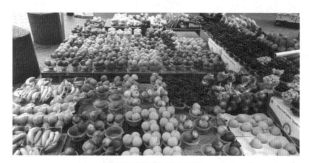

파이토케미컬 컬러 푸드

② 파이토케미컬 먹는 법

제철 과일과 채소를 많이 섭취한다. 색상이 진한 부위에 많이 함유되어 있으므로 화려하고 선명한 색상의 과일과 채소를 3~4가지 이상의 서로 다른 색상으로 5접시 정도 다양하게 섭취하는 것이 좋다.

껍질이나 씨앗 부위에 풍부하므로 이들 부위와 함께 섭취한다. 갈아서 먹어도 영양분이 파괴되지 않으므로 갈아서 먹으면 많이 먹을 수 있다. 토마토는 살짝 볶아서 먹을 때 흡수가 더 잘 된다.

③ 색깔별로 효과가 다른 파이토케미컬 컬러 푸드

오렌지, 귤, 자몽, 당근, 감, 단호박, 고구마, 옥수수 등의 노란색을 띠는 채소에는 항산화제인 베타카로틴과 지용성 비타민이 풍부해 피부 미용과 노화 예방, 항암 효과가 있다.

마늘, 양파, 바나나, 버섯 등 화이트색은 여성 호르몬과 유사한 이소플라본이 많아 갱년기 증상 완화에 효과적이며, 알리신이 지방 연소에 도움을 주어 나잇살도 예방해준다.

토마토의 라이코펜, 석류, 사과 등 레드색은 항산화 작용으로 노화 방지와 항암에 효과적이다.

브로콜리, 솔잎, 부추, 녹차, 아스파라거스, 키위, 시금치, 쑥 등 그린색 녹색 채소는 섬유소가 풍부해 변비에 효과적이며, 엽록소는 세포 재생을 돕고 혈액을 깨끗하게 해준다.

포도, 블루베리, 가지, 검은콩, 검은깨 등 블랙과 퍼플색에 포함된 안토시아닌은 시력 회복과 골다공증 예방, 동맥경화, 활성 산소 제거에 효과적이다.

얼굴이 벌겋게 달아오르는 사람이 심장이 약한데, **붉은색 즉 팥밥, 당근, 비트, 오미자, 결명자 등의 식품이나 차가 심장 활동에 도움이 된다.**

(3) 몸을 따뜻하게 하는 땅속줄기 식품

인삼, 비트, 당근, 연근, 우엉, 더덕, 도라지, 해조류, 홍당무, 무, 고구마, 감자 등 땅속줄기 식품이 있고, 냉한 음식 중 햇빛에 말려 중화시킨 무말랭이, 표고버섯 말린 것 등이 있다.

차가운 음식은 건강을 해친다. 체력이 떨어졌을 때는 간단히 먹는 것이 좋다. 보양보다는 보혈 식품이 중요하다.

체온 저하는 질병의 주요 원인이다. 기혈 순환을 시켜 건강한 체온을 유지하는 방법에는 족욕, 노화 예방 귀 마사지, 빗질법 등이 있다.

(4) 삶을 바꾸는 14가지 슈퍼 푸드

사람이 오래 살기 위해서 먹어야 할 14가지 건강 음식이자 장수하는 여러 나라와 지역의 식단에서 중복되는 최고의 식품을 고른 것으로, 고영양 저칼로리 식품들이다.

당신의 삶을 바꾸는 슈퍼 푸드 14가지는 육류의 대안 콩, 단백질의 공급원 대두, 소박한 건강식품 귀리(식이섬유), 고 카로틴 식품 호박, 눈에 좋은 시금치, 최고의 항암 식품 브로콜리, 노화를 막아주는 블루베리, 비타민 C의 보고(핵심) 오렌지, 레드 푸드의 대표 토마토, 오메가 3가 많은 야생 연어, 저지방 고단백 칠면조, 심장에 좋은 호두, 웰빙 음료 차, 최고의 생균제 요구르트 등이다.

(5) 미국의 특이한 슈퍼 푸드 Best 7

지금까지 미국에서 10대 슈퍼 푸드로 알려진 것은 시금치, 아보카도, 콩, 사과, 브로콜리, 토마토, 블루베리, 올리브유, 견과류, 연어였다. 그런데 2013년 미국 뉴욕의 의사들과 건강식품 선호자들이 전 세계에서 희귀 식재료들로 선정한 가장 핫한 슈퍼 푸드 Best 7은 뉴욕에서 새로운 슈퍼 푸드로 인기가 있다.

항노화 식품의 **호장근**(Japasese Knotweed), 대장을 건강하게 하는 **아사푀티다**(Asafoetida), 단백질의 보고 **스피롤리나**(Spirulina), 장수 식품 **고투콜라**(Gotu Kola), 장 청소에 최고인 **고양이 발톱**(Cat's Claw), 면역력 증진에 탁월한 **아세로라**(Acerola), 스태미나에 최고인 **마카**(Maca) 등이다.

(6) 하루 25g 이상 섬유소를 먹는다

섬유소는 암 예방, 비만 예방, 혈당 조절, 변비 개선 등 신체에 이로운 작용을 한다. 곡밀, 감자, 삶은 채소, 씨리얼 등 섬유소가 많은 고섬유 식이가 발암 가능성이 낮다.

인간의 장은 9m인데 음식 통과 시간은 정상적으로 8~12시간이나 통과 시간이 짧을수록 좋다. 원숭이는 채소와 과일만 먹기 때문에 심장 질환과 콜레스테롤이 없다.

섬유소의 1일 성인 필요량은 25g 이상이지만 한국인은 15~20g에 불과하다. 담배를 피는 경우에는 30g 정도를 먹어야 한다. 섬유소는 식품 속에 식이 섬유소와 제조된 기능성 섬유소가 있다.

식이 섬유소(입증됨)는 채소에 많은 **리그닌**, 밀, 현미, 보리의 **셀룰로스**, 곡류 채소의 **헤미셀룰로스**, 감, 귤, 사과의 **펙틴**, 두류, 귀리, 보리의 **검**, 곤약나무에서 추출되는 **글루코만난**, 질경이 씨앗의 껍질인 **실리움**, 귀리, 버섯 등의 **베타글루칸**, 다시마, 미역, 김 등의 **해조 다당류** 등이다.

기능성 섬유소(입증 안 됨)는 저항 전분과 생물 공학적으로 제조되는 폴리덱스트로스, 이눌린, 덱스트린, 저분자 아르기닌 등이 있으며 동물성 탄수화물인 키틴, 키토산, 콘드로이틴, 콜라겐 등도 여기에 해당한다.

저항 전분은 식이 섬유의 일종으로 소장에서 소화되지 않고, 대장으로 이동한 후 장내 균에 의해 분해되는 전분을 말하는 개념으로 소화되지 않는 전분을 의미하며 지방의 연소와 대사를 촉진한다.

(7) 아침 식사는 선택인가 필수인가

아침에 일어나 스트레칭, 출근 준비 등으로 30분 정도 움직인 후 식사하는 것이 가장 이상적이다.

이른 아침에는 부교감 신경이 꺼진 상태라 식사를 하면 속이 더부룩해질 수 있다. 아침은 거르지 말고, 아침에는 씨리얼 등 뇌 기능에 중요한 탄수화물을 먹는다.(곡식을 간 미숫가루 같은 선식을 우유에 타서 먹는다.)

비만인 직장인은 저지방 우유나 해조류가 좋고, 섬유소가 많은 것, 가지, 붉은 양배추, 보라색 옥수수, 블루베리 등 검거나 보라색을 띤 색깔 있는 채소를 먹는 것이 좋다.

간단히 먹는 바나나 한 개, 우유 한 잔, 빵 한 개, 주스 한 잔만으로도 아침 활동에 필요한 칼로리는 충분하다. 아침 식사를 거르고 흡연하면 위점막이 손상된다.

(8) 소식과 적당한 운동이 장수 비결

미국 텍사스대 교수를 역임하고, 부산대 석좌 교수이면서 노화학 분야에서 세계적 권위자인 유병팔 교수는 저서 《125세까지 걱정하지 말고 살아라》에서 장수 비결인 소식과 적당한 운동으로 125세까지 살 수 있다고 하였다.

노화의 원인은 과잉 섭취된 음식물과 열량에 있고, 필요 이상의 칼로리가 지방으로 축적돼 염증을 일으켜 결국 생명을 단축시킨다고 한다. 관절염, 동맥경화, 고혈압, 당뇨, 치매, 등을 일으키는 위험 요소가 되는 것이다.

몇 끼를 먹느냐가 중요한 것이 아니라 적게 먹고 칼로리를 줄이는 것이 더 중요하다. 젊었을 때는 2,000㎈가 필요하였지만 나이를 먹고 활동이 줄었다면 1,500㎈ 수준으로 섭취 열량을 줄여야 한다. 끼니 횟수는 개인에게 맞게 결정하되 대신 매 끼니를 채식 위주로 기름기 없이 담백하게 조리해 칼로리를 낮추는 것이 중요하다고 한다.

또한 유병팔 교수를 비롯하여 많은 전문가는 조언한다. 우리 몸은 늘 변화하는 환경과 조건에 적응하기 마련이라며 몸에 부담을 주면서까지 굳이 세 끼 식사를 고집할 필요는 없다. 단 청소년, 임산부, 수험생과 육체노동이 많은 사람은 반드시 아침을 먹어야 한다고 했다.

또한 임산부를 비롯해 당뇨병, 고혈압 환자는 식사량을 적게 해서 자주 먹는 것이 좋고, 암 환자는 열량이 높은 음식을 섭취하는 것이 좋다고 한다.

① 단백질과 지방은 늘리고 탄수화물을 줄이는 소식

우리는 몸에 좋다고 하는 음식을 필요 이상으로 많이 섭취한다. 하지만 불필요한 지방을 몸속에서 제거하기 위해서는 음식 종류보다 음식의 양 조절이 더 필요하다.

무엇이든 많이 먹으면 몸에 나쁜 기름이 끼게 된다. 아무리 몸에 좋은 성분을 많이 함유하고 있는 영양소라도 **과잉 섭취하면 넘치는 만큼 중성 지방화된다.**

술을 많이 마셔도 중성지방 수치가 올라간다. 또한 혈당은 특정 음식을 먹는다고 상승하는 것이 아니라 자신이 감당할 수 있는 그 이상의 영양분을 섭취하기 때문에 상승하는 것이다.

당분도 과다 섭취하면 몸 안에서 지방으로 저장된다. 이와 같이 과잉 섭취로 발생하는 문제 예방을 위해서는 단백질과 지방은 늘리고, 탄수화물을 줄이는 소식을 해야 한다.

② 소식하면 내 몸이 변한다

소식을 하면 몸이 가벼워지고, 정신이 맑아지고, 수고로움이 덜어진다. 소식은 내 몸속에 있는 지방을 찾아내 쓰기 때문에 지방 에너지도 줄어든다.

소식하면 장이 휴식하고 세척되어 염증을 일으키는 독소가 배출된다. 소식을 습관화하면 염분이 줄어들고, 피부 트러블이 감소하고, 백혈구 면역력이 증강되며, 피로감이 감소되어 음식에 대한 고마움을 깨닫게 된다.

③ 대사성 질환 해결은 소식이다

대사성 질환(metabolic disease)은 세균성이 아닌 신체 세포의 화학 반응의 장애가 원인이 되는 질환이다.

스트레스, 음식물, 흡연, 환경 오염, 유전 요인, 인슐린 저하 등의 원인으로 우리 몸 내부에서 발생하는 대사 증후군은 심장병, 당뇨병, 암, 비만, 뇌졸중, 불임, 아토피 등이다.

복부 주위에 지방이 붙은 내장 지방형 복부 비만과 고혈압, 고혈당, 지질 이상 같은 생활 습관병의 위험 인자가 3가지 이상일 때 대사 증후군이다.

대사 증후군이 있을 경우 동맥경화가 진행되며, 최종적으로 뇌경색, 심근경색과 같은 만성 심뇌혈관 질환의 발병 위험도가 급격히 증가한다. 따라서 문제가 발생하기 전에 소식을 해야 한다,

(9) 절식은 건강을 지키는 기본

영양 과잉과 활동량 부족만 해결한다면 현대 성인병의 70%는 잡을 수 있다고 한다. 절식은 평생 건강을 지키는 첫걸음이다. 열량 섭취량을 제한하는 절식이 비만 예방 치료법이자 암과 노화의 원인인 활성 산소와 당화 생성물을 줄일 수 있는 방법이며 노화를 지연시켜 장수하는 비결이다.

일반인은 하루 1,500㎉ 섭취로 절식하는 것이 좋으나 노인들은 오히려 지방 섭취가 부족한 것을 감안해야 한다.

① 최저 칼로리를 보충하는 것이 절식

절식은 칼로리를 제한하는 것으로 한 번에 음식량이 많아도 탄수화물이나 지방 대신 채소나 과일 등 섬유소가 많은 경우라면 절식이다. 채식 위주의 식사를 하되 쌀밥과 기름기를 줄이고, 소량의 육류로 단백질을 보충해주면서 전체적으로 칼로리를 30% 줄여 최저 칼로리를 보충하는 것이다. 이렇게 함으로써 유전자가 질병에 걸리지 않고, 튼튼하고 건강하게 늙어가게 한다.

② 절식하면 삶의 질이 향상된다

열량 섭취를 30% 감축하면 과잉 열량으로 기능이 억제된 신진대사 조절 전자가 열량 감소를 감지하여 적은 열량으로 많은 일을 하도록 유전자 발현이 재배열된다.

유전자가 개체의 생존을 위해 일사불란하게 비상사태를 선포하면 체내 염증을 억제하고, 병들고 늙은 세포의 자살을 유도하며, 해독 작용을 강화한다. 또한 손상 세포가 복구되고 콜레스테롤 수치를 저하시키며 면역을 증강시키고, 호르몬 분비를 정상화하면서 새롭게 전열을 가다듬는다. 따라서 노화 시계가 지연된다.

절식하면 10년 이상의 수명 연장이 기대되며 암, 심장병, 뇌졸중, 치매 등 노화와 관련된 난치병 발생률이 저하된다. 체력과 인지 능력, 호르몬 분비 정상화에 따른 성 기능 강화 등으로 삶의 질이 향상된다. 1년만 절식해도 한평생 절식한 것과 비슷한 변화가 체내에서 일어난다.

(10) 니시 의학의 건강법

니시 의학은 1961년 일본의 니시 가쓰조가 창안한 치료법이자 건강법이다. 니시 의학은 장에 숙변이 쌓이고 장 속 발효균이 늘어 독소가 생기고, 이 독소는 혈액을 탁하게 만들며 면역력을 떨어뜨린다는 것이다. 따라서 몸 안의 독소를 배출하고 자연 치유력을 높이기 위해 단식하는 것이다. 대표적으로 아침 굶기를 권장한다.

아침을 굶으면 저녁 이후 18시간을 간헐적 단식을 하게 되어 내장 기관을 쉬게 할 뿐 아니라 부족한 에너지만큼 몸속 여분의 영양분을 태울 수 있기 때문에 노폐물과 독소를 제거해 더 건강해질 수 있다. 마지막 식사를 마친 뒤 약 8시간 지난 후에야 해독 신호가 켜져 해독 작용이 시작된다.

다른 하나의 가장 저렴한 해독 방법으로 푹 쉬면서 하루 동안 물만 2~4L 먹으며 금식하거나 3일간 유기농 과일과 채소 주스를 충분히 먹으며 금식하는 방법이다. 단, 당뇨병, 섭식 장애, 알코올 중독, 체중 미달이나 질병에서 회복 중인 환자는 피해야 한다.

또한 해독의 신비는 전통 음식에 있다. 해독은 맑고 탁함을 분별하는 소장의 기능에 달려있고, 소장에 이로운 음식은 된장, 청국장, 김치 등 발효 식품과 콩, 마늘, 연근, 양파 등이다.

비용만 아니면 유기농 채소와 곡식이 좋고, 제철 과일과 채소를 갈아 마시면 배설을 돕고 항산화 작용을 하여 몸의 치유력을 높인다.

알면 좋은 것

내 몸이 받아들일 때, 맛이 있을 때, 즐겁게 먹힐 때 먹어야 한다. 또한 중요한 것은 즐겁게 식사하는 것이다. 단, 사과에는 펙틴과 유기산이 들어있어 4~5시간이 지나야 효과가 있기 때문에 사과는 아침에 먹는 것이 좋다. 밥 먹을 때 함께 먹는 것이 철분 흡수가 잘 된다.

(1) 이시영 박사의 힐리언스 건강법

식사 전 후식을 30% 먼저 먹고, 싱겁게 요리한 두부, 계란찜, 생선, 나물 무침으로 30%를 먹는다. 그런 다음 밥과 반찬으로 30%를 먹는다. 나머지 10%는 주스나 우유, 요구르트, 견과류를 먹는다.

30번 씹기와 30분 동안 천천히 식사량의 30%를 줄여 세로토닌이 많이 나오게 하는 식습관이 중요하다. 그렇게 몸을 비워 가볍게 만들고, 마음을 비워 평화를 찾으면 세로토닌이 분비되어 마음이 편안하고 밝아지며 영혼도 치유된다.

세로토닌이라는 호르몬은 인간의 몸과 정신의 활력을 높여주는 기능을 하는데, 이 호르몬이 부족하면 우울증에 걸리기 쉽고 자극이나 통증에 민감해진다.

(2) 이상적인 식사법

아침은 황제처럼, 점심은 왕처럼, 저녁은 거지처럼 먹는 것이 좋다. 아침은 체온을 상승시켜 위장을 자극해 신체 리듬을 상승시킨다. 저녁은 몸이 에너지를 비축하는 절전 모드로 식사량을 줄여 비만을 예방한다.

소식해야 한다. 위가 늘어나는 데는 두 달이 걸리지만, 줄이는 데는 1년이 걸린다. 배고프기 시작해서 30분 지난 후 먹는다. 지방 분해를 위해 배가 고프게 되면 걷거나 물을 마시거나 견과류를 먹는다.

간식을 삼간다. 과자나 초콜릿, 감이나 파인애플 등 단 것은 건강에 도움이 안 된다. 굳이 간식을 하려면 영양떡, 무청, 샐러드, 사과나 배가 좋으며, 감자보다는 고구마가 좋다.

현미나 잡곡이 든 식사를 한다. 쌀에는 쌀눈과 겨에 영양소가 있다. 현미에는 비타민 B, 비타민 E, 칼슘 등의 영양소가 풍부하다. 또한 섬유질이 많아 몸 안의 유해 물질의 배출을 도와주고, 안정적인 혈당 유지에 도움이 된다.

당도가 높은 음식은 삼간다. 단 음식과 탄산음료, 아이스크림 등은 좋지 않다. 우리 몸이 이 같은 음식을 분해하려면 비타민과 미네랄을 많이 쓰게 되어 영양소 불균형이 될 가능성이 크다.

유제품의 과다 섭취도 하지 않는다. 우유에는 유지방도 많고 열량도 높아 일주일에 2~3회 정도 섭취가 좋다.

(3) 어떤 음식이 좋은 음식인가

소화를 돕는 효소, 생리를 활성화하고 독성을 배출해주는 식이 섬유가 많은 신선한 채소와 해산물이 좋다.

소화가 잘되는, 상태가 좋은 음식이 좋다. 콩나물 머리는 소화가 안 되고, 된장은 80%, 간장은 95% 흡수된다.

제철 음식으로 비타민 B가 풍부한 음식이 좋다. 졸리는 봄에는 씀바귀와 쑥, 땀나는 여름에는 오이와 수박, 노폐물을 제거하고 간을 쉬게 하는 가을에는 우엉, 토란, 버섯, 나쁜 콜레스테롤을 낮춰야 하는 겨울에는 비지, 청국장, 두부를 먹는다.

사람에게 좋으면 **발효** 음식, 안 좋으면 부패 음식이다. 썩기 직전에 맛이 있다. 이것이 핵산 조미료의 맛이다. 김치, 된장 등 미생물이 소화를 시켜놓은 것이 발효 음식이다.

해독(Detox)**식품**으로 좋은 미역과 다시마의 끈적한 알기닌산은 유해물질 중금속 등을 배출시키고, 마늘, 양파, 부추, 파 등의 황 성분은 수은과 결합해서 몸 밖으로 배출시킨다. 녹차의 카테킨은 독성과 결합하여 배출되며 굴과 전복의 아연은 독소 흡수를 낮추고, 녹즙이나 크로렐라의 식이섬유는 중금속을 배출한다.

(4) 좋은 것도 알고 먹어야 문제가 없다

제철 채소와 과일은 잘 씻지 않고 냉장고에 오래 보관하면 신선도가 떨어진다. 봄나물 제철 음식의 효과를 보자.

취나물(두통), **씀바귀**(입맛, 위장 튼튼), **민들레**(위장 질환), **달래**(양기 보강), **죽순**(신경통), **진달래**(어혈을 풀어줌), **냉이**(간에 좋음), **두릅**(위암 예방, 머리 맑아짐), **쑥**(혈액 순환) 등이 있다.

비타민 중에서 물을 좋아하는 비타민 B, C, E는 많이 먹어야 하지만, 기름을 좋아하는 비타민 A는 많이 먹으면 혈관에 축적되기 때문에 필요량만 먹어야 한다. 중독되면 간에 나쁘다.

은행은 피를 잘 흐르게 한다. 냄새가 나는 것은 청산 화합물인데 열에는 독성이 약화되지만 많이 먹으면 죽는다.

꿀은 산소 없이도 사는 보틀리누스균이 있다. 살균하기가 힘들다. 이균은 신경을 죽이는 보톡스로 사용된다. 10만분의 1로 희석해서 먹고, 유아에게는 먹이지 않는다.

쌀겨의 피티킨, 율무는 항산화 작용을 하며 중금속을 몸 밖으로 배출시키나 좋은 것을 함께 빼낸다. 임산부, 청소년은 먹으면 안 된다. 율무차도 많이 먹으면 해가 온다.

십자화과 채소를 제대로 먹자. 십자화과 채소란 항암 효과가 뛰어나서 면역력을 강화하고 비타민, 미네랄, 식이섬유 등의 영양소가 풍부한 십자가 모양으로 된 잎사귀 채소들을 말한다. 무, 배추, 갓, 열무, 얼갈이배추, 총각무, 청경채, 유채, 브로콜리, 콜리플라워, 양배추, 케일 등 우리가 주로 먹는 채소다.

채소는 채소에 있는 질산염이 몸에 들어가면 아질산염으로 발암 물질인 니트로사민이 만들어지기 때문에 가능하면 유기농으로 먹고, 질산염이 50% 이상 줄어들게 3~5분 정도 데쳐서 먹는 것이 좋다.

(5) 조리 방법도 중요하다

돼지고기는 삶으면 영양가도 높고 비타민 B1 생존율도 높다. 생선과

고기는 많이 가열하면 탄 것 같으나 맛있다. 맛이 있는 것은 발암 물질이 생기려는 상태이다.

시금치는 5분 이내로 살짝 데치고, 양배추도 살짝 데친다. 토마토도 살짝 데쳐 올리브오일에 찍어 먹으면 라이코펜이라는 항암 물질이 더 흡수가 잘된다.

반죽한 밀가루는 산소와 화합하여 글루텐 성분이 만들어져 소화가 잘 안 된다. 햄, 소시지 탄 것은 발암 물질이 높다.

(6) 다양하게 먹을수록 좋은 과일

우리 식단에서 부족한 것은 비타민 B2, 칼슘이다. 비타민 C와 과당이 많은 음식은 알코올 대사를 촉진하고, 비타민 C, 미네랄, 효소 성분이 많은 여름 과일은 신진대사를 원활하게 해 몸속의 독소를 배출시킨다.

복숭아의 아스파라긴산이 숙취를 해소하고 유기산 성분은 니코틴을 배출시켜 숙취와 피로 회복에 좋다. 수박은 칼로리가 낮으며 이뇨 작용으로 고혈압과 중풍을 예방한다. 수박과 포도는 해독과 해열 작용을 하며 체력 증진에 도움이 된다. 참외의 쿠쿨비타신은 암이 확산하는 것을 예방한다.

수박, 토마토, 참외에 많이 들어있는 칼륨은 소금 등 나트륨의 과잉 섭취로 혈압이 상승하는 것을 억제해주어 혈압 강하에 도움이 되어 중풍을 예방한다. 또한 뼈 밀도를 증가시켜 골다공증도 예방한다. 칼륨이 부족하면 근육이 마비된다. 수박과 참외는 부종 완화에도 도움이 된다.

그러나 신장 질환이 있는 경우 수박의 많은 칼륨이 배출되지 않아 심장에 문제가 생길 수 있다.

수박이나 토마토의 붉은색 리코펜 성분은 자외선으로부터 피부 노화를 막아주고 암 예방과 숙취 해소 및 정력 강화에도 도움이 된다. 토마토의 글루타민산, 칼륨 등이 혈압을 내려주고, 익혀서 먹으면 리코펜이 7배나 증가한다. 흑토마토는 정력 강화에 좋다. 익힌 토마토와 피망 주스는 스트레스에 좋으며 익힌 토마토와 오이는 영양 간식이다. 토마토는 알레르기가 있어 돌 이후에 먹이는 게 좋다.

딸기의 안토시안은 뇌 노화 방지와 기억력 습득 능력을 강화한다. 수박, 당근, 브로콜리는 활성 산소를 억제하며 참외, 참오이는 열을 내려주고 노폐물을 제거해준다.

귤은 동맥경화가 예방된다. 모든 과일은 올리브오일을 뿌려서 먹으면 좋다. 자몽은 고혈압 약과 항우울증 약, 알레르기 약과 함께 먹으면 약의 흡수와 배출에 이상이 생길 수 있기 때문에 함께 먹지 않는다. 과일은 물에 1분 이상 담갔다가 흐르는 물에 30초가량 씻어 농약을 제거한다.

(7) 견과류
식물성 오메가3 지방산과 섬유질, 비타민, 콜레스테롤 감소와 각종 암 예방에 관련된 식물 생리 활성 물질이 풍부하다.

호두는 동맥경화와 피부 노화 방지에 도움이 되며 리놀렌산과 비타민 E가 들어있다. 불포화 지방산이 많으며 두뇌 건강과 피부에 좋은 효과가 있다. 충치도 예방되며 수면에 도움이 되나 소화에는 방해가 된다. 오메가-3 작용으로 혈관을 튼튼하게 하여 피 흐름을 좋게 한다.

아몬드, 브라질너트, 잣, 땅콩 등도 적절하게 먹는다.

(8) 아침에 카페인이 없는 우엉차

우엉차가 가진 치유력은 사포닌에서 나오는 것으로 알레르기, 천식, 아토피, 두드러기에 효능이 좋다. 사포닌의 사포는 라틴어로 '비누'라는 뜻이다. 이것이 지방을 흡착하는 계면 활성 작용을 해 세포막의 콜레스테롤을 분해한다. 사포닌이 장 안에 있던 불필요한 지방을 분해하여 혈액 속에 있는 나쁜 콜레스테롤(LDL)을 중화해 동맥경화를 예방한다.

우엉은 흙 속에서 썩지 않고 자라난다. 그만큼 우엉 껍질의 주성분인 폴리페놀은 강력한 항균은 물론 항산화 작용과 상처 치유의 효능이 있다.

우엉 속의 이눌린은 대단한 수분 흡수력으로 이뇨 작용을 촉진하고 부종을 완화한다. 다이어트에도 좋고, 변비도 날려 버린다. 그 외 동맥경화 예방, 장 속의 불쾌한 체취를 해결해 주고 피부가 좋아진다.

(9) 변비, 수면, 혈액 순환에 효과 있는 보이차

보이차에 꿀을 섞어서 차게 해서 공복에 먹으면 변비에 효과가 있다. 자기 30분 전 우유와 1:1로 5일 정도 마시면 수면에 도움이 된다. 또 보이차를 끓일 때 생강을 함께 넣고 끓여서 마시면 혈액 순환을 촉진하고 혈액을 맑게 해준다.

(10) 인삼보다 차라리 마늘

마늘, 양파, 부추는 슈퍼 푸드로 항암 효과가 있으며, 특히 마늘의 특유한 냄새가 황인데 활성 산소를 없애주고 종양이 만들어지지 않도록 한다.

펙틴, 피트산의 성분은 혈중 콜레스테롤을 떨어뜨리고 체내에서 지방 분해를 촉진시켜 **동맥경화증이나 비만을** 예방해 주고, 순환계 질환과 당뇨병을 예방하며 아토피성 피부염을 억제하고 간 기능을 회복시켜준다.

'리진'이라는 단백질이 정액에 들어가면 호르몬 활동을 조절해 정자의 기능이 더 활발해지는 **정력 강화 식품**이다.

알리신이라는 유황 성분이 체내에 들어가면 남성들의 몸에 이로운 성분들을 스스로 만들어 천연의 비아그라의 효과가 있을 뿐만 아니라 나쁜 콜레스테롤과 혈전을 제거하기 때문에 모든 **혈관 질환에** 도움이 된다.

마늘은 신경 세포의 흥분을 억제하고 신경을 진정시키는 작용을 한다. 취침 전 마늘 성분을 섭취하면 체내의 혈액이 개선되어 숙면을 취하게 된다. 갱년기 증상의 원인인 호르몬의 분비를 촉진해 불균형을 복원시키기 때문에 정신적 불안도 마늘의 진정 작용으로 경감된다.

마늘은 몸을 덥게 하고 위장 운동을 활발하게 해 피부 트러블을 없게 하고, 세포 활성화 작용과 세포의 신진대사와 혈액 순환을 촉진함으로 피를 맑게 해준다. 마늘에 함유된 미네랄이 혈액을 맑게 하고 체내의 노폐물 대사가 촉진되어 체지방이 빠지고 피부가 맑아진다.

매일 4쪽의 생마늘을 적어도 3개월, 보통은 7개월, 길게는 21개월 복용한다면 호르몬 분비를 촉진시켜 그 효과가 10년 전의 몸으로 되돌아오는 것이 확연히 느껴지고, 장기 복용한다면 세포 노화를 수십 년 늦춰주는 작용을 하여 결국 언제까지나 나이를 먹지 않는 불로 장수 효과도 기대할 수 있다. 건강하려면 부지런해야 한다.

(11) 황사로 인한 중금속 독을 해독하는 음식들

황사 속에는 수은, 납, 카드뮴, 알루미늄, 비소 등의 나쁜 중금속이 포함되어 있다. 이러한 중금속은 자체 독성도 문제이지만 한번 몸속으로 들어오면 좀처럼 빠져나가지 않는다는 게 더 큰 문제이다. 체내에 들어온 중금속은 뼈나 간, 신장, 비장 등에 쌓여 혈액을 만드는 것을 방해하고 중추신경 마비 등 치명적인 영향을 미친다. 이런 중금속을 몸밖으로 배출하기 위해 음식을 잘 골라 먹는 것이 중요하다.

미역 속의 알긴산은 수용성 섬유질로 중금속, 농약, 환경 호르몬, 발암 물질 등을 흡착해 배설한다. 굴, 전복, 쇠고기, 돼지고기 속에 함유되어 있는 아연은 체내에 쌓인 납을 배출하는 효과가 있다. 만성 피로, 어지러움, 식욕 상실, 고혈압 등을 유발하는 수은이 체내 축적되지 않도록 하기 위해서는 마늘, 양파, 양배추, 달걀 등을 먹으면 좋은데, 이러한 식품에 들어있는 유황 성분이 중금속과 결합해 담즙을 거쳐 변으로 배설시키기 때문이다.

클로렐라는 단백질, 지방, 탄수화물, 미네랄, 비타민, 섬유소, 엽록소, 베타카로틴 등 각종 영양소를 함유하고 있는 녹색 플랑크톤으로 건강 증진 및 인체 이온 밸런스를 유지하는 물질로 다이옥신, 카드뮴, 납을 배출하는 효과가 있다. 녹차에 함유된 식이 섬유가 다이옥신을 흡착해 변으로 배설하고, 엽록소가 다이옥신과 결합해 소화관에서 흡수되는 것을 막는다. 특히 돼지고기 속에 함유된 불포화 지방산은 탄산가스 등 폐에 쌓인 공해 물질을 중화하고, 몸속 중금속을 흡착해 배설한다.

(12) 한국인의 밥상

제철 음식으로 가까이에서 나는 것이 내 몸에 필요한 것이다. 서양음식은 동물성 기름이라 뜨거울 때 먹어야 맛있는 코스 요리이고, 우리음식은 식물성 기름이라 쫙 깔아놓고 먹는다.

김치는 세계 10대 항암 식품이다. 마늘, 생강, 고춧가루, 쪽파 등 발효식품으로 항암 효과가 좋아져 위암도 예방할 수 있다. 김칫국물은 젖산균이 많아 요구르트와 같은 효과도 있다. 두유, 비지, 된장 등 콩 가공식품은 나쁜 콜레스테롤을 몸 밖으로 배출시키고 동맥경화를 예방한다.

채소는 식이섬유가 풍부해 배출에 도움이 된다.

동치미는 차게 먹는 유일한 것으로 식중독균이 자라지 못한다. 식초는 식중독균을 없애고, 겨자는 항균 작용이 있는 천연 재료이다.

적게 먹고

적게 생각하고

적게 욕심내고

적게 말하라

'적게'를 강조한 것은
생명 활동의 절제를 말하는 것이다

이율곡 선생의 《건강십훈》에서

자신의 천재성을 발견하는데

유용한 두 가지는

기쁨과 느긋함이다

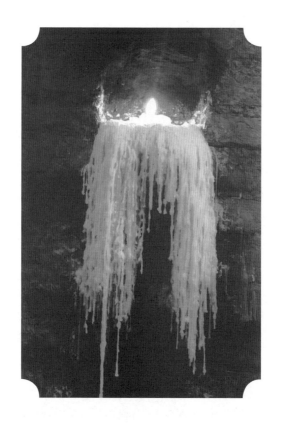

5장

노하우 4

🏃

잘 움직이기
(Moving Well)

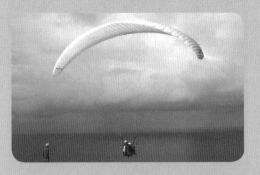

신체 건강의 key point는
여성은 근력,
남성은 얼마나 움직이는가이다

매일 밥 먹듯이 운동을 한다

(1) 눈에 보이지 않는 운동 4가지
① 눈 감고 눈동자 돌리기
② 코로 4초 마시고 입으로 7초 천천히 내쉬는 호흡 운동(들숨에는 얼굴에 미소, 날숨에는 마음에 평화)
③ 항문 조이기(케겔) 운동
④ 전신 지압이 되는 장운동

(2) 운동이란
신체 기능을 향상하고 건강을 증진하기 위해 신체를 단련하는 것으로 성인병 중에서 85%를 예방할 수 있을 만큼 운동이 중요하다. 그러나 잘못된 운동은 오히려 건강을 해칠 수 있다. 운동 전 몸 상태를 확인하고 근력, 지구력, 유연성을 고려하여 운동의 종류와 양을 결정해야 한다. 무엇보다도 자신에 맞게 꾸준히 그리고 즐겁게 하는 것이 좋다.

운동은 열량을 소모하고 몸의 대사량을 증가시키므로 근육은 강화되고 지방은 줄어든다. 면역력도 높여 체중 감소에 따른 부작용도 막아준다. 꾸준하게 하는 적절한 운동으로 만들어지는 근력과 지구력이 항산화 능력을 회복시켜주고, 장수 유전자를 튼튼하게 한다.

① 운동은 몸에 남는 칼로리를 없애는 것이 목표!
운동은 우리 몸에서 넘치는 칼로리를 없애는 것이 목표인데, 열량의 근원이 되는 영양분 섭취를 줄이는 것과 소비하는 것 모두 중요하다.

교통수단의 발달과 엘리베이터, 에스컬레이터 사용으로 신체 활동량이 감소하고, 풍족한 식생활로 인한 영양 과다로 비만, 고혈압, 당뇨, 퇴행성 관절염, 뇌, 심장혈관 질환 등 만성 질환을 초래하게 된다. 해결책은 운동이다.

② 장기간 운동하지 않으면 피곤해진다

장기간에 걸친 운동 부족으로 체력이 떨어지게 되면 만성 피로, 요통, 비만, 당뇨, 고혈압, 콜레스테롤이 올라가고, 중성지방이 올라가고, 심근경색 등 심혈관계 질환 등의 성인병이 쉽게 찾아온다.

또한 생리 기능이 나태해지고 노폐물이 쌓여 몸속의 영양분이 움직이지 않아 작용하지 않는다. 항상 피로감에서 헤어나지 못하고 무기력한 상태가 된다. 생활 속에서 심신이 활기를 잃다 보니 건강 염려증이 뇌리에서 떠나지 않는다. 그러나 운동을 하면 몸이 피곤하지 않다. 움직이기 싫은 것도 없어진다. 따라서 꾸준히 운동해야 한다.

(3) 운동을 해야 하는 이유

운동은 모든 성인병 예방과 더불어 스트레스에 대한 적응력이 높아지고, 공격적인 감정을 해소하는 데 최고이다. 두뇌 노화, 심장 노후가 예방되고, 뇌 혈류가 좋아져 치매도 예방되고, 혈액 속 찌꺼기를 없애주며 몸에 좋은 고밀도 콜레스테롤 생성을 촉진해 결과적으로 협심증를 비롯한 관상 동맥 질환 예방도 된다. 또한 소비 에너지가 증가하고, 체내 지방이 소모되고 근육량이 증가하며 기초 대사율이 올라간다.

① 운동하면 왜 기분이 좋은가

 - 영국 노팅엄트렌드 대학

우울한 기분을 줄여주는 운동 효과와 관련해서 엔돌핀 등 아편성 물질이 분비되기 때문이라는 이론이 제기되었으나 최근에 엔돌핀을 차단해도 좋은 기분이 줄지 않는다는 연구 결과가 나왔다. 적당한 운동이 우리 뇌를 기분 좋게 하는 것은 페닝에틸아민이라는 신경 조절 물질 때문이라고 영국에서 발표했다.

운동은 우울증을 50% 감소시키는 항우울제 효과도 있다. 운동의 효과는 체중 조절, 마음의 평화, 스트레스 해소, 수면의 정상화를 가져온다.

② 운동으로 두뇌 노화를 막을 수 있다

20살에 최고의 정점에 달하는 뇌세포는 그 이후 자꾸 죽어간다. 남아 있는 뇌세포를 어떻게 지키느냐가 문제이다.

최근 연구 결과에 따르면 뇌 신경 세포 사이의 연결뿐 아니라 뇌 신경 세포의 수가 늘거나 줄 수 있다고 한다.

어려운 동작을 일정 기간 반복하면 그와 관련된 대뇌 피질이 두꺼워지고, 중단하고 일정 기간이 지나면 얇아진다는 것이다. 학습과 반복을 하면 능력이 생기고, 학습과 반복을 하지 않으면 퇴화하는 이유가 뇌의 가소성으로 설명이 된다.

더 흥미로운 사실은 불특정한 신체 운동이 기억력과 인지 능력을 전반적으로 향상시킨다는 사실이다. 신체 활동을 많이 하는 사람일수록 기억력이 좋고, 기억력과 관계되는 대뇌 피질의 두께가 두껍다고 한다.

운동은 피의 순환을 도와 뇌 혈류량을 증가시키고, 뇌의 회로가 돌아가도록 뇌를 활성화시킨다. 특히 성장기 운동은 아이큐를 높인다. 필수적인 운동은 뇌의 신경 세포를 젊었을 때로 돌려놓기 때문에 뇌 노화를 방지한다. 또한 뇌 신경 세포는 얼굴과 손에 많아 눈, 입, 손을 많이 움직여야 한다. 대뇌 운동량의 30%를 차지할 만큼 대뇌와 밀접한 관계가 있는 손가락 운동은 아주 중요하다.

이렇듯 운동을 하면 기억력이 좋아지는 이유 중의 하나인 뇌 유래 신경 영양 인자 BDNF(Brain-Derived Neurotrophic Factor)는 기억과 학습을 담당하는 뇌의 해마 신경 생성을 촉진하는 인자로 신경 발달과 뇌의 가소성을 조절하며, 학습과 기억에 중요한 구실을 한다. 신경 영양 인자는 근육에서 만들어지나 운동을 하면 더 많이 생성된다. 이렇게 정신과 육체는 별개가 아니며 서로 영향을 주고받으며 발전한다.

뇌를 위해 적극적인 운동을 하면 신경 전달 물질인 도파민(활력, 행복을 관여), 세로토닌(기분, 체온을 관여), 노에피네피린(스트레스 대처를 관여) 등이 즉각적으로 분비된다.

③ 스트레스 해소를 위한 운동은 즉시 한다

스트레스를 풀기 위한 운동은 빨리하는 것이 좋다. 스트레스를 받으면 운동할 때와 동일한 생리적 현상이 나타난다.

스트레스 호르몬인 카테콜아민이 분비되고, 교감 신경계가 흥분되어 심장이 빨리 뛰고 호흡이 가빠지며, 침이 마르고 온몸이 긴장감으로 신경이 곤두서게 된다.

그러나 스트레스로 인한 생리적 반응은 심혈관계를 나쁘게 하지만, 스트레스를 받을 때 즉각 운동하여 스트레스로 과다 분비된 호르몬이나 신경 자극을 운동에 적절히 사용하게 되면 도리어 건강하게 된다.

예를 들어 근육 긴장으로 굳은 목, 어깨 등은 20분 조깅이나 5분 목 돌리기와 깍지 낀 손을 뒤로 하는 어깨 스트레칭 등으로 늘려서 풀어주고, 불면과 가슴의 두근거림, 흥분 등은 조깅이나 산책으로 해결한다.

④ 여성은 지방도, 운동도 필요하다

여성은 임신과 출산, 수유에 많은 에너지를 필요로 하는데 이를 위해 허벅지와 엉덩이에 지방 형태로 에너지를 저장한다. 허벅지에 지방이 너무 적으면 골다공증에 걸릴 확률이 높아진다. 허벅지의 적정 두께는 허벅지과 종아리 둘레를 합친 길이가 최소한 배 둘레보다는 길어야 한다.

여성 호르몬이 정상적으로 분비되는 갱년기 이전에는 심혈관계 질환이 거의 발병하지 않지만, 갱년기가 되면서 이러한 혜택이 갑자기 사라진다.

갱년기 즈음에서는 여성의 신체에 변화가 일어나고, 이후 3~4년 사이에 갑작스럽게 체형이 바뀌고 건강에 이상이 생기기 쉽다. 따라서 갱년기 이전부터 본격적인 운동이 필요하다.

(4) 안전을 위한 준비 운동과 정리 운동

준비 운동(warm up)은 신체 기능을 안정된 상태로부터 운동하기 적합한 상태로 서서히 유도해가는 과정이며, 이 과정을 통해 신체의 근육과 관절이 따뜻하고 부드럽게 변한다.

천천히 정적인 관절 스트레칭을 하고 걷기, 빠르게 걷기, 조깅, 다시 가볍게 걷기 단계를 1~2분씩 5~10분까지 실시한 뒤 땀이 날 정도의 강도로 증가시키는 것이 좋다.

정리 운동(cool down)은 신체를 안정된 상태로 차분하게 되돌리는 것이다. 정리 운동이 꼭 필요한 것은 격렬한 운동 중에 생성되는 젖산 등의 피로 물질을 효과적으로 제거하여 피로 회복을 돕기 때문이다.

정리 운동은 본 운동의 강도를 서서히 낮춰 마무리하고 이어 수 분간의 스트레칭을 실시하는 것으로, 5~10분 정도 가볍게 몸을 움직여 마무리한다.

① 무산소 운동과 유산소 운동
무산소 운동에는 등장성 운동(Isotonic Exercise), 등척성 운동(Isometric Exercise)이 있다.

근육의 길이가 짧아지거나 늘어나면서 근력을 발휘하는 **등장성** 운동은 바벨이나 덤벨을 사용한다. **등척성** 운동은 정적인 상태에서 근육의 길이가 변하지 않은 채로 근수축을 유도하는 벽 팔굽혀펴기와 뼈가 부러졌을 때 근수축이 되지 않도록 근육에 힘을 주는 운동이다.

무산소 운동	유산소 운동
산소가 없는 상태에서 **탄수화물을** 에너지원으로 근육의 크기와 힘을 키우고 **순발력을** 증가	산소 공급을 통해 **지방과 탄수화물을** 에너지화해서 소모하는 전신 운동
3분 내 고강도 운동 시 일어나며, 근육 향상 및 **근육량이** 늘어나 **기초 대사율이** 높아져 체질 개선 효과가 있다	**3분 이상** 저강도 운동 시 일어나고, 지방 연소에 효과적이며 **심폐 기능** 향상과 **체지방** 소모에 도움이 된다
역도, 단거리 달리기, 웨이트 트레이닝, **스쿼트, 팔굽혀펴기**	**걷기(러닝머신), 자전거,** 달리기, 줄넘기, 수영, 에어로빅
달리기의 경우 속도가 낮은 상태에서는 유산소 운동이지만 속도를 높여 근육에 충분한 산소를 공급하지 못하면 무산소 운동으로 역할이 바뀌게 된다	

② **저충격 운동부터 시작**

체중을 받쳐주는 저충격 운동으로 자전거 타기, 수영, 노 젓기 등 유산소 운동으로 시작해서 자기 체중의 2~3배의 무게가 관절에 가해지는 고충격 운동인 조깅, 줄넘기, 달리기, 테니스, 에어로빅, 체조와 같은 체중 부하 운동으로 바꿔나가는 것이 바람직하다.

③ **언제 운동해야 하나?**

아침 일찍 하는 운동은 몸을 풀어주고, 저녁 운동은 에너지 소모량이 많아 쉽게 지치고 숙면을 방해할 가능성이 있으나 자신에게 맞는 시간에 하면 된다.

운동 전 1~2시간, 운동 후 20분 동안에는 식사를 하지 않는다. 식전에 걷는 것이 가장 체지방 연소율이 높고, 음식물을 소화시킬 때 더 많은 에너지를 소비시켜 주므로 체중 감소에 효과적이다.

예외로 당뇨 환자는 혈당이 최고치로 상승하는 식후 1시간에 운동해야 한다. 점심 운동은 식욕을 저하하므로 과식하지 않도록 하고 식곤증 예방에 도움이 되며, 오후를 활기차게 보낼 수 있게 한다.

불안증과 스트레스로 고생하는 사람은 저녁 식사 전 운동이 좋다. 낮에 생긴 불안증이나 스트레스가 저녁 운동으로 감소될 수 있기 때문이다. 불가피하게 늦은 저녁 식사를 했더라도 자기 전에 30분 정도 걷는 것이 좋다.

④ 얼마나 운동해야 하나?

규칙적으로 적어도 1주일에 2회 이상 운동해야 효과를 얻을 수 있으나 일반적으로 1주일에 3~5회가 적당하다. 수분씩 여러 차례 나누어서 30분 운동해도 심폐 기능 향상을 위한 건강 증진 효과는 있다.

운동 초기에는 주로 포도당이 에너지원으로 이용되며 15~20분 이후에야 지방산이 주로 이용되는 유산소 대사로 전환되기 때문에 **20분 이상 운동해야 체지방 감소가** 시작된다. 즉 비만 조절을 위한 운동은 20~30분 이상 지속적으로 해야 효과적이다. 총 운동 시간은 1시간 30분이 적당하다.

강도는 심폐 기능을 향상할 정도의 자극을 주면서 심장과 폐에 과도한 부담이 되지 않는 범위로 해야 한다. 기능적 장수를 위한 운동 비결은 중강도 정도의 운동이지만, **저강도의 운동을 2시간 이내로 하는 것이좋다.** 운동 2시간 이후에 활성 산소가 가장 활발하다. 따라서 운동선수

들이 단명하는 이유는 산소가 필요한 만큼 활성 산소도 많아져 노화가 일찍 오기 때문이다.

운동 강도는 '느낌'과 '심장 박동수'로 결정한다. 운동 중의 느낌으로는 '약간 힘들다', '힘들다' 느끼는 정도가 좋다.

심장 박동수로 보는 강도는 최대 심장 박동수의 60~85% 범위가 효과적이며 안전하다. 최대 심장 박동수는 220에서 나이를 뺀 것이다. 나이가 50인 경우 운동을 60%로 시작한다고 하면 (220-50)×0.6을 해서 맥박이 102가 될 때까지 하는 것이다. 점차 85%까지 늘릴 수 있지만, 나이 들면 70%가 적당하다.

(5) 나만의 헬스장

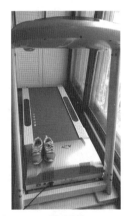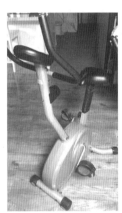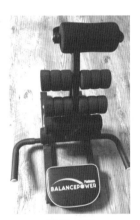

런닝머신   자전거   밸런스 파워

헬스장, 커버스 등 3개월 치 수업료를 내고 3일만 가면 가지 않는다. 그래서 나이 들어서도 헬스장을 가지 않고 익숙한 환경에서 언제나 할

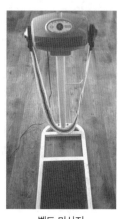
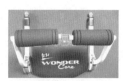

wonder Core

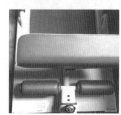

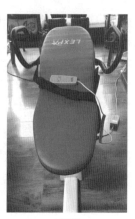

| 벨트 마사지 | 스쿼트 | 거꾸로 |

수 있도록 헬스장에 내는 수업료로 집에다가 운동 기구를 하나씩 준비했다.

비가 와도 좋고, 눈이 와도 좋고, 추워도 더워도 좋고, 코로나19로 안 나가도 좋다. 5분만 가면 있는 산을 정원으로 여기고, 살고 있는 집을 펜션으로 여기며, 운동하다가 쉬고 싶으면 바닷가는 아니지만 해먹에 누워 바닷가의 느낌으로 여유도 부린다. 지금부터 노년의 생활을 연습한다.

함께 해야 할 3가지 운동

기본으로 해야 할 3가지 운동은 심폐 기능 향상과 체지방 소모에 효과적인 유산소 운동, 근지구력 향상을 위한 근력 운동, 유연성을 위한 스트레칭 운동이다. 척추는 S자, 목뼈는 C자를 유지하도록 한다.

나무는 뿌리가 먼저 늙고, 사람은 다리가 먼저 늙기 때문에 50대는 한 시간, 60대는 두 시간, 70대는 세 시간을 걸어야 한다고 한다. 그러나 나이가 들수록 모든 운동은 자신의 몸에 맞게 조금씩 조금씩, 천천히 천천히, 조심조심해서 몸에 무리가 가지 않도록 하는 것이 현명하다.

(1) 심폐 기능 향상을 위한 유산소 운동

유산소 운동은 에너지 대사에 산소가 필요한 경우로 에너지원으로는 주로 포도당과 지방산이 이용된다. 가벼운 운동을 오랫동안 지속할 수 있고, 큰 근육들을 리드미컬하게 움직이게 한다. 심장, 혈관, 호흡기 계통의 건강을 위해서는 누구나 반드시 해야 하는 운동이다.

유산소 운동은 걷기, 조깅(시속 8km), 수영, 등산, 계단 오르기, 자전거 타기, 줄넘기, 달리기, 에어로빅 등을 적어도 30분 이상, 1주일에 3회 이상 하는 것이 좋다. 줄넘기 30분은 세상에서 가장 신나는 건강법이지만 나이가 들수록 위험이 따른다. 달리기는 우울한 기분을 없애주나 역시 위험이 따른다.

무릎이 약한 사람은 걷기보다는 고정 자전거 타기가 좋으며, 춤은 최고급 유산소 운동으로 자유롭게 자신에게 맞게 몸 구석구석을 다양하게 움직여 주는 운동이다.

유산소 운동은 운동 시간이 길고, 운동의 강도가 높아지면 칼로리 소모량도 증가한다. 그러나 운동 속도만 증가시키는 것은 열량 소비 증가에는 전혀 도움이 되지 않는다.

① 혈관 노화 방지는 유산소 운동

심장의 혈액 순환이 촉진되어 심장병 및 동맥경화 등 심혈관 질환이 예방되고, 폐 기능이 향상되며, 뇌혈관의 혈류가 좋아져 뇌졸중도 치매도 예방된다. 순환과 발한으로 혈액을 정화시켜 콜레스테롤 수치를 낮추어 혈관 노화도 억제하며, 체지방이 조절되어 비만도 조절된다. 근육과 골격계의 힘이 강화되어 스태미나를 강화시키고 체력도 향상된다.

따라서 당뇨, 비만증, 골다공증을 예방하거나 치료하며 온몸의 적응도를 높여주고 신경 계통도 안정시켜 스트레스, 불안, 우울증, 피로감 등이 경감된다. 또한 면역계도 활성화시키고, 내분비 대사도 개선한다. 장기에 산소 공급량이 많아져 장기들의 기능 효율이 높아지고, 과식으로 인한 손상된 장기를 회복시켜준다.

② 체내 지방을 줄이는 유산소 운동

다이어트는 몸무게를 줄이는 것이 아니라 체내 지방을 줄이는 것이다. 그런데 체중을 급속 감량하면 수분과 근육, 골밀도 등은 낮아지지만, 정작 지방은 줄지 않는다.

몸은 갑자기 영양이 부족하게 되면 근육 조직의 에너지 소비량이 줄면서 지방을 최대한 저장하려고 하여 도리어 체중이 늘어나는 요요 현상이 일어난다.

유산소 운동은 그 자체로 열량을 소모하고 몸의 대사량을 증가시키므로 근육은 강화되고 지방은 줄어든다. 따라서 면역력을 높여 체중 감소에 따른 부작용도 막아주기 때문에 다이어트는 반드시 유산소 운동을 함께 해야 한다.

우리 몸은 운동하면 탄수화물, 지방, 단백질순으로 에너지를 이용한다. 운동 강도가 셀수록 탄수화물을, 약할수록 지방을 에너지로 사용한다.

비만 조절을 위한 운동은 낮은 강도로, 운동 시간이 길수록 지방을 태우는 데 유리하다. 높은 강도로 짧고 강하게 힘든 운동을 하는 것보다는 가벼운 운동을 30분 이상 오랫동안 하는 것이 훨씬 더 효과적이라는 것이다.

일반적으로 체중을 10㎏ 줄이면 내장 지방은 30%가량 감소한다. 즉 허리둘레와 체지방을 줄이려면 유산소 운동을 통해 에너지를 소비하는 것이 최선이다.

③ 기본 유산소 운동 '15분 이상 걷기'

지방을 주로 사용하는 운동은 무엇인가? 그것은 바로 아주 쉬운 운동법 15분 이상 '걷기'이다. 지방은 그 분해 과정이 복잡하여 단거리 달리기나 마라톤을 하여도 미처 분해하지 못한다. 걷기를 시작하여 최초 1~2분은 산소를 필요로 하지 않기 때문에 혈관에 있는 에너지를 사용한다. 이때 탄수화물을 에너지원으로 하는 무산소 운동을 한다.

걷기 운동은 10분이 지나야 서서히 근육에 산소가 공급이 되고 유산소 운동의 효과가 나타나기 시작한다. 15분 이상 지나면 본격적으로 지방을 분해하여 에너지원으로 사용하기 시작한다. 최소한 30~40분 정도 쉬지 않고 걸어야 효과가 있으며, 식후 1시간 정도 걸으면 혈액 속 당분이나 중성지방이 소비된다.

미국 국립보건원이 권하는 걷기법은 5분간 천천히 걸은 다음 5분은 속도를 내 빠르게 걷고 다시 5분간 서서히 걷는다. 이 같은 걷기를 매주 세 번 이상 하며, 매주 빠른 걷기 시간을 2~3분씩 점차 증가시키라는 것이다.

④ 만성 피로, 우울증엔 휴식보다 '걷기'

활기찬 발걸음은 교감 신경 스위치가 켜지면서 아드레날린이 분비되도록 한다. 그래서 혈액 순환이 잘되어 뇌에 산소 공급이 효과적으로 이루어지게 하기 때문에 집중력과 추상적 사고력이 15% 향상되며, 호르몬 분비가 최고조에 이르게 된다.

걷기는 산소 섭취량을 증대시켜 심폐 기능을 강화하고 면역력을 높여주는 대표적인 유산소 운동으로 속도보다는 지속 시간이 더 중요하다. 또한 걷기는 운동을 넘어 스트레스나 우울증, 만성 피로, 고혈압, 관절염, 골다공증, 심장병, 암 등을 예방하고 치료하는 데 적극 활용되고 있다.

⑤ '걷기' 전후 준비

걷기 전 목 스트레칭, 팔과 어깨, 허리 돌리기, 무릎 가슴으로 당기기, 무릎 돌리기, 발목 돌리기, 벽 밀기 등의 동작을 15~30초 정도로 하는 스트레칭 준비 운동은 필수적이다.

준비 운동은 근육 긴장을 완화시키고 혈액 순환을 촉진하여 몸을 부드럽게 만들어 몸을 편안하게 해주며, 근육의 상호 작용을 도와 관절과 근육의 행동 반경이 넓어지고 운동으로 인한 근육 손상을 막아 강한 운동도 할 수 있도록 한다.

걷는 동안 생긴 노폐물을 없애기 위해서는 걷기 후 마무리 운동을 해야 한다. 그리고 걷고 난 뒤 저지방 우유나 요구르트 등 유제품으로 단백질을 섭취하는 것이 근육 피로 회복을 돕는다.

⑥ 걷기의 올바른 자세

머리와 어깨, 엉덩이와 발이 일자가 되도록 서는 것이 기본자세다. 등을 곧게 세우고, 턱을 붙이고, 가슴을 펴고, 무릎을 펴고, 아랫배에 힘을 준 자세로 걷는 것이 중요하며, 시선은 전방 5∼10m를 응시한다. 양팔은 몸 쪽으로 붙여 일직선이 된 상태에서 앞뒤 15∼20도로 가볍게 흔들고 보폭은 최대한 넓히고 걷는다. 무릎은 부드럽게 움직이면서 호흡은 자연스럽게, 팔꿈치는 90도로 구부리고 주먹은 자연스럽게 쥐여준다.

발은 11자 모양으로 스탠스(두 발 벌린 폭)는 좁고 일정하게 유지한다. 정상 보폭은 앞발의 뒤꿈치부터 뒷발의 뒤꿈치까지의 거리인데 키에서 100㎝를 뺀 거리가 적당하다.

발바닥이 바닥에 닿을 때 발뒤꿈치 중앙 → 발 중간 바깥쪽 → 엄지발가락순으로 닿으면서 땅을 힘차게 차는 모양새로 걷는 것이 좋다. 착지할 때 발이 받는 무게는 보통 자기 몸무게의 2∼3배가 넘는다. 발뒤꿈치부터 닿아야 체중이 골고루 분산되어 발에 가해지는 충격을 최소화할 수 있다.

일반적으로 보통 사람들은 **하루에 4,000보**를 걷는다. 우리 몸은 매일 여분의 에너지가 300cal 저장된다. 하루 만 보를 걷게 되면 300cal가 소모하게 되어 균형 잡힌 에너지 대사를 이루게 된다. 권장 운동량은 하루 평균 약 250cal를 소모하는 것이다. 그러면 1달에 7,500cal로 약 0.5kg의 체중 감량이 오고, 지속적으로 걷기를 하면 2달에 1kg 감량이 온다는 것이다.

특히 걸을 때 쿠션이 있는 신발이 좋다. 굽이 2.5cm 이하는 다리 근육을 잡아당겨 허리 통증을 유발하며, 5cm 이상인 경우는 몸의 중심이 앞으로 쏠리게 하여 근육을 긴장시킨다.

✎ Tip 올바른 족궁의 모습과 경험

발의 족궁(아치)이 올바르게 형성되어야 하중을 올바르게 분산하고 건강한 보행으로 코어 근육이 좋아진다. 알즈너 깔창은 요통, 무릎 관절, 하지 정맥류, 생리통, 무지외반증도 예방되며 파킨슨, 치매도 좋아진다.

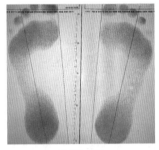

올바른 족궁

납작한 샌들을 한 달 신고 아프기 시작한 무릎과 디스크로 불편한 오른쪽 엉덩이부터 다리까지도 알즈너 깔창을 하고 걷기 시작해서 3개월부터 신기하게 좋아졌다. 10개월이 되어간다. 최근 어느 날 깔창 없이 하루 나갔다가 그날로 양 무릎이 아팠다.

(2) 근지구력 향상을 위한 근력 운동 - 10번씩 3세트

근력이란 작업이나 운동에 의한 근육에의 부하에 대하여 어느 정도 근육이 지속적으로 대응할 수 있는가를 나타내는 능력을 말한다.

근력 운동을 하면 몸을 탄력 있게 해주는 효과도 있다. 하지만 근력 운동은 무리해서 할 필요는 없다. 자신이 할 수 있는 최대치보다 낮은 수준에서 여러 번 반복한다.

먼저 스트레칭으로 팔, 다리, 어깨, 목 주변의 인대와 근육을 풀어준 뒤 근력 강화 운동을 해야 한다.

근력 운동은 허리와 엉덩이, 가슴과 팔, 등과 뒷다리, 종아리와 발목, 어깨와 위팔 뒷부분, 배, 위팔 앞부분 순서로 하는 것이 좋다.

근력 운동은 간단하게 쪼그려 앉았다 일어나기, 공간 의자에 앉아 연단하기, 의자에서 다리 흔들기, 누워서 다리 들기, 옆으로 누워 한 다리 들기, 누워서 허리 들기, 누워서 엉덩이 들어 올리기, 윗몸 일으키기 등이 있다.

특히 푸시업(팔 굽혀 펴기)은 근력과 지구력을 강화하고 스트레스 대응력을 상승시키며 생활의 활력을 증가시킨다. 유산소 운동과 근력 운동이 조화된 계단 오르기, 고정식 자전거 타기 등도 좋다. 계단 오르기는 공짜 헬스로 혈행과 신진대사가 저절로 좋아진다. 가장 가까이 있는 운동 기구로 허리, 무릎, 엉덩이 관절이 튼튼해진다. 5분 계단 오르기로 40cal가 소모된다. 그러나 나이가 들면서는 조심해야 한다.

① 근력은 기초 대사량 증가로 심장과 혈관 질환을 감소시킨다

일반적으로 근육이 1kg 늘면 기초 대사량은 하루 30kcal 증가한다. 기초 대사란 휴식이나 잠을 잘 때 체온 유지와 호흡을 위해 쓰이는 에너지가 기초 대사로 보통 하루 에너지 소모량의 60%가 사용된다.

근육량이 많아지면 같은 양을 먹어도 살이 덜 찌게 되는 것은 기초 대사량이 늘기 때문이다. 기초 대사의 가장 큰 소비 기관은 근육으로 근육이 많으면 에너지가 소비되어 비만하지 않게 된다.

중년에 살이 찌는 것은 바로 이 기초 대사 능력이 급격히 떨어지며 체지방이 늘어나기 때문이다.

평소 운동을 하지 않아 근육량이 적은 사람일수록 당뇨, 고혈압이 많이 발생한다. 근육량이 남성은 30%, 여성은 20% 이하일 때 근육이 부족한 경우이다.

남성의 경우 근육이 부족하고 복부 비만이면 그렇지 않은 사람에 비해 대사 증후군이 12.2배나 증가한다. 나이가 들면서 근육량의 감소 폭이 남성이 여성에 비해 훨씬 크기 때문이다.

근력 운동을 꾸준히 하면 좋은 콜레스테롤과 아디포넥틴(고혈압, 당뇨 등 생활 습관병에 대한 보호 인자) 수치가 높아지면서 심장과 혈관 질환이 줄어든다.

② 허벅지는 제2의 심장

신체 근육의 75%는 복부와 엉덩이와 넓적다리인 하체에 있다. 제2의 심장인 허벅지 근육은 신체를 지탱하는 역할로 허리를 보호하고 골반을 지지하여 나이가 들어도 곧고 바른 자세와 걸음걸이를 유지할 수 있게 한다.

허벅지 근육이 약하거나 적으면 무릎 관절에 직접 충격이 가해져 쉽게 손상이 온다. 허벅지 근육은 짧은 시간 운동해서 커지지 않기 때문에 단백질 위주의 식습관, 꾸준한 유산소 운동과 집중적인 근력 강화 운동을 해야 가능하다.

음식을 먹고, 에너지를 사용하고, 남은 잉여 칼로리가 허벅지 하체 운동으로 소모된다. 허벅지 앞쪽 근육인 대퇴사두근은 외부의 압력과 충격으로부터 무릎 관절을 보호하고, 퇴행성 관절염도 예방할 수 있다.

제2의 심장인 넓적다리의 근력은 기초 대사량이 높아지고 민첩성을 있게 하여 여성이 건강하게 살 수 있게 하는 힘이 된다. 허벅지는 에너지 저장고로 60㎝(24inch)는 되어야 한다. 근육은 당분을 저장해 에너지로 쓰이게 하는 당분의 창고 역할을 하는데, 허벅지 근육이 발달하여 충분한 에너지원이 저장되어 있으면 필요할 때 언제든지 사용할 수 있어 피로감을 느끼지 않고 건강한 생활을 할 수 있다.

오른쪽 허벅지의 근육은 우리 몸의 쓰레기를 태우는 소각장으로 허벅지가 굵어지면 기초 대사량이 늘기 때문에 기본적으로 소비되는 열량이 많아 비만 위험도도 낮아지고 고혈압, 당뇨, 고지혈증 등 생활 습관병을 막는 데 도움을 준다.

③ 허벅지 근력 운동은 스쾃(squat)과 런지(lunge)

스쾃팅(squating) - 10회씩 3세트

무릎과 허벅지를 위한 근육 운동으로 둔근과 무릎을 펴는 근육인 대퇴사두근의 근력을 강화하는 데 효과적이다. 허리 통증에도 효과가 있다.

상체를 세우고 양팔을 앞으로 나란히 한 상태에서 어깨너비로 양발을 벌리고 양 무릎이 발끝보다 앞으로 나가지 않도록 하고, 엉덩이를 오리처럼 내밀고, 무릎과 지면이 수평이 되는 높이까지 무릎과 허벅지를 90도 각도로 만든 뒤, 앉았다 일어섰다 하는 동작으로, 일어설 때는 무릎을 다 펴지 않도록 한다.

런지(lunge)

무릎 관절 강화 스트레칭으로 앞쪽 다리의 대퇴사두근 및 뒤쪽 다리의 둔근 및 햄스트링(Hamstring)(오금:허벅지 뒤쪽의 근육과 힘줄)을 강화시키는 운동이다.

자기 보폭의 2배만큼 양발을 앞뒤로 벌린 상태에서 앉았다 일어섰다 하는 동작을 반복하는 운동이다. 이때 뒤쪽 발뒤꿈치가 들려 있어야 하며 무릎과 허벅지가 90도 각도가 될 때까지 앉는다.

위 두 운동은 허벅지 근력 운동의 기본이며 점차 세트 수를 늘려나간

다. 또 아령을 들고 하면 더 효과가 있으며 하체뿐 아니라 배, 엉덩이 등 전신 운동 효과까지 볼 수 있다

④ 여성은 왜 근육 운동을 더 해야 하나?

여자의 근육량은 남자의 3분의 2밖에 안 된다. 남자는 테스토스테론이 많이 분비되어 근육이 발달하고, 여자는 에스트로겐이 많아 지방질이 발달되었다. 여자도 적당한 근력이 있어야 활동적이고 활력있는 삶을 살 수 있다.

근육은 우리 몸의 뼈를 지지하고 보호해주는 역할을 한다. 근육이 있어야 척추뼈가 지지를 받아 요통이나 디스크 발생을 예방할 수 있다. 지방이 에너지를 축적한다면, 근육은 에너지를 소비하는 조직으로 비만 방지에도 효과적이다.

40대 이후 여성은 매년 약 1%씩 근육량이 감소하기 때문에 지속적인 근력 강화 운동으로 근육량을 늘리는 체질 개선을 해야 한다.

근육 세포는 지방 세포보다 대사 활동량이 8배 이상 높기 때문에 근력 운동을 하면서 다이어트를 하게 되면 요요 현상 없이 체중을 감량할 수 있다.

나이 들수록 근력과 근지구력을 지속적으로 유지시켜야 몸을 재빠르게 움직일 수 있다. 근육량이 줄면 몸의 유연성이 떨어져 낙상 위험도 커지며 삶의 질도 점점 낮아지게 된다.

⑤ 성과 연령에 따라 살찌는 부위는 다르다

성과 연령에 따라 지방 분해와 저장에 관여하는 효소의 활성 부위가 다르기 때문에 살찌는 부위가 다르다. 지방을 저장하는 효소인 리포단백리파제라는 사춘기에는 엉덩이, 허벅지에서 활발하고, 중년이 되면서 복부에서 활성화한다.

반면 지방을 분해하는 효소 수용체는 얼굴, 어깨 등 상체에 많아 살이 빠질 때는 얼굴부터 빠진다.

나이가 들어감에 따라 상체는 노폐물로 비대해지고, 하체는 운동 부족이나 무릎 관절 손상으로 부실해진다.

⑥ 내장 비만은 복부 근육 운동과 유산소 운동을 함께

피하 지방은 체온 조절과 쿠션 역할로 피부를 보호하지만, 내장 비만은 당뇨, 고혈압, 고지혈증, 관상 동맥 질환 등의 주요 원인이 된다. 허리둘레가 남성 90cm(35.4inch), 여성 85cm(34inch) 이상이면 전형적인 내장 비만이다.

내장 비만의 원인은 먹는 만큼 움직이지 않아 남은 기름이 장기 사이에 축적되기 때문이다. 따라서 뱃살을 빼려면 에너지 소모량을 늘려서 지방을 태워야 한다. 지방이 많고 근육은 없는데 복근 운동을 하면 **지방이 줄지 않는다**. 감량된 체중을 유지하기 위해서는 복부 근육 운동이 필수적이다.

뱃살을 빼려면 달리기, 수영, 줄넘기, 자전거, 등산, 에어로빅, 댄스 등 유산소 운동과 함께 윗몸 일으키기, 상체 뒤로 젖히기, 상체 앞으로 굽히기, 상체 돌려주기 같은 복근 운동을 반드시 병행해야 한다.

윗몸 일으키기는 대표적인 복근 운동이지만 복부 근육을 발달시키기 위한 운동이지 에너지를 소모하거나 복부 지방(살)을 줄이는 운동은 아니다.

특별히 식스팩, 초콜릿 복근을 위한 운동은 바닥에 누워 무릎 세운 후 양손은 머리 뒤 깍지를 끼고 좌우 비틀어 윗몸 일으키기, 윗몸 일으킨 자세에서 상체 유지하고 두 다리와 두 팔을 45도로 들어 올리기 등이다.

⑦ 복근 자극 운동

낙타 자세는 양 무릎을 바닥에 대고 양손은 허리에 대어 뒤로 허리를 젖히면서 머리도 젖히고 양손을 천천히 발목을 잡고 가슴과 허리를 펴는 자세로, 3분간 유지한다. 틀어진 몸을 교정하고 복부를 단단하게 만들어 위장 기능을 강화하고, 복부 비만을 방지하는 효과가 탁월하다.

활 자세는 엎드려서 양손으로 양발을 잡고 머리를 들면서 상체와 하체를 동시에 들어주는 자세로 장의 연동 운동을 도와 변비와 소화 불량을 없애준다.

메뚜기 자세는 엎드려서 양팔은 몸에 붙이고 양다리와 하체를 들어올리는 동작으로 불면증 치유에 도움이 된다.

전굴 자세는 양다리를 뻗고 앉은 자세에서 양팔을 위로 뻗어서 그대로 가슴을 다리에 붙이는 동작이다. 허벅지와 햄스트링 스트레칭과 복근 자극에 효과적이다.

쟁기 자세는 누워서 양손을 바닥에 붙이고 양발을 머리 위로 해서 바닥에 붙이는 동작이다. 등, 허리, 복근을 자극하고 위 소화 기관의 활동을 원활하게 하는 데 효과적이다.

⑧ 특정 부위 지방 분해는 '마사지'

운동을 꾸준히 하되 특정 부위의 지방이 잘 분해되도록 하려면 **마사지를 통해 혈액 순환을 활발하게 해주는 것이 좋다.** 마사지는 팔다리 끝에서 몸 중심 쪽으로 가볍게 밀어주고, 복부나 엉덩이는 손바닥으로 둥글게 문지른다. 통증이 느껴지지 않을 정도로 가볍게 마사지하면 된다.

⑨ 안 쓰는 근육 자극도 필수

근육이 퇴화하면 통증이 느껴지지 않음에도 몸이 뻐근하고 조금만 움직여도 지친다. 스트레칭으로 평소 잘 안 쓰는 근육도 퇴화하지 않도록 자극하여 몸을 풀어주어야 한다.

두 손을 어깨를 짚고 팔꿈치로 큰 원을 그리며 돌리기, 뻣뻣하게 굳은 목 주위 근육을 풀어주는 **어깨 돌리기,** 등 중간 부분을 의자의 맨 윗부분에 댄 뒤 머리 뒤에 깍지 끼고 가슴을 펴면서 등을 젖히는 **아이아코카 자세,** 반막양근, 대퇴이두근, 비복근, 가자미근, 척추기립근을 자극하는 운동으로 앉아서 **다리 늘여주기,** 다리의 쓰지 않는 근육과 복근까지 자극을 주는 자세로 **뒤꿈치로 서 있기**, 팔 굽혀 펴기, 손가락 운동, 팔 비틀기 등이다.

⑩ 유산소 운동은 '상체 근력 운동'과 함께

유산소 운동을 많이 하는 사람은 상체 근력 운동을 반드시 해줘야 한다. 유산소 운동은 대부분 하체 근력 운동 위주여서 하체는 근육이 발달하는 반면, 상체는 근육이 줄어 왜소해질 수 있기 때문이다.

아령(덤벨)을 사용하여 팔을 위아래와 앞뒤로 흔들기, 허리를 좌우 앞뒤 원으로 흔들기

⑪ **하체 근력 운동** – 양다리 10회 반복

다리 앞으로 뒤로 뻗기, 다리 옆으로 올리기, 의자 잡고 구부리기, 의자에 앉아서 다리 뻗기, 뒤꿈치 들기

앉아서 엉덩이 들어 올리기는 무릎을 천천히 들면서 상체는 꼿꼿하게 유지, 앉아서 허벅지 뒷 근육 스트레칭으로 다리 뻗어 올리기

⑫ **아령(덤벨)을 사용한 근력 운동**

비타민 D와 칼슘을 섭취하면서 하루 20분간 덤벨(아령) 체조를 하면 골밀도와 근육량이 증가할 수 있다. 가벼운 무게의 아령(덤벨)을 천천히 오래 하면 에너지 소비가 큰 근육이 강화되면서 체지방을 태우는 데 효과적이다.

아령(덤벨)을 가지고 앉았다 일어났다 하기, 양팔로 밀어올리기 등이다. 잠을 잘 때 분비되는 성장 호르몬이 단백질을 합성시켜 근육을 만들

기에 덤벨(아령) 체조는 자기 전에 하는 것이 효과적이다. 혈액 내 당과 지방을 태워 없애기 때문에 체지방이 쌓이지 않게 한다.

(3) 유연성을 위한 스트레칭 – 기본으로 해야 할 스트레칭

스트레칭(Stretching)은 stretch(잡아늘리다, 뻗다)라는 뜻으로 몸을 유연하게 만들어 관절의 가동 범위를 넓히고 기능적으로 잘 움직이도록 돕는 운동이다. 평소에 잘 쓰지 않아 굳어 있는 관절과 근육을 풀어 유연하게 만들어 준다. 10~15초씩 정적 스트레칭 3회를 하면 근육 이완으로 엔돌핀이 방출되어 기분도 전환된다.

스트레칭은 몸의 밸런스를 맞추어 신진대사를 활성화(섭취한 영양분으로 에너지를 만들거나 필요 없는 것은 배출)시키고, 어깨 비대칭, 거북목, 손목 터널 증후군 등 자세 교정으로 근골격계 질환을 예방한다.

① 스트레칭의 원칙 – 5번씩 4회

근육에 반동을 절대로 주지 않고 서서히 지속적으로 아프지 않을 때까지만 힘을 실어주어 늘려야 한다. 스트레칭 중에는 절대로 호흡을 멈추지 않는다. 호흡을 멈추면 근육이 긴장되어 이완되지 않기 때문이다. 자연스럽게 천천히 호흡하는 것이 중요하다.

강도는 기분 좋은 통증이 느껴지는 정도로 근육이 당겨져 늘어나는 느낌이 들 때까지 한다. 시간은 정적인 스트레칭일 경우 30~60초간 정지하는 것이 좋으며, 매일 수시로 하는 것이 효과적이다. 계속 일을 할 때는 1시간마다 한 번쯤 가벼운 스트레칭으로 근육을 풀어주는 것이 좋다.

관절 운동은 손가락, 손목, 팔꿈치, 어깨, 목, 몸통, 허리, 엉덩이, 다리, 무릎, 발목, 발가락 등으로 천천히 움직인다.

스트레칭은 등, 옆구리, 목, 아래팔, 손목, 위팔, 가슴, 엉덩이, 대퇴 안쪽, 넓적다리, 무릎, 종아리, 뒷다리, 발 등 큰 근육부터 순서대로 풀어주는 것이 좋다.

② 두뇌 체조
팔다리를 서로 반대쪽으로 뻗기, 앉아서 엉덩이 흔들기, 의자를 잡고 한 다리를 뒤로 빼서 뻗는 종아리 늘이기

③ 목 스트레칭 – 5회 반복
귀를 지나는 선과 어깨 중앙선이 일직선상에 있는 바른 자세에서 한다. 거북목 증후군을 예방해야 한다.

등척성 운동으로 목 근력을 위해서 목을 동서남북과 30도 측면으로 머리가 중심을 잡은 상태에서 손바닥으로 누르면서 머리는 반대로 밀어주기

상승모근 스트레칭은 한 손으로 머리를 옆으로 당기면서 목을 좌우로 기울여 늘여주기, 견갑거근 스트레칭은 머리를 대각선으로 45도 돌린 상태에서 손바닥으로 머리 후두부를 눌러주기, 두 엄지를 턱에 대고 위로 밀면서 머리는 뒤로 젖히기, 목 뒤로 깍지 끼고 머리를 숙이기

어깨 쪽을 바라보며 좌우 목 돌리는 흉쇄유돌근 스트레칭, 턱을 앞쪽

으로 밀어낸다는 느낌으로 목 빼기, 양어깨를 귀 가까이 당겼다가 내리기 5~6번, 깍지 낀 손을 목 뒤로 잡고 양 팔꿈치를 교대로 위아래로 움직이기 양 팔꿈치를 허리에 대고, 양손 엄지를 밖으로 돌리면서 견갑골을 김밥 말듯이 접고, 머리를 뒤로 젖히기

④ 어깨 스트레칭

어깨 스트레칭은 근육 이완, 유연성 개선, 유착 예방, 근육통 경감의 효과가 있으며 15~20초 정도 유지하며 통증 없는 강도로 반복적으로 실시한다.

양손을 뒷머리를 감싸고 서서 **가슴을 펴며 뒤로 젖히기**
기지개 켜듯 깍지 끼고 **머리 위로 팔 뻗고 좌우 움직이기**
양손을 등 뒤에서 잡고 견갑골을 모으며 가슴을 내밀었다가 **앞으로 숙였다 뒤로 젖혀 좌우로 흔들기**
두 손을 등 뒤에서 X자로 교차해 잡고 당기기

목을 좌우로 돌리는 **흉쇄유돌근 스트레칭**
목을 좌우로 누르기는 **승모근 스트레칭**
머리를 45도로 돌린 상태에서 돌린 쪽 손바닥으로 좌우 번갈아서 머리 후두부를 눌러주는 **견갑거근 스트레칭**
양팔을 직각으로 벌린 상태에서 고개를 숙이지 않고 가슴을 내밀면서 양팔을 크게 벌리는 **대흉근 스트레칭**
한 팔은 반대쪽 어깨를 잡고 한 팔은 잡힌 팔의 팔꿈치를 눌러주며 반대로 고개 돌리는 **극상근&극하근 스트레칭**

양 팔꿈치를 구부려 몸통 뒤로 내밀고 주먹 쥔 손은 몸통 바깥쪽으로 밀면서 양쪽 날개뼈가 맞닿는 느낌으로 팔꿈치를 내미는 **전거근 스트레칭**

바로 앉은 자세에서 양팔을 뻗고 양손 등을 마주 보게 한 후 고개를 천천히 상하좌우로 하는 스트레칭

바르게 앉은 자세에서 허리를 곧게 편 후 양손으로 목을 감싸고 숨을 내쉬면서 고개를 앞으로 숙이기

두 팔을 앞으로 뻗어 비틀어 깍지 끼고 돌려서 풀기

⑤ 척추 근육을 강화하는 스트레칭

누워서 하는 **척추 트위스트 자세**와 **고양이 등** 자세로 척추의 S자 굴곡을 유지하며, 양팔을 앞으로 뻗고 등을 뒤로 충분히 늘여주기는 이완과 수축을 도와 혈액 순환에 좋다.

⑥ 옆구리 스트레칭

의자에 앉아 다리 위에 다리를 얹고 반대로 **몸통 돌리기**

의자에 앉은 채로 앞으로 **허리 숙이기**

서서 양발을 교차하고 한 팔은 허리, 한 팔은 머리 위로 뻗고 **옆으로 구부려 허리를 늘여주기**

서서 두 팔을 깍지 끼고 위로 들고 **옆구리 늘여주기**

무릎을 구부리고 선 채로 양팔 좌우로 옆구리 늘여주기

⑦ 허리 통증 스트레칭

척추 부위의 통증의 원인은 뼈의 구조적인 문제, 퇴행성 변화, 근육

이나 인대의 이상 등이다.

누워서 한 다리씩 90도로 뻗거나 엎드려서 다리 뒤로 들거나 옆으로 누워 다리 90도 드는 **대퇴근 스트레칭**

누워서 양팔을 벌리고 한 다리는 바로 뻗고 한 다리는 반대 허리쪽으로 뻗고 **머리는 반대쪽으로 돌리기**

누워서 한 다리를 무릎 굽혀 가슴으로 당기는 **허리 신전근 및 대둔근 스트레칭**

누워서 무릎 굽히고 엉덩이 드는 **골반 기울이기**

앉아서 허리를 세우고 발바닥을 서로 붙이고 양 무릎을 바닥에 닿도록 유지하는 **장요근 스트레칭**

서서 한 다리 발 잡고 **발꿈치가 엉덩이에 닿도록 유지하기**

⑧ 운동이 다른 '추간판 탈출증'과 '척추관 협착증'

근육이나 인대가 뭉쳐서 생기는 단순 요통은 특정 자세를 가리지 않고 운동을 해도 된다. 그러나 추간판 탈출증과 척추관 협착증은 운동을 달리 해야 한다.

'추간판 탈출증(디스크)'인 경우는 허리를 숙일 때 더 아프고 젖히면 나아지기 때문에 허리를 숙이는 자세는 피한다.

메켄지(엎드려서/서서) 운동은 아주 효과적이다.

양팔을 자연스럽게 늘어뜨리고 양측 견갑골이 서로 닿을 정도로 어깨를 뒤로 젖히고 가슴을 활짝 펴고, 이어 양손을 허리에 대고 허리를 뒤로 젖히기(10초 유지).

코브라 자세는 엎드려서 바닥에 손 짚고 머리와 상체 들기

메뚜기 자세는 엎드려서 두 다리 들어 뻗기

보트 자세는 앉아서 머리 팔다리 들어 뻗기

구름다리 자세는 바로 누워 두 무릎 굽히고 엉덩이 들기

'척추관 협착증'은 신경이 지나는 구멍이 좁아져 허리를 숙이면 통증이 낫고 젖힐 때 심해지므로 허리를 젖히는 자세를 피한다.

누워서 양 무릎 가슴에 붙이는 윌리엄스 운동

앉아서 다리 뻗고 두 팔 벌리며 가슴 닿기

앉아서 앞으로 구부리기

스탠딩 삼각 체위는 다리 벌리고 서서 양팔 뻗고 옆으로 하여 엉덩이, 척추, 머리가 일직선이 되게 하는 자세

어깨 결림과 만성 피로에 좋은 고양이 자세

비둘기 자세는 앉아서 한 다리 펴고 한 다리 무릎 세워 반대 팔꿈치를 무릎에 대고 밀면서 머리 돌리며 척추를 비틀기

⑨ 허리 굽음증 예방 운동 – 5초 10회

허리 신전근 강화 운동은 팔꿈치로 윗몸 일으키기

둔근 강화 운동은 엎드려서 다리 뒤로 들어 올리기

무릎 강화 운동은 의자에 앉아 한 다리씩 90도 올리기

⑩ 허리 강화하는 기공(동작은 부드럽게, 호흡은 고요하게 조절)

두 발을 넓게 벌리고 서서 무릎을 굽히고 자세를 낮추고, 허리를 왼쪽으로 돌려 최대한 틀어준다. 동시에 두 손목을 꺾고 오른손은 앞으로

왼손은 등 뒤로 뻗고, 목도 왼쪽으로 틀어주는 자세 - 3초 좌우 20회

의자에 앉아서 두 발을 자연스럽게 벌리고 발바닥을 붙이고 왼쪽으로 허리를 틀어 등받이를 잡고 멈추는 자세
의자에 앉아서 무릎 펴기
좌우 번갈아 한 발로 서기

⑪ 생리통 혈액 순환 스트레칭
생리통은 자궁 부위의 혈액 순환이 원활하지 못하여 발생한다.
혈액 순환을 위한 허리 돌리기
두 다리 뻗고 두 팔로 발끝 잡고 허리 구부리기
엎드려서 두 손으로 두 발 잡기

⑫ 좌골신경통 예방으로 신체 균형 유지
서서 무릎에 두 손을 얹고 **무릎을 좌우로 돌리기**
앉아서 양다리를 벌리고 **몸통을 좌우로 틀어주기**
발바닥을 마주 대고 앉아 **발끝을 잡고 허리 숙이기**
누워서 다리를 뻗은 채 좌우로 둥글게 돌려주기

⑬ 무릎 관절 스트레칭 - 각 10초 10분 내외 하루 2회
선 자세에서 뒤꿈치 들기, 누워서 발목 펌핑 운동
런지(lunge) 걷기는 3초간 유지한 후 다음 발을 내딛기
브릿지 운동은 누워서 무릎 굽히고 엉덩이 드는 자세
앉아서 발바닥을 붙이고 **양 무릎을 바닥에 닿게 누르기**

누워서 양손으로 한 다리를 가슴 쪽으로 당기고 다른 다리는 무릎 위로 올리기

앉아서 등을 펴고 한 다리는 편 자세에서 한 다리를 가슴 가까이 당기기

대퇴사두근(허벅지 앞) 늘이기는 서서, 엎드려서, 옆으로 누워서 한 다리의 발을 잡고 발꿈치가 엉덩이에 최대한 닿기

⑭ 슬관근(허벅지 뒤)과 슬와근(정강뼈) 스트레칭

선 자세에서 벽 밀기는 양손을 벽에 대고 뒷다리는 발바닥이 떨어지지 않게 펴주고, 앞다리는 무릎을 굽히기

선 자세에서 뒤꿈치 들기

적당한 높이의 물체에 한 발을 올리고 무릎을 최대한 펴고 허리는 편 상태에서 발등을 몸쪽으로 당기기

⑮ 다리 스트레칭

누워서 두 손으로 두 발끝을 잡고 무릎을 쭉 펴주기

앉아서 두 다리를 양쪽으로 벌리고 한 팔씩 엇갈려 반대 발끝에 닿도록 늘여주기

앉아서 한 다리 뻗고 한 다리는 구부린 상태에서 허리는 곧게 펴고 골반은 앞으로 기울여 발끝에 손닿고 허리를 숙이기

⑯ 발목 관절 운동

양 발끝을 몸쪽으로 당기는 **배측굴곡**

의자에 앉아서 발뒤꿈치를 들었다 내렸다 하는 **저측굴곡**

양팔을 벽에 짚고 벽을 밀면서 앞다리는 구부리고, 뒷다리는 뒤로 뻗어 비복근, 가자미근(종아리) 스트레칭

벽에 한발 끝을 붙이고 30초간 서 있다가 천천히 몸을 앞쪽으로 벽에 붙이는 아킬레스 스트레칭

몸의 균형을 잡고 서서 발등을 몸쪽으로 잡아당기기

발등을 바닥에 닿게 앉아서 체중으로 앞·뒤쪽을 서서히 눌러주는 전경골근 스트레칭

발목 앞뒤 젖히기와 발목 좌우 돌리기로 발목 인대를 강화시키고 종아리와 앞 허벅지의 경직된 하체를 풀어주기

무릎 냉기를 뽑아주고 자기 전에 하면 숙면에 효과가 있는 발끝 부딪히기

(4) 자기 전 뱃살 줄이기 운동 – 누워서 20회

윗배(상복) 운동은 양쪽 무릎을 세우고 손을 다리 위로 뻗고 상체 들어 올리기를 하는데 목이 힘들면 손으로 목을 잡아도 된다. 소화 불량 개선 효과가 있다.

아랫배(하복부) 운동은 두 다리를 가슴 쪽으로 들어 올리는데, 꼬리뼈에서 허리뼈까지 들어주어야 효과가 있으며, 체지방 분해와 뱃살을 줄이고 복통과 요통을 해결한다.

옆구리 군살을 줄이기 위해서는 다리 들고, 몸을 옆으로 눕히고, 얼굴은 반대로 하여 1분 정도 있는다.

복부 마사지는 시계방향으로 손바닥으로 누르면서 배 돌리기와 손가락으로 구석구석 배 찌르기를 하는데, 이 동작은 체지방을 자극하여 분해시킨다.

앉으나 서나 누워서도

(1) 누워서 아침저녁 운동 - 양쪽 10회 이상

모관 운동, 발목 돌리기, 자전거 타기, 합장 합족 운동, 올챙이 운동, 사이드 플랭크, 발끝 부딪히기

무릎 세우고 엉덩이 털기

양 무릎 좌우로 바닥에 붙이며 머리는 반대 방향

누워서 양팔을 벌리고 한 다리를 반대쪽 허리 옆으로 뻗고 머리는 반대쪽으로 돌리는 코어 운동

손은 바닥에 대고 무릎 굽히고 엉덩이를 든 브릿지 자세

얼굴 세수하기, 머리 빗기, 좌우 목을 쓰다듬기, 권투하기

손바닥 펴기, 깍지 끼고 손목 돌리기

한 다리씩 일직선(90도)으로 들기와 두 다리 함께 들기

옆으로 누워 팔 돌리기, 다리 90도 들기, 다리 뒤로 뻗기

옆으로 누워 발목을 잡고 엉덩이에 붙였다가 바로 누워 무릎을 가슴에 붙이기

(2) 엎드려서 하는 운동

코브라 자세, Push Up

양 팔꿈치와 발끝으로 지탱하는 플랭크 자세

고양이 등 구부리기 자세와 무릎을 구부리고 양팔을 머리 위로 뻗고 가슴을 바닥에 붙이고 늘여주는 고양이 자세

양팔은 바닥에 붙이고 두 다리 들어 올리는 메뚜기 자세

배만 바닥에 붙이고 두 팔과 두 다리 드는 슈퍼맨 자세

양 발목을 잡고 상하좌우로 굴리기

(3) 바닥에 앉아서 하는 운동

허리를 세우고 발바닥을 서로 붙이고 양 무릎을 바닥에 닿게 누르는 **장요근 스트레칭**

한 다리 뻗고 한 다리는 무릎을 굽히고 **몸통 비틀기**

다리 벌리고 고개 들고 **앞으로 엎드리기**

두 다리 붙이고 목 뒤로 깍지 끼고 엎드리기

양 엄지를 턱에 대고 위로 밀면서 머리는 뒤로 젖히기

목 뒤로 깍지 끼고 머리를 숙이기

턱을 앞쪽으로 밀어낸다는 느낌으로 목 **빼기**

두 팔을 하늘 쪽, 머리 뒤, 등 쪽으로 깍지 끼고 늘이기

머리를 옆으로, 머리 45도로 손바닥으로 머리 누르기

(4) 의자에 앉아서 하는 운동

골반 근육 강화 운동인 케겔 운동

등 중간 부분을 의자의 맨 윗부분에 댄 뒤 머리 뒤에 깍지 끼고 가슴을 펴면서 등을 젖히는 **아이아코카 자세**

대둔근, 반막양근, 대퇴이두근, 비복근, 가자미근, 척추기립근 등을 자극하는 앉아서 **다리 늘여주기**

두 손은 어깨를 짚고 팔꿈치로 큰 원을 그리면서 돌려 굳은 목 주위 근육을 풀어주는 **어깨 돌리기**

양팔을 뻗고 양손 등을 마주 보게 한 후 고개를 천천히 상하좌우로 **스트레칭**

동서남북, 측면으로 목을 손바닥으로 밀고 머리는 반대로 미는 목 근력 강화 운동

(5) 서서 하는 운동

전신 털기, 절 운동, 접시 돌리기, 관절 댄스, 벽 Push Up

전신 두드리기는 얼굴, 머리, 팔(동서남북), 가슴, 배, 엉덩이, 다리(동서남북), 발순으로 두드려 혈액 순환시키기

뒤꿈치로 서 있기는 다리의 쓰지 않는 근육과 복근까지 자극을 주는 자세로 팔자로 서서 뒤꿈치를 들고 숨을 들이마시고, 뒤꿈치를 붙이면서 날숨으로 내쉬기

척추 메켄지 운동은 양팔을 자연스럽게 늘어뜨리고 양측 견갑골이 서로 닿을 정도로 어깨를 위로 젖히고 가슴을 활짝 편다. 그리고 양손을 허리에 대고 뒤로 젖히기

합장하고 빈 의자에 앉은 자세로 두 발을 모으고 선 자세에서 두 손을 합장하고, 뒤꿈치를 높이 들고 두 무릎을 굽혀서 최대한 자세를 낮추고 **명상하는 연단 자세**

땅바닥에 손 닿기, 다리 벌리고 손 교차해서 땅 닿기

경맥 자극하는 목 기공 자세로 두 발 벌리고 무릎 굽히고 한 손은 열중쉬어, 한 손은 목 뒤로 해서 턱 끌어당기기

양손을 허리 뒤에서 잡고 견갑골을 접으며 가슴을 내밀었다가 **앞으로 머리를 숙였다 뒤로 젖혀 좌우로 흔들기**

한 팔은 반대쪽 어깨를 잡고 한 팔은 **팔꿈치를 당기기**

양손을 뒷머리를 감싸고 서서 **가슴을 펴며 뒤로 젖히기**

한 팔로 한 팔을 최대한 안으면서 반대로 고개 돌리기

깍지 끼고 머리 위로 팔 뻗고 좌우로 움직이기

양팔을 앞으로 뻗고 등을 뒤로 보내며 충분히 늘여주기

두 팔을 앞으로 뻗어 비틀어 깍지 끼고 돌려서 풀기

한 발을 잡고 서서 발꿈치가 엉덩이에 닿도록 하기

개미처럼 소식하고

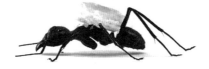

거북이처럼 천천히 느리게

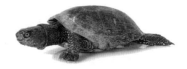

그리고 욕심내지 말고

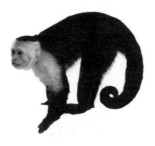

원숭이처럼 많이 움직이는 습관이 중요하다

6장

노하우 5

리듬 있는 습관들이기
(Rhythmical Life-Habit)

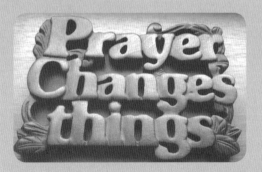

원하는 만큼 상황은 변한다

자고, 먹고, 놀며 즐기는 나만의 리듬

(1) 필수적으로 돌아가는 생리적 리듬 3+1가지

인간이 살아가면서 필수적으로 해야 하는 3가지는 잘 먹고, 잘 자고, 잘 배설하기이다. 이 세 가지 중 한 가지라도 잘되지 않는다면 인간은 살아가기가 힘들다. 물론 질 높은 삶을 살기 위해서는 잘 놀기까지 해야 한다. 습관적으로 잘할 수 있도록 노력하면 수월해진다.

몸에 음식이 갑자기 많이 들어오거나 적게 들어오면 몸은 비상사태가 일어나 호르몬 균형이 맞지 않아 몸에 이상이 생긴다. 따라서 식사는 자신의 습관대로 하루 3끼 혹은 2끼, 1끼를 규칙적으로 먹는다. 이완이나 족욕으로 평균 8시간 규칙적인 수면은 꼭 하도록 한다. 부족한 수면은 몸과 마음에 여러 가지 문제가 발생한다. 물과 섬유소를 많이 먹고, 운동이나 일, 활동으로 배설이 잘되도록 해야 한다.

(2) 바른 섭생은 무병장수의 비결

인간은 오래 살면서 삶의 질을 높게 유지하고 싶어한다. 건강하게 오래 살기 위한 가장 중요한 비결은 무엇일까? 건강 관리를 잘하여 병에 걸리지 않고 오래 살도록 하는 바른 섭생이다.

한의학에서 가장 오래된 경전인 《내경》에서는 음식을 절도 있게 먹고, 리듬 있는 생활을 하며, 몸을 무리하게 괴롭히지 않는 것이 천수를 누리는 비결이라고 한다. 반대로 술을 음료수처럼 마시고, 망령스럽게 행동하며, 취한 채로 성관계를 가지고, 욕정으로 체력을 고갈시키고, 오로지 쾌락만을 좇아 불규칙한 생활을 일삼으면 단명하게 된다고 한다.

즉 무병장수를 위해 가장 중요한 요인은 먹고, 자고, 배설하고, 움직이는 일상생활, 즉 자기 자신의 섭생 관리에 있다는 것이다. 2000년대 미국의 사망 원인을 보면 담배, 과도한 식사와 운동 부족, 술, 세균, 독소, 차량 총기류 순이었다.

또한 통계를 놓고 보면, 무병장수의 비결은 담배 피우지 마라, 술 많이 먹지 마라, 과식하지 마라, 골고루 먹어라, 규칙적인 생활을 해라, 운동 좀 해라, 차 조심해라 등 부모님의 가르침이 어떤 비방보다 훌륭한 섭생법이었다.

① 아침 일찍 일어나는 건강 습관

동이 트기 전에 일어나 밝아오는 태양의 일출을 보면 교감 신경이 깨어나면서 행복 호르몬인 세로토닌이 분비된다.

우울증은 아침에 일찍 일어나 햇빛만 봐도 해결된다. 세로토닌은 불안한 감정의 전달 물질인 노아드레날린과 흥분성 감정 물질인 도파민의 분비를 조절하는 역할을 한다.

그렇게 아침에 눈 뜨면서 전신을 깨운다. 머리부터 얼굴, 귀에서 발끝까지 내 몸을 귀히 여기면서 마사지를 해준다. 또한 아침에 복식 호흡 30번, 장운동 50번(오장육부 자극, 혈관 콜레스테롤 제거), 하체 무릎 근력 강화 운동(스쿼트), 진동 자율 훈련(몸의 독소를 날려버린다), 눈, 코, 귀를 바라보면서 의식을 집중하는 명상 등을 한다.

② 7~8시간 필수적인 수면 습관

최근 OECD 조사에 의하면 우리나라 평균 수면 시간은 7시간 49분으로 회원국 평균 수면 시간인 8시간 22분보다 33분이 부족한 것으로 잠을 가장 적게 자는 나라로 꼽혔다.

우리나라는 전 국민의 1.1%인 57만 명이 수면 장애를 호소하고 있다. 17시간 동안 잠을 자지 못하면 의식이 혈중 알코올 농도 0.05% 상태와 비슷할 정도로 숙면은 신체 기능을 회복시키는 데 아주 중요한 역할을 한다.

하루 5시간 미만으로 잠을 자면 취침하는 동안 이루어지는 **산소 공급**이 줄어들고, 신체적 스트레스 증가로 인해 혈압이 상승하기 때문에 **고혈압 발병률**이 높아진다. 수면이 부족하면 스트레스 호르몬의 일종인 그렐린이 공복감을 높이고, 식욕을 억제하는 호르몬인 레프틴이 감소하기 때문에 늦게 잠을 잘수록 체지방 축적이 잘 이루어져 비만 원인이 된다.

수면 시간이 4시간 이하인 사람들의 불안 장애 위험도는 7시간을 자는 사람보다 4배 이상 높았고, 우울증 위험도는 3.7배에 달한다. 수면 장애와 우울증은 깊은 관련이 있다.

또한 수면 부족은 뇌세포에 염증을 일으켜 뇌에 아밀로이드 타우단백질이 쌓여 뇌세포의 신호 전달을 막아 뇌 모세혈관이 막히는 혈관성 치매의 원인이 되기도 한다.

평균 하루 7시간을 잔 경우 사망률이 가장 낮고, 7시간을 중심으로 양극단으로 갈수록 사망률이 증가한다. 성인 권장 수면 시간은 7~8시간이다. 과도한 수면도 생체 리듬을 깨뜨려 수면을 방해하므로 일정한 시간에 자고 일어난다.

③ 뇌 기능을 극대화시키는 습관 – 잘 먹고 자고 쉬는 게 최고

몸은 운동으로 단련하듯 뇌는 평소 습관에 따라 기능이 좌우된다. 햇볕, 신선한 공기, 왕성한 식욕, 깊은 밤잠, 칭찬, 인정, 사랑의 말, 양손 쓰기, 운동, 웃음 등 10가지가 돈 안 들이고 뇌력을 키우는 습관이다.

충분한 수면과 휴식은 뇌의 재충전과 기능 유지를 위해 반드시 필요하다. 뇌는 쉬는 동안 회복과 정리, 통합과 저장 같은 역할을 하며, 숙면을 취할 때 뇌세포 간 연결이 튼튼해진다. 하루에 공급되는 열량의 20%가 뇌에서 소비되므로 균형 있는 영양 섭취는 뇌를 위해 아주 중요하다. 뇌는 오전에 활발하므로 되도록 아침밥은 챙겨 먹는 것이 좋다.

음식은 천천히 오래 씹어야 뇌가 자극되어 사고력과 표현력이 높아진다. 특히 두뇌 음식인 콩, 된장, 고추장, 청국장, 등 푸른 생선, 계란, 우유, 견과류, 해조류, 녹황색 채소 등을 많이 먹는 것이 좋다.

뇌 기능 향상을 위해 수시로 뇌를 자극하는 방법도 유용하다. 마사지 방법에는 머리 꼭대기 백회혈 누르기, 양쪽 귀 옆으로 잡아당기기, 눈살과 눈썹 등 얼굴 마사지, 혀로 입천장 자극하기, 목과 어깨 결림 풀기 등이 있다.

뇌 기능을 극대화시키는 방법은 복식 호흡을 생활화하고, 새로운 운동과 취미 활동을 통해 틀에 박힌 일상생활에서 벗어나려고 노력하는 것이다.

뇌 건강을 위해서 평소 **피해야 할 것**은 스트레스, 뇌에 주는 물리적인 충격, 텔레비전 시청이나 홍차, 커피 등 카페인 음료와 청량음료, 조미료나 식품 첨가제 등이다.

④ 건강하게 오래 사는 기본 습관

절제하는 소식(칼로리 30% 감소하는 절식) 습관

느리고 반복적인 유산소 운동과 많이 **움직이는 습관**

누구나와 친하게 지내고 어울리며 스트레스 관리를 위해 **운동, 명상, 이완하는 습관**

독서, 외국어, 악기, 춤, 자서전, 여행 등 **두뇌 활동 습관**

금주, 금연, 탄 것 안 먹기, 자외선 차단, 정상 체중, 항산화제로 **암을 예방하는 습관**

고혈압, 콜레스테롤, 체중, 스트레스를 관리하고, 금연과 저지방 식이로 동맥경화를 관리하는 습관

⑤ 잘못된 식사 습관

허겁지겁 빨리 먹는 습관은 인슐린 분비가 활발해져 지방 분해를 방해한다. **끊임없이 먹는 습관**은 계속적인 인슐린 분비로 지방이 쌓인다. **자기 전에 먹는 습관**은 밤에는 휴식과 재충전을 조절하는 부교감 신경계의 작용으로 영양 흡수와 지방 저장이 왕성해진다. **한꺼번에 몰아 먹는 습관**은 굶는 동안 몸이 본능적으로 에너지 충전을 위해 지방을 아껴 쓰다가 갑자기 음식이 들어오면 최대한 저장하려고 한다. **패스트푸드를 즐겨 먹는 습관**은 음식 자체의 열량이 높은 데다 조미료와 소금기가 많아 콜라 등 음료수와 샐러드 등을 곁들어 먹어 과식이 된다.

⑥ 공복감을 느끼는 식사 습관

나이가 들면서 점차 성장 호르몬이 감소하는데 배가 고픈 공복감을 느끼면 회춘 호르몬인 성장 호르몬이 분비된다.

음식을 소화, 흡수하는 곳이 소장인데 소장에 음식이 들어가지 않으면 소장에서 모틸린이라는 단백질이 분비된다. 모틸린은 위장에 음식물을 보내라고 명령을 내리고, 위장은 수축 운동을 해서 남아있는 음식물을 소장으로 보내려고 한다. 이때 위 속에 있는 공기가 움직이면서 꼬르륵 소리를 내는 공복기 수축이 온다.

그런데 모틸린이 위장을 쥐어짜도 음식물이 들어가지 않으면 위 점막에서 그렐린이라는 단백질이 분비된다. 그렐린은 뇌의 시상하부에 작용해 식욕을 촉진시키는 동시에 뇌하수체에 작용해 회춘 호르몬인 성장 호르몬을 분비하게 된다.

공복감이 주는 좋은 점이 회춘 호르몬인 성장 호르몬(노화를 예방)을 분비시키고, 장수 유전자인 시르투인(섭취 열량을 줄이면 발현되는 장수 유전자)을 살아나게 하여 기적의 호르몬인 아디포넥틴(지방 조직에서 만들어지는 단백질 일종으로 비만, 당뇨병, 동맥경화를 막아주는 기능)을 생성한다.

반면 포만감을 느끼면 지방이 연소되면서 아디포사이토카인이라는 물질이 나와 혈관의 내피세포를 손상시켜 동맥경화를 일으키는데, 공복감을 느끼면 지방 세포에서 기적의 호르몬인 아디포넥틴이 분비되어 아디포사이토카인이 손상시킨 상처 구멍을 치료한다.

(3) 성장 호르몬을 충전하는 습관

뇌는 대뇌, 소뇌, 뇌간으로 구분되는데 뇌간(시상하부)에서 자율신경계와 뇌하수체선으로 나누어진다. 여기서 뇌하수체선은 시상하부의 제어를 받아 다른 내분비선(호르몬 분비)들을 제어시키기 때문에 마스터 내분비선이라 한다.

뇌하수체선의 전방부에서는 성장 호르몬, 프로락틴, 갑상선 자극 호르몬, 항부신 피질 성호르몬 등을 분비시키고 중엽엔 멜라노싸이트 자극 호르몬을 분비시키며, 후방부엔 항이뇨 호르몬과 옥시토신을 담당한다.

이러하듯이 호르몬계(갑상선, 부갑상선, 부신선, 성선, 췌장선, 송과선) 작용을 뇌간(시상하부)에서 제어하는데, 대뇌의 등면을 따라 앞으로 뻗어있는 송과선(인체 생체 시계)에 의해 밤에 숙면을 취할 때 우리 몸은 면역력이 생기며 신진대사와 성장 호르몬의 왕성한 충전이 이루어진다.

자연 섭리와 마찬가지로 우리 몸은 항시 항상성을 유지하기 위해 충전 소모를 반복하며 생명 유지 질서를 지키고 있다. 우리 인간도 생명 유지 질서에 순응하는 마음가짐으로 **규칙적인 생활을 습관화해야** 하는 이유가 여기에 있다.

나이 들어 성장 호르몬이 감소하면 피부 재생 능력이 떨어지고 피부 탄력이 저하되나 **운동을 하면 성장 호르몬이 분비된다.** 젊음을 유지시키는 성장 호르몬 분비를 촉진하기 위해서는 탄수화물을 적게 먹고 아미노산, 단백질, 비타민, 무기질을 섭취하고 **운동과 숙면을 해야 한다.**

(4) 멜라토닌을 충전하는 습관

사람이 잠을 자는 것은 뇌 속에 있는 밤을 인지하는 호르몬인 송과선(데카르트가 '영혼이 머무는 자리'라고)에서 세로토닌과 멜라토닌을 분비하므로 자게 된다. **멜라토닌은 신경 전달 물질로 생체 리듬을 주관하는 작용을 하며 수면 유발 이외에도 뇌의 성숙이나 면역 기능 항진 등 여러 기능의 조절에 관여한다.** 어떤 종류의 암도 억제하고 걱정이나 우울증도 없애준다고도 한다.

햇빛을 인지하는 기관이 눈 속의 망막인데, 멜라토닌 분비량을 조절하는 열쇠는 망막에 도달하는 빛의 양이다.

불을 끄면 더 잠이 잘 오는 것처럼 들어오는 빛이 줄어들면 이미 만들어져 저장된 멜라토닌이 혈중으로 분비된다. 그리고 아침이 되면 혈중 멜라토닌의 양이 줄어들게 되면서 잠에서 깨어나 활동을 시작하게 된다.

이때 외부적으로 멜라토닌을 복용하면 인체 내부에서 인위적 밤이 만들어지고 수면을 촉진하는 효과를 가져온다. 그래서 멜라토닌 성분 알약으로 시차병을 극복할 수 있다. 숙면을 위해 안대를 착용하는 것도 효과적이다.

멜라토닌은 이처럼 인체의 자연적인 리듬을 통제하여 시계를 맞추고 제어하는 **역할을 한다.** 밤마다 송과선에서 분비되는 멜라토닌 덕분에 우리는 편안하게 잠이 들 수 있다. 따라서 멜라토닌이 왕성하게 분비되면 신체에서 일어나는 모든 생화학적 반응이 최소화되어 에너지가 절약되고, 세포가 편안한 휴식을 취하게 되어 신체 기능도 왕성해지고 세포의 수명도 연장된다.

(5) 66일이면 원하는 행동 양식이 익혀진다

습관이란 국어 사전적 의미는 어떤 행위를 여러 번 오랫동안 되풀이하는 과정에서 저절로 익혀진 행동 방식이거나 학습된 행위가 되풀이되어 생기는 비교적 고정된 반응 양식이다. 한자의 사전적 의미는 여러 번 되풀이함으로써 저절로 익고 굳어진 행동이라고 되어있다.

독일 자브리나 하아제가 지은 책 《원하는 나를 만드는 오직 66일》에서는 행동 양식이 저절로 익혀지기까지는 적어도 66일이 걸린다고 했다.

익숙한 생활 습관이 스트레스를 받지 않고, 건강 상태를 즉시 인지하여 빠른 대처를 할 수 있다. 일상생활을 습관화시켜야 하는 아주 중요한 이유이다.

(6) 1분, 10분, 1시간 습관의 여유

아무리 바빠도 1분의 여유를 가지고 비타민(B,C)을 먹고, 몸의 왼쪽을 사용하고 웃으면서 산다.

10분 여유로 치실은 하루 한 번이라도 사용하고, 녹차(위가 약한 사람은 삼가)를 마셔 노화를 억제하고, 암, 고혈압, 동맥경화를 예방한다. 잠에서 깨자마자 하는 코브라 자세 10번도 좋다.

1시간을 낼 수 있다면 식사는 꼭꼭 씹어서 적어도 30분 이상 천천히 먹는다. 배가 고프면 혈액 속의 유리 지방산이 증가하고 이는 곧 뇌 시상 하부의 공복 중추를 자극해 "밥을 먹어라"고 명령을 내린다. 반대로 음식물을 섭취해 혈액 속 포도당 농도가 올라가면 포만 중추가 "그만 먹어라"는 명령을 내린다.

따라서 너무 급하게 먹으면 포만 중추를 자극하기도 전에 과식 상태가 되어 비만으로 연결된다. 이런 식습관이 반복되면 공복 중추와 포만 중추가 혼란을 일으켜 폭식증으로 발전할 소지가 높다. 또 한 가지 가까운 거리는 걷는다.

(7) 두 가지의 경험으로 얻은 습관의 자신감

_✎ 경험 1

2013년 호주 시드니에서 365일 살면서 해외 생활일기를 쓰고서 처음으로 2014년 책으로 출간했다. 무엇인가 꾸준히 할 수 있는 것은 **영성***이 있어야 한다는 호주 목사님의 말씀을 듣고 힘을 받아 나 자신을 한번 시험해 보고자 380쪽이나 되는 책 한 권을 완성하게 되었다.

365일 하루도 빠짐없이 기록한다는 것은 참으로 힘들었다. 처음에는 메모해두었다가 2~3일 한꺼번에 쓰기도 했지만, 3개월이 지나면서 습관이 되어가는 것을 느꼈고, 7개월이 되면서는 하루도 쓰지 않으면 끼니를 챙겨 먹지 않은 것처럼 굶은 기

....

* 영성 : 삶의 가장 높고 본질적인 부분이며, 진정한 자기 초월을 향하는 인간의 역동성을 통합하려는 고귀하고 선한 것을 추구하는 삶의 실제

분이었다.

10개월이 되어가면서 '쓰지 않으면 살아있는 것이 아니다'라는 생각까지 들었다. 7년이 되어가는 지금도 생활일지에 건강 상태, 운동 정도까지 간단히 기록하고 있다. 찾아보면 언제 무엇을 하고 건강이 어떠하였는지 다 알 수 있다.

🖊 경험 2

2015년 11월 돌발성 난청이 오기 전 가끔 있던 편두통이 2019년 9월 다시 나타났다.

편두통은 스트레스와 함께 머리 혈관 기능 이상으로 오는 혈액 순환 장애라는 것을 인지하고, 근본적인 해결을 위해서 가끔 하던 유산소 운동을 본격적으로 해야겠다고 생각했다. 두통이 조금이라도 있으면 러닝머신 위로 올라갔다. 역시 혈액 순환이 되니까 두통이 사라졌다.

헬스장은 3개월 치 돈을 내고 3일 가면 끝이다. 그래서 그 돈으로 러닝머신, 자전거, 벨트 마사지, 스쿼팅, 벨런스 파워, 거꾸로 등을 구비하여 매일 하려고 했다.

역시 처음에는 매일 하지 못했다. 컨디션에 따라 안 하기도 했지만, 3개월이 지나면서 가끔 있던 두통도 덜해지고, 불편한 무릎도, 허리도 느낌이 없어지면서 돌리기 힘들던 목도 많이 편해졌다. 어느 순간 몸무게는 그대로였지만 배가 좀 들어갔다. 그렇게 지금은 10개월이 넘었다. 기력이 없거나 너무 힘든 경우는 가끔 3~4일 안 하기도 하지만 다시금 정신을 차리고 러닝머신에 올라가 유산소 운동을 하고, 침대에서 근력 운동과 스트레칭을 하면서 일지에 기록한다.

이제 건강책 작업이 끝나면 이 책을 보면서 거실에서 매트를 깔고 본격적으로 근력 운동과 스트레칭을 하고, 절 운동과 춤 운동도 하고자 한다. 역시 살아있다면 글을 쓸 것이고, 운동을 할 것이다. 코로나19로 밖에도 나가기 힘든 상황에서 그나마 집에서 운동할 수 있어서 다행이다. 어떤 상황에서 어떤 시간이든 최대한 즐겨야지.

세계 장수 나라 사람들의 식습관

2019년 세계 장수국의 순서는 1위는 스트레스를 안 받는 스페인, 2위 이탈리아, 3위 아이슬란드, 4위 일본, 5위 스위스, 7위 역시 스트레스 없는 호주, 그리고 우리나라는 7단계 상승하여 17위, 미국은 35위다.

스페인, 이탈리아의 장수의 이유는 지중해식 식단이고, 미국이 장수국이 아닌 이유는 약물 과다와 자살이다.

장수국들의 공통점은 날이 밝으면 일하고 해 떨어지면 잠자는 자연에 순응하고, 하느님을 믿고 절제된 삶을 살며, 가공하지 않은 자연 그대로의 곡물과 채소로 전통적인 식사를 하며 매일 발효 식품을 먹는다.

또한 노인들이 대접받는 사회 분위기가 삶의 활력소가 되어 정신 건강이 좋다고 한다.

(1) 사회적인 맛을 즐기는 지중해식 식사 습관

지중해 식단은 과일과 채소가 50% 정도, 콩과 두부 등의 단백질 식품이 25%, 식물성 기름이 25%로 구성된 이상적 식단이다. 심장 혈관을 보호하는 항산화 효과가 있고, 섬유질이나 필수 지방산, 단백질 등이 골고루 구성되어 열량은 낮고 영양가는 풍부한 최고 식단이다.

또한 건강 음식으로 전 가족이 함께 축제처럼 즐겁게 먹고, 화학적인 맛보다는 물리적인 씹는 맛을 추구하며 그것보다 더 좋은 것은 **누구랑 먹느냐 하는 사회적인 맛**으로 먹는다는 것이다.

그리고 과일, 채소, 해산물, 페다 치즈, 올리브오일, 돼지고기, 와인을 즐긴다.

(2) 단순한 삶의 이탈리아 장수 비결

유기농으로 재배한 슬로우 푸드로 느리고 비우며 단순한 삶으로 사는 것이 행복이라 여긴다. 미래의 행복을 찾는 것이 아니라 **지금 현재의 행복으로 천천히 생각하고 느끼면서 산다.**

편한 자세와 편한 마음으로 천천히 하는 생각(Slow thinking)은 전두엽 발달로 명상하는 것과 같은 효과로 만족과 행복을 찾게 해준다. 마음으로 산책하고 느긋하게 석양을 바라보는 시간으로 행복을 찾아 음미하는 시간을 가진다.

(3) 소식으로 장수하는 일본의 오키나와(섬)

과일, 채소, 돼지고기를 먹는데 소식한다는 것이다. 장수 지역과 일반 지역은 식재료의 차이고, 장수인과 일반인의 차이는 식단의 차이이다.

장수에 필요한 것은 영양, 운동, 관계, 참여이지만, 장수는 어떤 것을 먹느냐가 아니라 먹는 양이 가장 문제였다.

(4) 질병 치유 능력을 스스로 갖고 있다는 아유르베다

아유르베다(Ayurveda)는 인도의 전통 의학으로 오천 년 이상 일상생활에서 쓰여왔다. 과학인 동시에 종교이며 철학이다. 아유르베다라는 말은 생활 과학이라는 뜻의 산스크리트어(인도의 고전어)이다. 아유(Ayu)는 '삶' 또는 '일상생활'을 의미하고 베다(veda)는 '앎'이라는 뜻이다.

① 아유르베다 가르침

모든 인간은 네 가지의 생물적 또는 영적인 본능인 종교적 본능, 경제적 본능, 생식적 본능, 자유를 향한 본능이 있다.

이러한 본능을 충족시키기 위해서는 기본적으로 균형 있는 건강이 필요하다. 그래서 본능은 건강을 유지하거나 회복할 수 있도록 도와준다.

전통적인 삶의 지침에는 요가, 탄트라, 아유르베다가 있다. 요가는 신성, 즉 진리와의 결합을 가르치며, 탄트라는 에너지 조절에 대한 가장 직접적인 방법을 제시하고, 아유르베다는 생활 과학을 가르친다.

아유르베다는 병의 원인을 신체적, 심리적, 영적인 면에서 찾는 것이 특징이며, 건강과 영의 상관관계에 대한 개념은 몇천 년 동안 내려온 인도의 사상이다.

아유르베다의 구체적인 지침은 인간의 행복과 건강과 창조적인 성장을 위해서 고안된 것이다. 모든 인간은 스스로 자신의 질병을 치유할 수 있는 능력을 갖고 있다는 사실이 아유르베다에서는 가장 기본적인 전제이다.

아유르베다는 육체의 세 성분을 바타(공기와 허공), 피타(불과 물), 카파(물과 흙)로 구분하고, 이 육체의 세 성분이 평형 상태를 유지해야 하고, 소변 대변 땀의 세 가지 배설이 정상적으로 배설되어야 한다. 감각 기관이 정상적으로 기능해야 하며, 육체와 마음과 의식이 조화로운 통일체로서 작용해야 한다고 주장한다.

아유르베다의 진단법은 독특한데 '질서와 무질서의 매 순간 상호관계'를 살피고 질병의 과정은 육체의 세 성분과 조직 간의 반응이라고 보며, 질병의 증상은 육체의 세 성분의 부조화와 관련이 있다고 보고, 이들 증상이 나타날 수 있는 맥박, 혀, 얼굴, 눈, 손톱, 입술 등을 매일 관찰한다.

치료 원칙의 하나는 몸속의 독소를 제거하는 것이고, 또 하나는 독소를 중화시키는 것이다. 대부분의 경우 약물 치료, 침술, 척추 지압, 마사지, 구토법, 하제, 관장제, 코안의 약물 투여, 방혈(지혈), 음식 조절, 맛의 조절(인도의 6가지 맛), 생활 방식과 규칙성, 요가, 호흡과 명상, 만트라(암송) 등이다.

② 생활 양식을 통해 건강을 조절하는 아유르베다

해뜨기 전에 일어나 태양 광선을 바라본다.

눈을 뜬 뒤 방광과 창자를 비운다.

육체에 신선한 감각을 주기 위해 날마다 **목욕**을 한다.

8시 이전에 아침을 천천히 먹는다.

아침, 저녁 **호흡** 명상으로 몸과 마음을 신선하게 한다.

식사 전후 손을 씻고, 식사 뒤 15분 동안 **산책**을 한다.

음식에 대해 **느끼면서** 식사를 하고, 식사 중에는 말을 하지 않는다.

(침묵의 식사)

날마다 손가락에 참기름을 묻혀 잇몸을 마사지한다.

체내 독소를 줄이기 위하여 일주일에 하루 단식을 한다.

(5) 주로 생선을 먹는 에스키모 식단

그린랜드, 덴마크에 심장 질환이 없는데 이유는 오메가3 지방산인 생선을 많이 먹는다는 것이다.

자신이 선택하는 습관의 원칙

(1) 100세 장수 어른들의 습관

한자로 행복(幸福)의 '행' 자는 양 두 마리이고, '복' 자는 많은 식구가 많은 땅을 가지고 있다는 뜻이다. 장수 어른들의 특징은 많은 **가족**이 함께 살았고, 대화할 수 있는 상대가 있었다는 것이다.

첫 번째의 습관은 **규칙적인 식생활**로 평생 40분 동안 천천히 식사하고, 수십 년간 한 끼도 과식하지 않고, 소박한 식사를 한다. 맵고 짠 음식 먹지 않고, 밥, 된장국, 나물을 먹었다. 과일, 채소, 견과류를 저금하고, 술, 고기, 스트레스, 운동 부족은 대출하지 않는다. 비만이 없다.

두 번째의 습관은 **적절한 운동**을 하는 것이다. 신나게 운동을 할 때는 뼈에서 칼슘이 빠져나가지 않는다. 육식하고, 술 먹고, 운동 안 하면 골다공증이 생긴다. 운동하는 사람은 규칙적인 생활을 한다. 하루 3번 10분씩 하는 체조는 기분을 좋게 한다. 팔의 힘이 있고, 걷는 속도가 빠르고, 달리기를 잘한다. 노동과 운동은 다르다.

세 번째의 습관은 **낙천적인 생활**이다. 술, 담배를 안 하고, 세상의 모두는 스승이니 내가 배워야 한다. 자신의 삶에 최선을 다하고, 존재를 확인시켜주는 것이 중요하다. 이러한 것은 실천해야 한다. 매일 잔디를 깎는다. 장난을 좋아한다. 자식에게 의존하지 않는다. 약을 많이 먹으면 약 냄새 나고, 말을 많이 하면 말 냄새가 난다. 큰 소리로 얘기하지 마라. 입으로 떠드는 것은 소용없다.

네 번째로는 **삶의 규칙적인 리듬**을 가진다. 기상 시간과 취침 시간은 일정하고, 이른 새벽에 산책한다. 다른 사람들이 일어나기 전에 일어나 이른 새벽에 동네 한 바퀴를 산책한다. 세수는 비누칠 안 하고 뽀득뽀득 씻는다. 목욕을 매일 하여 냄새가 안 나도록 한다. 실내 온도와 습도를 조절하고 자주 환기시킨다. 곰팡이를 제거하고 먼지 진드기를 관리한다.

(2) 승리하는 습관(winning is having)

책, 강연, 여행 등으로 자신의 삶에 대한 강한 각성의 기회를 가진다. 뿌린 대로 거두게 되므로 강한 신념과 믿음으로 소신껏 노력한다. 결정적인 만남을 절대 놓치지 말고 전환점으로 만든다.

무슨 일을 하든 꾸준히 열심히 한다. 어느 순간 폭발적인 노력이 필요할 때가 있다. 원하는 것을 선택하게 되면 미치도록 집중해본다.

위대한 사람의 공통점은 솔직한 것으로 항상 반듯하게 생각한다. 새로운 것에는 실험 정신과 도전 정신이 중요하므로 실패하면 다시 거듭 도전한다.

(3) 성실(텃밭)과 유능(씨앗)은 부자 습관

부자 중에는 10명 중 1명이 유산 상속형(10%), **90%가 자수성가형**이다. 자수성가형의 30%는 전문가 집단('사'자, 운동선수, 기업), 50%가 자기 사업, 10%가 알뜰 절약형이다.

자수성가형의 특징 5가지는 빈손으로 시작하고, 절약 정신이 몸에 배어 있고, 필요한 것에는 과감히 쓰며, 신용을 목숨같이 여기고, 올바른 선택과 집중을 한다.

성실	더 부지런하다	일찍 일어난다, 습관을 변화시킨다
	약속을 잘 지킨다	시간과 말
	자기를 관리한다	건강, 인상, communication 활성화
유능	각계의 최고	최고의 전문가(남만큼 해서는 안 된다)
	경제 흐름 안다	경제신문(경제는 5년이 주기)
	글로벌 랭귀지	세계어(세계 주방장은 요리도, 언어도)
	반드시 독서	적어도 1주일 1권

(4) 메모 습관

책상, 침대 머리, 부엌, 화장실, 차 안, 가방 속 등 나의 주변 어디나 항상 메모할 준비가 되어있다. 순간적으로 떠오르는 기발한 아이디어를 잊어버리기 전에 기록하고, 할 일도 메모해두면 머리가 복잡하지 않다. 그리고 실천한다.

생각과 마음을 글로 표현하는 것은 '살아 숨 쉬는 행위'를 익히는 방법이요, 피지 못한 '마음의 소리'를 그리는 것이요, 또한 자신에게 하는 주문이다.

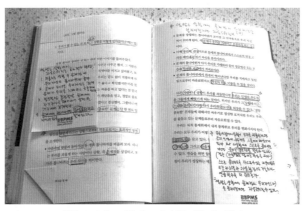

책을 보면서도 다음에 보아야 할 것을 메모한다

(5) 책으로 내공을 쌓는 억만장자들의 공통된 성공 습관

윈스턴 처칠(영국 총리 노벨문학상), 빌 게이츠(MS 하바드대 중퇴, 5개국 명예 박사), 워런 버핏(미국의 사업가, 투자가 CEO), 존 템플턴(금융인, 종교계의 노벨상 제정), 도날드 트럼펫(미국의 부동산 억만장자) 등 **세계적인 경영자들의 공통적인 성공 습관이 바로 독서이다.**

독서가 취미인 시대는 지났다. 독서는 이제 누구나 하지 않으면 안 되는 일종의 의무다. 독서를 통해 급변하는 트렌드와 시대 정신을 읽지 못하면 변화의 소용돌이에 휘말려 삶의 방향을 잃을 수도 있다.

잠들기 전 30분의 독서는 인생 터닝포인트의 핵심이다. 자기 전 30분은 하루를 마감하는 시간이며, 다음 날 기분과 생각에 영향을 미치는 시간으로 이때 분야별 책을 읽음으로써 뇌에 좋은 정보를 보내어 창의적이며 독창적인 생각을 하게 하여 긍정적인 에너지를 발휘할 수 있게 한다.

(6) 비판적 사고와 창의력을 가져다주는 책 125권

지금은 능력 개발과 자기 혁신을 통해 미래 대응 역량 강화를 해야 할 시점이다. 다가올 4차 산업혁명 시대를 준비하려면 아는 것에서 할 수 있는 것으로 가야 하고, 비판적 사고와 창의력을 함께 가져야 한다.

《가슴 뛰는 삶을 살아라》 꿈을 꿈으로만 남겨두지 마라.
《거품 예찬》 우리가 저지른 과오는 우리 스스로 씻어내야 한다.
《걷기 여행》 삶의 속도를 늦추고 삶의 물길을 틀어 남들과 다른 삶을 살아 본다.
《고요할수록 밝아지는 것들》 행위 중심의 삶은 행복이 먼 미래에 있고 존재 중심 삶은 행복이 현재에 있다.
《공감》 나의 큰 적인 자신을 다스릴 줄 아는 정신력을 가진 사람은 어떤 상황에서도 두렵지 않다.
《깊은 인생》 내 마음대로 세상 하나를 창조해본다.

《거울》 더 깊고 투명하게 나를 비추어 본다.

《건강 연습》 굶을 수 없다면 생각을 바꿔라.

《귀족으로 사는 법》 내 나이 70엔 어떻게 사나?

《그래도 계속 가라》 행복을 바라는 만큼 고통과 슬픔이 찾아오는 이유에 대한 할아버지와 손자의 대화.

《끝나지 않는 길》 지혜로운 삶을 살기 위해서는 행동에 사색이 결합되어야 한다.

《클라우스 슈밥의 제4차 산업혁명》 제4차 산업혁명은 무엇이고, 그무엇은 어떻게 변화시킬 것인가, 그것은 우리에게 어떤 영향을 끼칠 것인가? 공익을 위해 그것을 활용할 수 있는 방법은 무엇인가를 알려준다.

《나는 걷는다, 붓다와 함께》 느림. 비움. 침묵

《나는 무엇을 잘할 수 있는가》 나만의 강점을 찾아라.

《나는 이렇게 나이 들고 싶다》 엄중한 자기 구제와 당당함.

《나는 왜 늙는가》 노화의 비밀은 의식에 있다.

《나는 내가 소중하다》 스트레스와 화로부터 나를 돌보다.

《나를 찾아 떠나는 여행》 나는 누구인가? 나는 무엇인가?

《나를 발견하는 여행》 내 모습 그대로 사랑할 수 있을까?

《나이 들지 않으면 알 수 없는 것들》 내일에 대한 최상의 준비는 오늘을 최대한 누리는 것이다.

《나이 듦의 기쁨》 꿈을 가장 자유롭게 누릴 수 있는 시기는 대학 시절과 은퇴 이후다.

《낯선 죽음》 죽어가는 사람에게도 주관적인 감정으로서 느끼는 굶주림과 목마름은 채워져야 한다.

《내 인생을 살아라》 인생의 목적을 성취하는 방법을 깨닫는 것이 바로 지혜이다. - 톨스토이

《너무 일찍 나이 들어버린 너무 늦게 깨달아버린》 모든 인간관계에서 주도권은 무심한 사람이 쥐고 있다.

《너만의 명작을 그려라》 너의 마음이 어느 길로 가고자 하는지 잘 들어보아라. 그리고 온 힘을 다해 그 길을 가라.

《너의 무대를 세계로 옮겨라》 세계가 주목하는 프로가 되라. 당당함과 여유로움이 프로를 완성한다.

《네 멋대로 행복해라》 하고 싶은 일이 있다는 것은 자신을 지키고 있다는 것이다.

《내 안의 행복 찾기》 부드러운 대답이 노여움을 푼다.

《느리게 산다는 것의 의미》 인간의 모든 불행은 단 한 가지 휴식할 수 없다는 것을 아는 데서 온다.

《닥터 디톡스》 입, 위장, 췌장에서만 소화 효소가 나온다.

《당신은 행복한가》 인생의 가치는 가지고 있는 것으로 어떤 일을 하는 것이다.

《당신의 영혼을 춤추게 하라》 아기들을 보는 경우 판단하는 일을 더디게 하기 때문에 순수함이 보여 행복하게 한다.

《도시에서 행복하게 살아가는 법》 세상의 중요한 진실은 우리 눈에 보이지 않는다.

《돈 걱정 없는 노후 30년》 은퇴 이후의 삶을 준비하라.

《달라이라마의 행복론》 이것이 진정한 행복을 가져다 줄 것인가를 되물으면서 욕망을 절제할 줄 아는 것이 진정한 행복에 이르는 길.

《마음》 나를 지배하고 세상을 움직이는 힘이 마음이다.

《마음 거울》 나 하나의 마음이 청정해지면 세계가 깨끗해.

《마음에는 평화, 얼굴에는 미소》 차를 마시는 동안에는 차 마시는 일에만 집중하는 지금 이 순간에 살라고 가르친다.

《마음을 다스리는 법》 편견과 선입견의 잘못 봄을 있는 그대로 정확하게 보는 것이 위빠싸나의 명상 방법이다.

《마음이 평화로워지는 9가지 원리》 정직, 법칙, 자율, 도덕, 소욕, 지금, 집중, 명상, 긍정은 마음이 평화로워진다.

《머물지 말고 흘러라》 시작은 어제의 나를 버리는 일이다.

《멈추면 비로소 보이는 것들》 삶은 모험을 통해 영혼이 성숙해지는 학교다.

《멋있게 나이 드는 법》 자신의 미래를 스스로 만들어라.

《메모의 기술》 메모의 완성은 실천이다.

《모으지 않는 연습》 인생은 홀가분한 것이 가장 좋다.

《몰입》 천재성을 일깨워주는 열쇠가 몰입이다.

《무조건 행복할 것》 6초 이상 껴안아야 친밀감을 북돋우고 기분이 좋아지는 옥시토신과 세로토닌이 분비된다.

《밥상 혁명》 먹을거리가 사람을 공격한다.

《버리고 사는 연습》 버릴수록 넉넉해지는 행복한 무소유.

《백년을 살아보니》 조심조심 해야 한다.

《백만장자처럼 생각하라》 성공의 비결은 시작에 있다. 그 시작은 자신감이다. 사람은 자기가 생각하는 대로 되어진다.

《보이지 않는 차이》 운이 따르는 사람과 무엇이 다른가?

《비움》 내적 평정이 중요한 덕목이다.

《사람은 왜 늙는가》 노화의 비밀은 마음에 있음을 일깨워주고, 명상을 통해 육체, 정서, 영적 젊음을 유지한다.

《사랑의 가르침》 사랑하는 법을 배우다.

《살아있는 것은 다 행복하라》 행복은 스스로 만드는 것.

《삶이 나에게 가르쳐 준 것들》 눈을 감고 세상을 본다.

《상실 수업》 죽음 뒤 남겨질 사람들이 가져야 하는 열정적인 삶에 대한 가르침이다.

《생각 버리는 연습》 생각하지 않고 오감으로 느끼면 어지러운 마음이 서서히 사라진다.

《세잔의 차》 히말라야 산골에서 세잔의 차로 가족이 되다.

《속도에서 깊이로》 천천히 느끼고 제대로 생각하는 법.

《세계 어디에도 내 집이 있다》 숨 쉬고 미소 짓고 걸어라.

《세상에 마음 주지 마라》 악착같이 모아도 버려야 한다.

《세상의 절반쯤 왔을 때 깨닫게 되는 것들》 행복한가?

《손 발 다리를 주물러서 만병을 고친다》 손발을 주무르기만 해도 온몸의 혈관이 젊어진다.

《수도원 기행 1》 한 번도 가본 적이 없는 그곳으로.

《수도원 기행 2》 강한 사람은 자기가 얼마나 약한지 아는 사람이다.

《술 취한 코끼리 길들이기》 어떠한 상황에서도 참다운 자신을 잃지 않는다.

《생각 버리는 연습》빨리 많은 이야기를 하는 것은 탐욕.

《스님의 주례사》사랑에도 연습이 필요하다.

《시도하지 않으면 아무것도 할 수 없다》오늘 변하지 않으면 당신은 더 이상 물러설 곳이 없다.

《시작하는 습관》머뭇거리는 순간 기회는 지나간다.

《싫은 일은 절대로 하지 마라》미치도록 하고 싶은 일, 그것이 바로 생명의 일로서 행복한 인생을 만든다.

《아무것도 하지 않을 자유》우리는 일을 너무 많이 하고, 삶은 너무 적게 누려왔다.

《아무도 내 인생을 대신 살아주지 않는다》내 생의 최고의 스승은 나 자신이다.

《아름다운 마무리》삶의 순간순간이 마무리이자 시작이다.

《아침형 인간》성공한 사람은 모두 아침에 깨어 있었다.

《어설픔》이제 어설프게 한번 살아보시죠.

《여유의 기술》삶의 목적과 방향을 제대로 파악할 수 있도록 도와준다.

《영원히 살 것처럼 배우고, 내일 죽을 것처럼 살아라》인생의 가장 큰 목적은 자기를 태어나게 하는 것.

《영혼의 순례》인도 히말라야 오지 신들의 고백

《열정의 중심에 서라》결정했다면 지금 당장 실천하라.

《오두막 편지》내 소망은 단순하게 사는 일이다.

《오늘도 두려움 없이》 삶이 존재하는 순간은 이 순간뿐

《용서》 자신의 감정뿐 아니라 어떤 것에도 지나치게 집착하지 않는다.

《완벽함으로부터의 자유》 젊음은 굉장한 것이지만 자기다움은 더욱 멋진 것.

《운동화 신은 뇌》 뇌를 젊어지게 하는 놀라운 운동의 비밀 《원칙》 당신이 바라는 그 이상을 이루게 하는 힘

《웰빙》 복잡하게 꼬이는 상황의 근원은 대부분 당신 자신에게 있다.

《월든》 월든에서 지낸 소로우 사상은 간소하게 살라는 것.

《위대한 나》 지금 행복하지 않으면 영원히 행복할 수 없다.

《웃음, 나를 찾는 힘》 함께 웃으면 33배의 효과

《은둔》 깨달음을 얻는 선사들

《이 순간》 지금 이 순간 잘 살아야 잘 죽을 수 있다.

《인생 수업》 생에 마지막 순간 원하게 될 것을 지금 하라.

《인생은 말하는 대로 된다》 불가능한 바람이라도 지속적으로 강하게 바라면 이루어지는 것이 마음의 힘이다.

《인생을 바르게 보는 법, 놓아주는 법, 내려놓는 법》 마음이 바라는 대로 행동하는 것이 최고의 자유이다.

《인연 이야기》 지혜로운 사람은 자신을 다룬다.

《일생에 한 번 물어야 할 것들》 지금 어디로 향하고 있는지….

《있는 그대로》 침묵은 언어와 생각을 초월한 상태이다.

《자신있게 살아라》 솔직함은 위대한 사람의 공통적인 특성이다. 진정

한 사랑은 상대방의 미움을 변화시킬 수 있다.

《적음의 아름다움》 잘못된 믿음과 예측 때문에 스스로 불행하고 고통 스러운 감정에 빠져들게 된다.

《적나라하게 사는 즐거움》 마음이 움직이는 대로, 있는 그대로, 노골 적으로, 솔직하게, 하고 싶은 말 다 하고, 속 편하게 살라고 한다.

《젊음의 유전자 네오테니》 젊게 사는 비결은 삶의 가능성을 최대한 누리는 것이다.

《정직의 즐거움》 거칠 것 없이 당당하게 사는 법.

《정진》 나를 대하는 상대방의 행동이 곧 나의 거울이다.

《정말 잘 쉬고 싶다》 의미는 사건이나 상황에 처해서이고 가치는 삶의 바탕을 이루는 내면적인 규준이다.

《조화로운 삶》 자기가 먹는 것조차 통제하지 못하는 왕이 어찌 왕국을 평화롭게 통치할 수 있겠는가?

《죽도록 원하는가 그러면 해낼 수 있다》 누구나 마력을 지니고 있다.

《죽을 때 후회하는 25가지》 하고 싶은 것이 있으면 더 늦기 전에 지금 하라.

《지금 여기 깨어있기》 흔들리지 않는 삶으로 틀린다고 맞다고 하는 말에 속으면 나만 손해다.

《지금 외롭다면 잘되고 있는 것이다》 위대한 영혼은 외로움이 주는 최고의 선물이다.

《지식은 가르칠 수 있으나 지혜는 가르칠 수 없다》 지혜는 스스로 깨달아야 한다.

《틱낫한의 평화로움》 살아 숨 쉬는 지금 이 순간이 가장 경이롭다는 것을 느낀다.

《편안해지는 연습》108가지의 주제로 삶에서 느끼는 불안과 두려움을 다스린다.

《평화로움》고통과 번뇌의 삶에서 갇혀있지 말고 이제는 고통에서 눈돌려 삶의 경이로움과 마주하라고 한다.

《하늘이 감춘 땅》깊은 산속 절집과 선승들

《하루 108배》내 몸을 살리는 10분의 기적

《해피어》현재의 이익과 미래의 이익이 되는 일을 한다.

《행복에 목숨 걸지 마라》사소한 것에 목숨 걸지 마라.

《혼자 사는 즐거움》다른 사람, 다른 일에 관심을 그리 갖지 말고 자신의 삶을 산다.

《흐르는 강물처럼》당신은 꿈꾸던 인생을 살고 있습니까?

《행복》영국 BBC 자신의 인생에서 진정한 행복이 무엇인지 자기보다 더 잘 아는 사람은 없다.

《희망을 여행하라》여행은 나 아닌 다른 사람들과의 삶을 느껴보고 그 속에서 희망을 읽는 것이다.

《힘 Power》삶을 바꿀 수 있는 힘, 내 안에 있다.

정리하다 보니 책이 많았으나 125권을 선택했다.

(7) 리더들의 7가지 성공 습관

주도적인 삶을 산다. 목표를 세운다. 소중한 것부터 먼저 한다. 심신을 단련한다. 상호 이익을 모색한다. 경청한 후 이해시킨다. 시너지(통합이나 동반 상승)를 활용한다.

(8) 생체 나이를 줄이는 또 다른 방법

평생 공부하며 정신을 자극하면 2.5년 줄어든다.

토마토를 지속적으로 섭취 시 1년씩 줄어든다.

치실질을 하면 매일 6.4년 줄어든다.

친구와 전화 통화하면 8년 줄어든다.

스트레스 받은 친구가 하는 **말을 들어주면** 8년 줄어든다.

혈전 용해제 90일 복용 시 0.3일 줄어든다.

(아스피린은 출혈의 부작용으로 응급 수술을 하지 못한다. 최근 혈전 용해제 약이 새로 나와서 약을 먹다가 문제가 발생하면 2시간 전 해독제를 맞으면 출혈이 멎게 된다.)

(9) 건강 30계명

10가지 **먹을 것**은 물, 와인, 차, 마늘, 정제되지 않은 곡물, 비타민, 채소, 과일, 생선, 셀레늄, 아스피린 대용약

12가지 **할 것**은 충분한 수면, 꾸준한 운동, 체중 관리, 콜레스테롤 관리, 치아 관리, 자신만의 스트레스 해소, 노래 및 콧노래, 성관계, 피부 관리(검버섯), 배우자 건강 관리, 친구와 많은 시간 보내기, 직업 바꾸기

5가지 **먹지 말 것**은 술, 담배, 소금, 커피, 패스트푸드

3가지 **하지 말 것**은 체중 감량을 무리하게 하지 말고, 입 냄새나지 않도록 하고, 침대 사용을 주의한다.

(10) 나의 의지(My Will)

① 내 몸을 알기까지 많은 시간이 걸렸다

처음에는 몸이 불편해도 무엇이 문제인지를 정확하게 몰랐다. 문제를 파악하는 데는 시간이 많이 걸렸다. 오늘은 여기, 내일은 저기가 돌아가며 아팠다. 그래서 일지를 쓰기 시작했다. 대처한 것도 함께 기록하며 경과를 관찰하고 원인을 분석했다. 지금은 거의 7년이 되었다. 이젠 전반적으로 정리가 되어 불안해하지 않고 스스로 해결하거나 꼭 필요한 경우에만 병원을 간다.

2013년 1년 호주살이를 하고 나서 나이가 들기 전에 안 해본 것을 다 해보려고(요양 보호사 강의, 구청 마을 이웃 만들기 사업, 주민센터 통장, 성당 반장 등) 동서남북으로 뛰어다니다 보니 2015년 10월 돌발성 난청이 왔다. 예전에 추운 날 등산을 가면 오른쪽 귀에 가끔 통증이 있었는데, 내 몸에서 제일 약한 부분이었는지 문제가 발생한 것이다.

돌발성 난청은 기운을 마이너스로 만든다. 기력이 없어서 일어나는 것도 힘이 든다. 여러 번의 산삼과 한약, 공진단, 홍삼을 먹었고, 기운이 난다는 문어, 낙지 등을 많이 먹으려 노력했으나 맛이 없어 넘어가질 않았다.

그래서 살고자 기다시피 찾아간 곳이 전신 마사지이다. 하고 나면 눈곱만큼의 기운이 난다. 그렇게 3개월을 매일 갔다. 그다음엔 이틀에 한 번, 1년이 지나면서 일주일에 두세 번, 지금은 일주일에 한 번 간다. 나를 살려준 마사지이다.

난청의 여파는 2년이 지나서야 70%가 회복이 되었다. 지금도 몸과 마음이 무리하면 귀에 영향이 있다. 귀 주위에 통증이 생기고 기운이 가라앉으며 정확하게 들리지 않는다. 그러면 잘 먹고 쉬어야 한다. 그래서 내가 살아가는 법 네 가지에는 투자를 하고 있다.

② 내가 살아가는 법 네 가지

의료인으로서 병원 치료만이 올바른 것이라 생각했는데 살면서 보니 그것만은 아니었다. 어깨와 허리와 무릎이 불편하여 정형외과로 물리 치료를 하기 위해 출근을 했었다.

그러나 지금은 혈액 순환을 돕고 심신을 이완하기 위해 주 1회 **전신 마사지**(몸의 안 좋은 부분을 알게 된다.)를 하고, 목과 어깨를 더 풀기 위해서 주 1회 화장품 회사에서 하는 **얼굴 마사지**를 한다. 그리고 목욕탕에서 때를 밀면서 하는 미니 **오일 마사지**도 한다. 그래서 지금은 불편할 때마다 가던 정형외과의 물리 치료를 하지 않고 진통소염제도 먹지 않아서 매우 좋다.

나이 들면서 또 하나 남편이 집안일을 도와주지 않기 때문에 갈수록 집안일이 힘에 부대낀다. 그래서 내 몸에 무리가 되지 않으려고 주 1회 **도우미의 도움**을 받는다.

이 네 가지에 나를 위한 투자를 하고 있다. 경제적으로 경비가 필요하지만 여행 외에는 돈을 쓰지 않는다. 보석과 옷에도 관심이 없다. 신발과 가방에 욕심을 부렸지만 지금은 신발과 가방을 유심히 보는 정도이다. 내 몸의 건강을 위한 것에만 오로지 투자한다. 처음 목욕탕에서 때를 밀 때 얼마나 행복했는지 사는 동안 때를 밀 수 있는 여건이 되게해달라고 기도했던 것이 기억난다.

이제 욕심을 더 내 나의 중요한 바람 하나는 남편과 나를 돌보아줄 좋은 사람을 만나는 것이다. 늙어서 누구에게도 푸대접받지 않고, 외롭지 않고, 편안한 삶이 되기를 소망한다. 건강이 허락하는 한 남편과 해외여행은 하면서…

③ 지금의 습관 상태
다양한 책과 경험으로 구름처럼 변화하지 않는 푸른 하늘로 존재하도록 마음의 중심을 잡고, 스트레스를 받지 않고 몸과 마음의 여유를 가지고 삶을 즐기며 살려고 노력한다.

아이들 키우면서 바쁘게 살다 보니 생각 없이 배를 채우기에 급급했다. 그러다 점차 먹고 싶은 것을 먹었지만 여유가 생기면서 이제는 꼭 먹어야 할 것을 먹으려 한다. 그러나 귀찮으면 적당히 먹고 장어, 낫토, 토마토, 당근, 대파 등이 몸에 좋다고 해도 싫어하기에 안 먹게 된다. 최근에는 초코대추방울토마토를 먹기 시작했다.

눈뜨고 침대에서 하는 30분의 근력 운동과 스트레칭, 30분의 러닝머신, 스쿼트 30회, 벨런스 20회, 벨트 마사지를 꾸준히 하는 내 몸이 되는 것이 희망 사항이다. 꾸준히 밥 먹듯이 하려고 오늘도 러닝머신에 올라간다.

④ 원하는 오전 생활 습관 – 오전은 가능한 서서 움직인다
배냇짓 하면서 잠에서 깬다.
침대 근력 운동과 스트레칭, 얼굴, 귀, 목, 마사지 등 30분

환기하면서 하늘 한 번 보고 심호흡 하기

오늘 계획 체크하며 라이프 스토리 정리하기

자전거나 러닝머신 30분

허리 세우고, 어깨 펴고, 고개 제끼는 자세(허세 어펴 고제)

물 대신 레몬 주스 한 잔, 사과 먹기, 삶은 나물 먹기

춤추면서 부엌 정리하고, 세탁기 돌리고, 청소하기

하루 세 번 15초간 웃기

외부 볼일(농협 마트, 텃밭, 시장, 세탁소, 은행)

외국어 도전하기(스웨덴어, 스페인어, 이탈리아어, 아랍어)

⑤ **원하는 오후 생활 습관** – 오후는 나만의 시간

성장 호르몬 분비를 위해 배고픔을 느끼고 30분 뒤 식사

침묵 시간으로 영혼 채우며 명상하기, 절 운동 하기

붓글씨, 요리(마늘, 브로콜리, 버섯, 다시마 등)하기

차 마시며 보고 싶은 책 보고, 쓰고 싶은 글 쓰기

저녁 식사와 함께 와인 한 잔, 견과류와 요구르트

TV 보기(미스터 트롯, 미우새, 아내의 맛)

내일 할 일 정리 메모

자기 전 침대 근력 운동과 스트레칭

(모관 운동, 발끝 치기, 머리 침대 밖으로 내리기)

자기 전 오이 하나 먹기

얼굴 팩과 눈 마사지 하기

머리 빗질하고, 귀 쓰다듬고, 배냇짓 하면서 잠들기

리듬 있는 생활 습관이
중요한 이유는

스트레스를 덜 받으며

건강 상태를 즉시 파악하여
빠른 대처를 할 수 있기 때문이다

자신의 삶 속에서

최고의 가치는

자신을 즐길 줄 아는 것이다

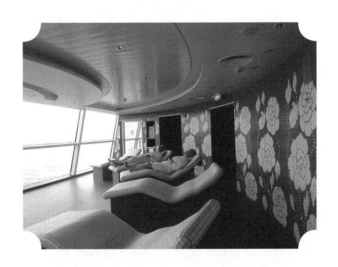

7장

자기 관리를 위한
대체 요법
(Self Care)

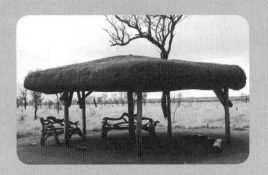

순간순간 쉬어야 길이 보인다

할수록 좋은 것

(1) 니시 의학 건강법

4대 원칙은 영양의 균형, 피부 활동 강화(냉온욕, 풍욕), 손발 운동, 병에 대한 관점의 전환이다. 또한 6대 법칙인 침대 대신 평상과 경침을 쓰고, 모관 운동, 배복 운동, 붕어 운동, 합장 합척 운동을 날마다 하는 것이다.

① 모관 운동은 혈액 순환에 최고

우리 몸의 모세혈관 51억 개 중에서 팔다리에 혈액 순환의 주요 분기점인 모세혈관이 38억 개로 70%가 집중되어 있다.

모관 운동은 평상에 베개를 베고 바로 누워서 두 팔과 두 다리를 어깨 폭만큼 수직으로 들고, 가볍게 떨어주는 진동운동이다.

이 운동은 최소 40초 이상을 하여야 효과가 있으며, 궁둥이를 너무 들지 않고 허리는 바닥에 붙이도록 한다. 수직으로 들어 올린 팔다리의 힘을 풀고, 2~3분 가볍게 진동을 한 후 10초 정도 진동을 멈추었다가 팔다리를 바닥에 내려놓는다. 누운 자세에서 호흡으로 정리를 한다.

이때 발목은 바싹 젖혀서 다리 뒤쪽의 정맥관이 충분히 수축되게 한다. 팔은 손바닥이 마주 보게 편다. 떨 때에는 대퇴(大腿)와 상박(上膊)을 떠는 기분으로 한다.

모관 운동은 효과가 좋고 간편한 건강법이다. 자기 전의 모관 운동은 피로를 풀고, 기상 후 1~2분의 모관 운동은 몸과 마음이 경쾌하게 하루를 시작할 수 있게 한다. 아침저녁으로 매일 6개월 이상 꾸준히 하면 심장도 튼튼해진다.

우리가 하는 대부분의 일상 활동은 심장의 아래인 손과 다리에서 이루어진다. 그런데 손발을 위로 들게 되니까 심장에서 나갔던 정맥의 피가 쉽게 내려온다.

영양분과 산소를 세포에 공급하고, 노폐물과 탄산 가스를 받아가지고 돌아오는 일이 원활하여 몸속에 노폐물이 남지 않게 된다. 잘 흐르는 물은 썩지 않듯이 몸속 혈액이 잘 돌면 질병이 생기지 않는다.

모관 운동은 모세혈관의 작용을 활발하게 하여 혈액 순환, 피로 회복, 신진대사를 촉진시켜주고, 심장 질환, 고혈압, 동맥경화 예방 치료에도 효과적이다.

모관 운동 시 일시적으로 모세관이 닫혀 세포가 단식 상태가 되기 때문에 곪는 것이 방지되고, 손이 베이거나 상처가 났을 때 응급 처치법으로 아주 좋다.

손발이 찬 것, 마비되는 것을 예방하는 효과도 있다. 겨울에 발뒤꿈치가 시려서 못 걷겠다든가 동상에 자주 걸린다든가 손등에 검버섯 점이 생기는 증상에도 도움된다. 혈압조절에도 좋은데 고혈압은 내리고 저혈압은 높인다.

　모세혈관의 건강 유지는 식생활과 관련도 깊다. 몸 안에 알코올 성분이 계속 남아돌면 굳어지고, 당분이 과잉이 되면 물러진다. 생수와 생채소를 먹으면서 모관 운동을 하면 아주 좋다. 손과 발은 일상생활에서 마치 도구와도 같다. 도구는 쓰고 나면 다음에 잘 쓸 수 있도록 손질을 해야 한다.

　그와 마찬가지로 다리와 팔을 종일 쓰고 피곤한 채 그냥 잠자리에 들면 손발의 피로가 그냥 남게 된다. 이것이 쌓여 고혈압, 동맥경화 등의 여러 질병의 원인이 된다.

② 배복 운동
　무릎을 꿇거나 의자에 앉아 상체를 좌우로 기울이면서 아랫배를 내밀고 몸이 중앙으로 돌아올 때는 아랫배를 쭉 끌어당긴다. 1분에 왕복 50회씩 10분간 반복한다.

③ 붕어 운동
　반드시 누워서 두 손으로 목 뒤에 깍지를 끼고 발은 곧게 뻗어 **발끝을 몸쪽으로 당겨 직각이** 되게 한 뒤 붕어가 헤엄을 치듯이 몸을 1분가량 좌우로 흔들어준다.

④ 합장 합척 운동
　누운 상태에서 합장하듯 손바닥과 발바닥을 마주 대고, 손은 머리 위로 발은 아래로 뻗었다가 되돌아오는 동작을 2~3분간 반복한다.

⑤ 풍욕

창문 열고 환기를 시킨 뒤 맨몸으로 이불을 덮고 벗는 과정을 반복한다. 처음 맨몸으로 20초 있다가 머리를 뺀 온몸에 이불을 덮고 1분간 있는다. 맨몸으로 있는 시간은 20초에서 10초씩 늘여 120초가 될 때까지 하고, 이불을 덮고 있는 시간은 1분에서 2분까지 늘린다.

⑥ 냉온욕

14~18도의 냉탕과 41~43도의 온탕을 1분씩 번갈아 몸을 담근다. 냉탕에서 시작해서 냉탕으로 끝내며 7번 반복한다.

(2) 산소 공급이 잘되는 횡격막 늘려주는 복식 호흡

태아는 태식, 유아는 복식, 성인은 흉식, 노인은 후(喉 목구멍)식 호흡을 한다. 나이가 들면서 호흡은 점점 얕아지고 횡격막은 퇴화한다.

횡격막은 호흡하는 근육 중에서 가장 중요한 근육이며, 신체를 안정화시키는 근육이기도 하다. 횡격막을 움직이게 하는 것이 복식 호흡(단전 호흡)이다.

횡격막 호흡은 들숨 시 늑골이 벌어지는 것이고, 늑골이 벌어지지 않으면 복식 호흡이다. 횡격막 호흡은 흉곽의 수축과 팽창 운동이 일어나 혈액, 호르몬, 임파선 등이 잘 순환하고, 혈압과 혈당이 내려가고, 소화도 잘된다.

횡격막 늘려주기 운동은 내장이 전부 눌리지 않고 산소 공급이 잘되게 해준다. 횡격막 위쪽 흉강에는 심장과 폐가 있고, 횡격막 아래 복강에는 위, 장, 비장, 신장, 간, 췌장, 생식기가 있다.

(3) 내 몸 구석구석으로 장수하는 지혜 12

① **머리 두들기기**(빗질하기) – 손끝으로 아플 정도로 자극하면 머리가 맑아지고 기억력도 좋아지고 머리카락도 산소와 영양분이 공급되어 윤기가 흐른다.

② **눈동자 움직이기** – 눈알을 좌우, 상하, 대각선, 시계방향, 시계반대 방향으로 각각 20번씩 돌린다. 두 손을 비벼서 눈을 지그시 눌렀다가 번쩍 뜨기를 20번, 그리고 가끔은 멀리 바라보기도 하고 눈을 감는 휴식도 필요하다.

③ **콧구멍을 벌려서 심호흡** – 폐 세포는 페록시즘(paroxysm)이라는 해독 기관이 잘 발달되어 있어 심호흡을 하면 유해 물질이 배출되어 건강에 도움이 되며, 머리가 맑아지고 기억력이 좋아지고 치매도 예방할 수 있다.

④ **입안에서 혀 굴리기** – 입안에서 다양한 혀 운동을 한다. 침은 옥수이며 회춘 비타민으로 식사 때 오래 씹으면 충분한 침이 섞여서 소화도 잘되어 건강에도 좋다.

⑤ **잇몸 마사지** – 입 밖에서 혹은 양치할 때 입안에서 잇몸 눌러서 비비며 마사지한다. 치아를 위아래 조금씩 부드럽게 딱딱딱 두드려 주

는 것도 건강하게 한다.

⑥ **귀를 당기고 부비고 때린다** - 전신 건강에 좋으며 숙면에 도움이 된다. 식욕 억제, 비만 예방, 신장 비뇨 생식기 계통의 기능이 활성화되도록 돕는다

⑦ **얼굴을 자주 두드린다** - 얼굴을 자주 두드리면 혈관 계통이 활성화되어 혈압, 동맥경화 치료를 도우며, 혈색이 좋아진다. 허리가 아픈 사람은 코 바로 밑 인중을 지그시 누르고 자주 문지르면 효과가 있다.

⑧ **어깨와 등을 마사지** - 머리 뒤쪽과 어깨를 지그시 누르거나 움켜잡으며 지압을 하면 피로가 풀리며 중풍이 예방되며 몸의 각 장기들을 강화시켜준다.

⑨ **배와 팔다리를 두들기기** - 소화가 잘되며 피곤이 풀리고 새로운 활력을 느낄 수 있다. 두 손으로 양 무릎을 두들기면 관절에 아주 좋다.

⑩ **곡도(항문)를 강화** - 대변을 본 후에는 비누칠해서 씻는다. 사람은 항문의 힘으로 산다고 한다. 케겔 운동으로 항문의 힘을 기른다.

⑪ **손바닥을 부딪쳐 박수** - 한 손은 주먹을 쥐고 다른 손바닥에 교대로 친다. 한번 칠 때마다 건강한 세포가 약 4천 개가 생겨난다.

⑫ **발바닥을 자극** - 발바닥을 주먹으로 치고, 발가락을 전후좌우로

돌리며 비틀고, 발가락 사이를 지그시 눌러 마사지하고, 발목을 돌려 심신의 피로를 풀고 활력을 준다. 발바닥을 엄지로 이곳저곳을 지압하면 숙면에 도움이 된다

(4) 마사지는 대체 의학이다

① 전신 마사지

운동을 꾸준히 하되 특정 부위의 지방이 잘 분해되도록 하려면 마사지를 통해 혈액 순환을 활발하게 하는 것이 좋다.

마사지는 팔다리 끝에서 몸 중심 쪽으로 가볍게 밀어주고, 복부나 엉덩이는 손바닥으로 둥글게 문지른다. 통증이 느껴지지 않을 정도로 가볍게 마사지하면 된다.

또 스트레칭을 통해 평소 잘 안 쓰는 근육을 자극하고 몸을 풀어준다. 마사지로 내 몸의 불편한 곳을 잘 알게 되어 대처할 수 있다.

② 배꼽 마사지

우리 몸에서 신경 세포가 분포된 곳이 뇌와 장이며, 뇌에 1,000억 개, 제2의 뇌인 장에 3~5억 개가 있다고 한다. 복부의 중앙을 거의 차지하는 소장은 길이가 6~7m이고, 대장이 1.5m로 총 8m의 장들이 복부를 꽉 채우고 있다.

질병이 없는 소장을 자극하면 복부에는 몸 전체의 혈액량 절반에 이르는 많은 양의 피가 흐르기 때문에 소장을 활발하게 움직이면 온몸의 혈액 순환이 좋아진다.

또한 소장은 우리 몸에서 영양분을 흡수하는 곳으로 소장의 혈액은 영양분이 풍부하여 온몸으로 원활하게 공급되면 세포에서 에너지를 충분히 만들어 몸이 따뜻해지고 활력을 얻게 된다.

배꼽 마사지의 효과로는 혈액 순환이 촉진되어 배가 따뜻해지고 체온이 올라간다. 머리가 맑아지고, 감정적 긴장이 해소된다. 순간 이완 효과가 강력해지고, 면역력과 자연 치유력이 향상된다. 몸의 활력을 높이고, 호흡이 깊어진다. 의욕과 만족감이 생긴다. 관절의 통증이 완화되며, 노폐물과 독소 배출이 원활해진다. 소화가 잘되고 배변이 원활해진다. 뱃살이 줄고 탄탄해지고, 피부가 좋아진다.

가볍게 배꼽을 누르며 천천히 시계방향으로 원을 그리되 점에서 시작해 점점 크게 돌린다. 가장 큰 원은 탁구공 크기로 한다. 반시계방향으로는 탁구공 크기에서 점으로 점점 작게 돌린다. 췌장, 위, 소장, 대장, 소화기 질환, 복부 비만, 신장, 변비, 치질에도 효과가 있다.

③ 손 마사지 하루 5~10분
손 마사지는 뇌(오른손 엄지 꼭대기), 눈과 귀(오른손 집게손가락의 첫째 마디), 목과 갑상선(손등, 손바닥의 엄지손가락 아랫부분), 어깨(새끼손가락 바로 아랫부분), 척추(손목 바로 윗부분 전부), 폐(횡격막 선 위로 손가락 전까지 밀면서 누른다.), 위와 간(손바닥 가운데 부위를 밀어 올리면서 누른다.), 신장(집게손가락 끝과 엄지손가락 끝이 만나는 곳을 누른다.) 등의 에너지 흐름을 원활하게 한다. 다리에 쥐가 날 때는 새끼손가락 끝 부분을 세게 눌러준다.

④ 발 마사지 하루 5~10분

발 마사지는 **뇌**(엄지발가락 끝 위), **눈과 귀**(둘째 발가락 첫마디 아래와 셋째 발가락 첫마디 아래), **목과 갑상선**(엄지발가락부터 3개의 발가락 사이의 발등과 발바닥), **어깨**(네 번째 발가락 바로 아래 부위), **척추**(발가락에서 뒤꿈치까지 발바닥 안쪽 가장자리를 누른다.), **폐**(발바닥과 발등을 횡격막 선의 아랫부분부터 발가락 전까지 밀어 올리며 누른다.), **위와 간**(발바닥 가운데 부위를 밀어 올리면서 누른다. 양발의 안쪽은 위, 바깥쪽은 간), **신장**(발의 중앙 아랫부분을 누른다.) 등의 에너지 흐름을 원활하게 한다.

⑤ 종아리 마사지

종아리는 제2의 심장으로 마사지는 혈액 순환에 좋다. 누워서 무릎 위에 다른 다리를 올려놓고 종아리를 비벼준다. 교대로 양다리를 마사지한다.

(5) 영아의 수면 자세

머리가 맑아지고 피로가 풀리는 영아의 수면 자세는 반듯이 누워서 두 발을 편안하게 펴고 온몸의 긴장을 푼다. 두 손은 깍지를 끼어 머리 위로 올리고 두 손바닥은 정수리를 향한다. 혀는 입천장에 붙이고 마음은 단전에 집중한다.

이 자세에서 숨을 서서히 마시며 두 발목을 펴고 동시에 괄약근을 조인다. 다시 숨을 서서히 토하면서 동시에 발목과 괄약근을 풀어준다. 이와 같은 호흡을 무심한 상태에서 12회 반복한다.

(6) 절 운동의 기적

서양의 유산소 운동은 운동 뒤 복식 호흡의 효과를 이끌어 내지만, 절 운동은 운동 때 복식 호흡이 함께 이루어져 짧은 시간 동안 심신의 안정과 건강에 도움을 줄 수 있다.

절은 자율 신경 조화를 위한 이상적인 운동이며 면역 기능이 향상되고, 스트레스를 줄이고, 마음의 평화를 가져오는 건강 요법이다. 몸과 마음을 동시에 치료하는 완벽한 전신 운동으로 저강도의 유산소 운동이며, 복식 호흡(단전 호흡)으로 기혈 순환을 원활하게 한다.

목의 힘을 빼고 신체를 가볍고 부드럽게 올바른 자세로 하면 관절의 무리가 아니라 관절에 도움을 주는 굴절 운동으로 혈당, 스트레스, 주의력 부족 등을 해결해준다. 운동의 실천율과 지속률이 탁월하고, 최고의 경락 운동으로 성인병 치료와 예방이 된다.

절 운동은 퇴행성 질환만 빼고 대부분의 질환, 순환 시스템 회복에 큰 효과가 있다. 꾸준히 절을 하면 공황 장애도 치유되고 시간도 돈도 절약될 뿐만 아니라 운동도 되고 명상도 되어 심신이 치유된다.

절 운동의 자세는 내뱉는 호흡에만 집중하면 저절로 알맞은 호흡이 이루어진다. 두 손을 합장 상태에서 심장 앞에 붙이고 손가락은 붙이고 허리를 90도 숙였다가 일어난다. 두 **무릎**을 꿇고 엄지발가락은 붙이고 두 발가락은 세우고, 발뒤꿈치는 벌려 엉덩이를 그 사이에 넣는다는 생각으로 앉는다.

무릎을 꿇은 자세에서 손으로 바닥을 짚고 엉덩이를 들고 상체를 앞쪽으로 조금 기울여 손바닥과 팔이 직각이 되도록 한다. 세운 발가락을 펴고 **왼발 끝**을 오른발 끝 위로 올리고, 엉덩이를 뒤로 **빼면서** 이마와 코끝이 바닥에 닿도록 한다.

팔꿈치를 바닥에 닿은 채 손바닥을 뒤집어 귀 높이까지 들어 올려서 5초간 있는다. **엉덩이**를 들면서 상체를 앞쪽으로 움직여 팔과 손바닥이 직각이 되도록 한다. 발가락은 다시 꺾어 세우고 상체를 일으키며 무릎을 꿇고 앉는다.

무릎을 펴며 기마 자세로 일어난 뒤 엉덩이에 살짝 힘을 준다. 반복해서 10회, 20회 등으로 시작해서 100배(108배)까지 하면 좋다. 시간은 25분 소요된다.

(7) 춤과 관절 댄스, 단무의 매력

전신 털기(전신 진동 수련), 관절 댄스, 줌바 댄스, 라인 댄스, 살사, 메링고 등 **춤을 추는 행위**는 과학적으로 뇌에서 도파민이 분비되어 황홀감을 느끼게 하고 병에 대한 치유 효과도 있다. 학습과 관련된 뇌 기능이 향상되고 혈액 순환도 잘되고 엔도르핀이 흘러 기분도 좋게 만드는 등 몸과 정신의 효과가 결합되어 있다.

춤은 나와 세상을 변화시킨다. 뼈는 연골에 의해 영향을 받기 때문에 몸의 모든 관절을 움직여주는 관절 댄스 또한 아주 효과적이다. 하루 10분으로 몸의 활동을 좋게 하며 마음도 젊어지게 한다.

기운을 이용하여 추는 단무는 기운이 가는 데로 몸을 움직이면 되는 춤이다. 단무를 추다 보면 우주를 여행하는 자유로움과 황홀감을 느끼며 마음이 시원해지고 몸도 편안해져 아픈 곳도 사라지게 된다.

하루 한 번 운동 대신 자신이 좋아하는 춤으로 샤워하는 것도 아주 좋다.

(8) 목욕은 자연 건강법

목욕은 신체 저항력을 길러주고 심폐 기능을 활성화시키고 재활 치료와 관절과 근육의 탄력 강화 등의 작용을 한다. 목욕에 있어 중요한 것은 온도와 시간이다.

36~39도의 물에서 목욕하는 미온욕은 부교감 신경을 자극해 정신을 안정시키므로 정신적인 스트레스가 있을 때 주로 활용된다. 피부 혈관의 확장으로 피가 피부로 몰리게 되어 혈액 순환을 촉진하고 진정 작용, 진통 작용, 근육 이완 작용으로 관절통에 좋으며, 노년층이나 불면증, 고혈압, 동맥경화증, 심장 질환, 중풍, 수족 마비에도 효과적이다.

42~45도의 물에 온몸을 담그는 고온욕은 혈액 흐름을 순간적으로 촉진해 근육 속에 쌓여있는 피로 물질인 젖산을 몸 밖으로 내보내는 역할을 한다. 몸의 면역력을 높이며 열에 예민한 바이러스나 박테리아 활성화를 막는 효과도 있다.

고온욕은 또 지방 속에 축적된 나쁜 찌꺼기나 화학 성분, 알코올 등을 제거하고 교감 신경을 흥분시켜 몸에 활력을 준다. 육체노동이나 만성 피로에 좋다. 진통 효과가 있어 목욕 후에 상쾌함을 느낄 수 있고 과다한 위산 분비를 억제하고 관절염, 류머티즘, 위염, 위궤양에 효과적인 반면에 심장 혈관 질환이나 급성 염증이 있을 경우 피해야 한다.

반신욕은 37~38도 정도의 더운물 속에서 20~30분간 명치 아래쪽만 담그는 방법이다. 몸의 원기와 혈기를 왕성하게 해준다. 심장은 안정되고 혈류 속도는 빨라진다. 체중이 줄고, 시력이 개선되고, 관절염에도 좋고, 노화 예방도 된다.

(9) 두뇌 자극으로 잠든 뇌를 깨운다

인간의 뇌는 20대에 가장 성숙한 이후 40대가 되면서 노화가 시작된다. 이때 두뇌를 사용하지 않고 방치하면 신경세포가 약해져 기능이 더욱 빨리 퇴화하게 된다.

중년의 뇌가 인지, 언어, 추리, 공간 감각 등에서 가장 뛰어난 생산성과 효율성을 보이는데, 나이가 들면서 머리를 쓰지 않기 때문에 건망증이나 인지 기능의 저하가 온다는 것이다. 기억력과 두뇌 회전을 향상시키는 두뇌 자극으로 잠든 뇌를 깨우는 훈련을 습관화한다.

최근 연구에서 성인과 노인의 뇌에서도 새로운 신경 세포가 증식한다는 것을 알게 되어 뇌 신경 세포도 적절한 관리와 두뇌 자극 훈련으로 뇌 혈액 순환을 촉진시킨다면 뇌의 노화 속도도 늦출 수 있다는 것이다.

① **마음 챙김 명상**(멍 때리기 = 뇌 휴식)

근육의 긴장을 없애고, **복식 호흡**으로 인체 순환 기능을 촉진하여 스트레스를 감소시킨다.

② **양손 손가락 협응 운동**

좌우 뇌의 균형을 맞추고 집중력 향상 및 활성도를 증가시킨다. 주먹을 쥐고 왼손의 엄지손가락과 오른쪽의 새끼손가락을 동시에 폈다가 접는다. 반대로도 하며 익숙해지면 빠르게 한다.

③ **목 근육 이완법**(뇌파 진동= 도리도리) ― 1분 3회

목과 어깨 근육의 이완을 통해 뇌로 가는 혈액의 순환을 개선시켜 심신의 안정을 도모한다.

④ **좌우 뇌 활성을 위한 교차 운동**(무한대 그리기) 3회씩

뇌와 신체의 좌우 통합을 촉진하고 **집중력과 기억력을 증진시킨다.** 편안한 자세에서 한 손의 엄지손가락을 위로 하여 주먹을 쥐고 머리를 고정하고 양옆으로 무한대를 크게 그리면서 눈으로만 손가락을 따라간다.

(10) 바른 생활 습관으로 면역력 높이기

면역력이란 외부에서 우리 몸으로 들어온 병원균을 적절히 방어할 수 있는 저항 능력을 말한다. 질병 발병의 원인은 박테리아나 바이러스보다는 사람 개개인의 면역 체계가 더 중요한 부분을 차지하고 있다. 코로나19도 면역력이 중요하다는 것을 여실히 보여주었다.

감기 걸린 사람과 접촉한다고 해서 모두가 감기 걸리는 것도 아니고, 간염에 걸린 사람과 같이 생활한다고 해서 모든 가족이 간염에 걸리는 것이 아닌 것은 개인의 면역 체계가 아주 중요하다는 것이다.

① 숙면과 규칙적인 운동

하루 평균 8시간 정도 규칙적인 수면 습관을 들이면 우리 몸은 질병과 맞설 힘을 충분히 가지게 된다. 특히 저녁 11시부터 새벽 3시까지 깊은 잠으로 푹 자면 면역력을 강화하는 멜라토닌이 분비되기 때문이다.

운동은 면역 세포와 림프액의 흐름을 활발하게 하고 혈액 순환이 좋아지고 병원균의 침입에서 신체를 보호하는 역할을 담당하는 백혈구 숫자가 늘어나 방어하게 된다.

② 자주 환기하고 개인위생을 철저히

실내외 기온의 차가 크지 않도록 자주 환기하고, 실내외 온도 차는 5도가 넘지 않도록 하며, 실내 습도는 40~50% 정도로 조절한다. 손 씻기 등 개인위생을 철저히 관리하여 감염 질환을 예방한다.

③ 필수 영양소의 고른 섭취 필요

필수 영양소를 골고루 섭취하여 면역계의 강화와 항상성 유지에 힘쓰고, 물을 많이 마시는 것이 면역력 증진에 중요하다. 파이토케미컬은 면역 기능 강화, 해독 작용, 항박테리아 & 항바이러스 작용, 만성 질환 예방에 도움 된다.

특히 우리 몸은 65%가 물이며, 세포와 혈액은 50%가 물이다. 뼈도

30% 정도 물로 구성되어 있다. 면역력 증진을 위해 물을 10잔 이상 마시는 것이 좋다.

④ 면역력 UP 시키는 건강한 식생활

면역 세포나 면역 물질은 영양소에서 생성되기 때문에 5대 영양소와 섬유소로 구성된 균형 잡힌 식사를 한다.

대표 식품으로는 표고버섯, 파프리카, 요구르트(발효 식품), 현미, 마늘, 고구마, 등 푸른 생선, 돼지고기, 홍삼, 인삼, 견과류 등이다.

하루 한 번이라도

(1) 요가의 스트레칭과 호흡으로 자가 치유하는 동작

요가는 스트레칭, 호흡, 명상을 강조한다. 굳어진 허리와 목, 팔다리의 유연성을 되찾고, 긴장이나 스트레스, 마음의 상처로 지친 몸을 호흡과 의식 집중으로 치유해준다.

현대병의 원인이 혈액의 쏠림과 척추의 뒤틀림이라고 보면서 혈액을 역순환시키고 척추를 충분히 이완시켜주면 치유할 수 있다는 것이다. 호흡은 자연스럽게 한다.

① 고양이 자세는 목과 어깨, 등의 통증을 치유하는 자세로 무릎을 꿇고 가슴과 어깨, 턱이 바닥에 닿도록 납작하게 엎드리고, 양팔과 무릎이 어깨너비보다 벌어지지 않도록 한다. 뭉친 근육의 피로를 풀어준다.

② 골반을 앞쪽으로 기울이게 하는 근육 운동 자세인 장요근 스트레칭은 서서 한 다리의 무릎을 90도로 유지하고 뒤에 있는 다리는 쭉 펴주고 뒤꿈치를 붙이고 상체는 앞으로 밀어준다.

③ 메뚜기 자세는 엎드려 누운 자세에서 다섯 손가락을 붙인 채 손바닥을 치골 쪽에 대고, 턱을 바닥에 댄 채 엉덩이만 살짝 들어 올리고 심호흡한다. 상체는 바닥에 붙인 채 숨을 들이마시면서 다리만 하늘 방향으로 최대한 높이 들어준다. 양 무릎이 굽혀지지 않도록 반듯하게 유지해야 한다. 고난이도로 불면증 치유에 도움이 된다.

④ 코브라 자세는 발뒤꿈치를 붙인 채 무릎을 쭉 펴는 느낌으로 하는데, 허리 주변의 연조직을 강화시키고 복식 호흡을 유도해 디스크, 생리통에 효과가 있다.

⑤ 활 자세는 엎드려 누운 자세에서 양손으로 양 발등을 잡고 숨을 들이쉬면서 반동을 주어 상체를 들어 올린다. 어깨와 귀는 멀리 떨어지게 하고 초보자는 시선을 정면으로 하다가 익숙해지면 위로 향하게 한다. 이 자세는 오장육부를 확 펼쳐주는 동작으로 장의 연동을 도와 변비와 소화불량을 없애 준다.

⑥ 비둘기 자세는 바닥에 앉아서 왼쪽 무릎을 바닥에 붙여 굽히고 오른쪽 다리는 뒤로 뻗는다. 팔은 잠자리 앉은 자세처럼 팔꿈치까지 바닥에 붙이고 배를 왼쪽 다리에 붙인다. 골반 근육에 탁월한 효과가 있다.

⑦ **물고기 자세**는 산스크리트어로 〈마츠야사나〉라는 만병통치의 효과가 있는 요가 자세이다. 목 뒤의 긴장을 풀어 머리를 맑게 해주어 숙면에 도움이 되며, 등이 굽은 사람에게 좋은 동작이다. 누워서 발끝을 당기고 양손을 주먹 쥐고 가슴에 붙이고 호흡을 내쉬면서 팔꿈치에 힘을 주고 머리 정수리가 바닥에 닿도록 2~3분간 유지하면서 복식호흡을 한다.

⑧ **독수리 자세**는 한 다리로 **전체 균형**을 맞추어 집중력 향상과 매끈한 다리를 만들어 준다. 왼팔이 아래로 오른팔이 위로 겹치도록 합장하고, 왼 다리를 들어 오른 다리 위로 올리며 왼발로 어른 다리 종아리를 한 번 더 감싸준다. 복식호흡을 하면서 10~20초 유지하고 반대로도 한다.

⑨ **누워서 머리 위 발 닿기**

⑩ **서서 빈 의자에 앉는 자세**

(2) 맨손 코어 운동으로 허리 통증 해결
코어는 몸의 중심이자 모든 움직임의 시작점이다. 나쁜 자세로 허리 통증이 있는 사람들에게 꼭 필요하다. 팔다리 대신에 복부, 허리, 엉덩이 등 몸의 중심 부분을 이용한다.

① **사이드 플랭크 운동**
옆으로 누워 왼쪽 팔꿈치는 바닥에, 오른쪽 손은 허리를 짚는다. 몸

전체가 일자가 되도록 골반을 들어 올린다. 귀를 어깨에 붙이지 않고 30초간 유지한다.

② **버드독 운동** –10초간 유지

두 손과 두 무릎을 바닥에 대고 엎드린다. 양 무릎은 골반 너비로 벌리고, **오른팔과 왼발이 일자가 되도록 동시에 들어 올린다.** 다리는 골반 높이까지만 들고 반대쪽도 한다.

③ **슈퍼맨 운동** – 5초간 유지

엎드린 자세에서 두 팔과 두 다리를 쭉 펴고 팔다리에 힘을 빼고 동시에 들어 올린다. 시선은 45도 바닥을 향한다.

④ **브릿지 운동**(5초간 유지)

바닥에 누워 무릎 세운 후 양팔은 바닥에 펴고, 뒤꿈치에 힘주며 허벅지와 상체가 일직선이 되도록 골반을 들어 올린다.

(3) 대체 의학으로 중요한 알렉산더 테크닉

호주 연극배우 알렉산더가 창안한 수련법으로 습관화된 동작이나 생활 습관을 변화시키는 기법의 자세술이다. 좋은 독서 자세, 운전 자세 등 올바른 자세와 호흡을 강조한다.

기본 동작인 〈등줄기를 펴고, 턱을 당기고, 머리를 위로, 머리는 자유로〉를 항상 의식하면서 머리를 곧바로 세우고, 허리를 수직으로 세움으로써 척추에 큰 힘이 들지 않게 하여 힘을 분산시키는 효과이다.

책상에 앉아있는 자세가 머리가 앞으로 숙여있고 등은 앞으로 휘어 있으며 무릎은 엉덩이보다 올라가 있으면 척추에 무리를 주어 **요통과 피로와 두통** 증상이 초래된다.

(4) 브릴 운동으로 목, 어깨 통증을 즉각 해소

목, 어깨, 승모근 통증을 10초 만에 없애주는 운동으로 메켄지 운동과 비슷하며 아주 효과적이다.

턱을 가슴 쪽으로 끌어당겨 이중 턱으로 만들고 목 뒷부분은 늘어나 도록 한다. 가슴을 내밀고 양쪽 날개뼈가 등을 꽉 쪼여주듯이 날개뼈를 쪼여준다.

양팔을 옆으로 두되 팔꿈치는 굽혀서 마치 양쪽에서 벽이 내 손을 밀고 들어오는 느낌으로 내 등을 쪼여준다.

(5) 머리를 좌우로 돌리며 목 호흡 운동

목은 뇌로 통하는 좌우 12가닥의 양 경맥과 임맥, 독맥이 지나는 요충지로 목 운동은 뇌혈관 질환 예방 효과가 있다. 척추를 따라 흐르는 것이 독맥인데, 독맥의 흐름은 목덜미와 뒤통수를 지나는 부위에서 막히기 쉽다. 목은 인체의 중요한 길목으로 머리로 가는 혈관과 신경, 목을 지탱해주는 근육이 가득하다. 목을 얼마나 잘 풀어주느냐가 피로 회복뿐 아니라 다른 질환으로의 전이를 막아주는 관건이다.

중풍이나 심혈관 환자들의 목덜미가 부어있는 것을 볼 수 있다. 목이 원활하지 않으면 인체의 순환이 안 되어 면역력이 떨어지고, 각종 질환에 노출되기 쉽고, 두뇌를 맑게 유지하기가 힘들다. 목이 원활하면 만성 두통, 머리가 무겁고 맑지 않은 증상, 뒷목의 통증과 뻣뻣함, 눈 피로, 견비통 등의 아픈 증상이 해소되면서 척추 교정 작용도 한다.

목 호흡 운동은 목 주변의 근육과 등 쪽의 근육을 풀어주는 것은 기본이며, 경추, 척추의 불균형을 교정해주는 작용도 한다. 경혈도 자극을 받으면서 오장 기능이 조율된다.

목 호흡은 뒤를 쳐다보듯이 오른쪽으로 머리를 물 흐르듯 부드럽게 돌리면서 숨을 들이마시고, 앞으로 오면서 내쉬고 왼쪽으로 돌리면서 들이마시고 앞으로 오면서 내쉰다.

목 기공은 경맥을 자극하는 자세로 두 발을 넓게 벌리고 서서 두 무릎을 굽히고 한 손은 열중쉬어하고 한 손으로는 위로부터 머리 전체를 감싸듯 턱을 끌어당긴다. 인체의 흐름을 잡아주는 목 호흡 운동은 수시로 해주는 것이 좋다.

(6) 혈관 회춘 운동 - 1일 1분씩 3회
어깨 힘을 빼고, 팔은 자연스럽게, 배는 힘을 넣고, 가슴은 앞으로 내밀고, 발끝으로 제자리에서 뛰는 체조

(7) 정수리, 척추, 발뒤꿈치 호흡 - 수시로
팔자로 서서 뒤꿈치를 들면서 들이마시고, 뒤꿈치를 붙이면서 내쉬는 날숨을 쉰다.

(8) 가슴, 어깨 펴주는 자세

① 침대 끝으로 머리부터 가슴까지 내리고 10분간 유지
② 팔꿈치 굽히고 엄지손 주먹을 양 옆구리로 왔다 갔다

(9) 장운동

장운동은 아랫배에 압력을 느낄 정도로 내밀어주고 배가 등에 닿는 기분으로 당겨준다. 변비, 숙변, 소화 기능이 좋아지며 내장 비만 등 다이어트에도 효과가 있다.

(10) 팔굽혀펴기(Push up)

1개에서 시작하여 매일매일 하나씩 더하여 100개까지 한다. 초보자에게 안전하고 효과적인 상체 훈련이다. 대흉근, 상완삼두근, 전면삼각근 발달에 도움이 된다.

(11) 발끝 치기 200개

잠들기 전 하체 혈액 순환을 원활하게 하여 다리 부종, 차가운 손발에 효과적이다. 엄지발가락끼리 부딪치고, 새끼발가락은 바닥에 닿게 한다.

(12) 양팔 가꾸기

양팔을 동서남북으로 가볍게 두드리거나 가볍게 주무른다.
두 팔을 하늘 쪽으로, 머리 뒤로 해서 등 쪽으로 당긴다. 두 팔을 몸 뒤로 돌려서 깍지 끼고 하늘 쪽으로 들어 올려 지그시 당긴다.

(13) VDT 증후군 날리는 법

(visual Display Terminal Syndrome)

목의 긴장과 어깨결림의 원인은 **어깨 근육의 긴장과 불편한 목, 팔의 자세** 때문이다. 집중적으로 풀어주어야 한다.

목을 앞으로 뺀 상태에서 턱을 들고 원을 그린다.(15초 3차례) 승모근을 풀기 위해서는 주먹을 쥐고 허리에 대고 가슴을 내밀어 어깨 근육이 귀에 닿을 때까지 천천히 끌어올린 뒤 5초 정지했다가 순간 탄력적으로 이완시킨다. 손목은 깍지 끼고 전후좌우로 빠르고 경쾌하게 움직인다. 손가락은 손바닥을 위로해서 깍지를 끼고 늘려준다. **허리 풀어주기**는 양손을 등허리에 대고 몸통을 원 그리듯 돌려준다(1회 20번). **무릎**에서 발가락까지 쭉 뻗었다가 구부려주면서 무릎 주변을 열 손가락으로 경쾌하게 두드려 준다.(50번 2회) **눈 풀어주기**는 손바닥을 뜨겁게 비벼서 눈두덩이에 대고 가볍게 돌린다. **양 콧등**도 문지른다.(1회 50번)

(14) 해보면 좋은 다양한 도인 체조

① 목의 통증

목 쓸어주고 주물러주기, 승모근 풀어주기, 모관 운동 자세에서 목 들기(행공), 바로 누워서 머리 들고 발끝 당기기, 서서 목 돌리기

② 어깨 결림

목 돌리기, 머리 뒤로 팔꿈치 당기기, 합장하고 손바닥 서로 밀기, 엇갈려 깍지 끼고 비틀기, 팔 돌리기, 등 뒤로 깍지 끼고 상체 숙이기, 박수 치기(머리 뒤, 허리 뒤), 어깨 풀어주는 장근술(앉아서 발끝 잡고 엎드리기)

③ 두통

머리 자극하기, 목 쓸어주고 주물러주기, **천추혈**(뒷머리와 목이 만나는 오목한 곳), **태양혈**(관자놀이), **족삼리혈**(무릎 아래 10㎝) 두들기기, 발끝 부딪히기, 경침 밟기, 학다리 자세, 손가락 펴기, 발바닥 두들기기, 물구나무서기

④ 손발 저림

모관 운동, 전신 두들기기, 팔 흔들기, 활 자세(엎드려서 양손으로 양발 잡기), 나룻배 자세(V자로 상체 들고 양손으로 엉덩이를 잡고 엉덩이만 바닥에 붙이고 다리 뻗기)

⑤ 요통

장운동, 단전 치기, 방광경 쓸어주기, 누워서 무릎 세우고 엉덩이 들썩거리기, 누워서 무릎 굽혀 좌우로 움직이기, 앉아서 골반 허리 교정하기(양다리를 꼬고 좌우로 몸통 돌리기), 엎드려 다리 들어넘기기(좌발 우손 부치기), 누워서 가부좌하고 팔 뻗기, 꼬리 치기(무릎 굽혀 엎드려서), 누워서 양다리 양 무릎 잡고 당겨주기, 엎드려서 상체 들어 올리기, 윗몸 일으키기, 모관 운동 자세에서 연단(행공)

⑥ 관절염

모관 운동, 전신 두들기기, 앉아서 발끝 당기며 무릎 펴주기, 오금 풀어주기, 앉아서 발바닥 붙이고 상체 숙이기, 뒤로 누워 무릎 굽혔다 펴기, 손 비벼 기운 넣기, 무릎 운동 관절염 행공(누워서 무릎 굽히고 무릎 손대고 발끝 당기기)

⑦ 갑상선

모관 운동, 가슴 펴서 앞뒤로 밀기, 위아래로 상체 부리기, 팔 뻗어 올리기, 누워서 목 들기, 머리 위로 다리 넘기기, 무릎 꿇고 앉아서 상체 젖히기, 서서 무릎 굽혀 고개 젖히기, 팔 비틀기, 목 들고 치아 부딪치기

⑧ 당뇨

발끝 부딪히기, 족삼리혈 두들기기, 엎드려서 상체 일으키기, 서서 손 들어 올리기, 접시 돌리기, 목 깍지 끼고 상체 좌우로 틀어주기, 발끝 당기며 밀어주기, 다리 벌리고 한발 구부리고 한 팔 위로 뻗는 솟대 자세, 앉아서 무릎 들어 허리 비틀기, 내관족법(서서 발끝 안으로 하는 연단)

⑨ 전신 연단

두 발을 모으고 선 자세에서 두 손을 들어 가슴 앞에서 마주 대고 합장한다. 뒤꿈치를 높이 든 채 서서 두 무릎을 굽혀서 최대한 자세를 낮추는 연단

기혈 순환을 위한 이혈과 혈자리 지압

(1) 힘찬 삶을 위한 이혈 요법(Ear Therapy)

귀는 156개의 혈자리가 있으며 뇌에서 가장 가까운 기관으로 인체의 변화에 가장 민감하게 반응한다. 몸이 30% 이상 안 좋아지면 귀에서 나타나고, 70% 이상 안 좋아져야 병원에 간다. 이혈 요법은 즉시 효과가

나타난다.

장수촌의 장수 비결 가운데 하나가 매일 밤마다 귀를 비비고 빨갛게 되도록 자극한 뒤 잠자리에 드는 것이라고 한다. 삼국지 유비는 귀가 어깨까지 축 늘어질 만큼 늘 귀를 만졌다고 전한다. 한방에서도 이침 (耳針)이라 하여 귀를 인체의 축소판으로 보고 서로 상응하는 부위에 침을 놓는다.

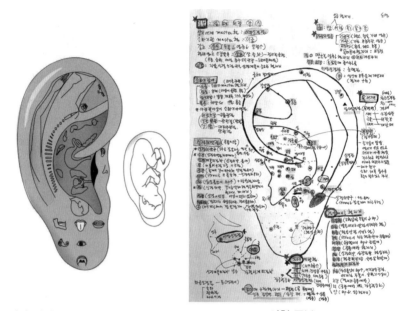

귀와 인체관계(ⓒ건국이혈상담학회연구소)   이혈 공부

귀의 중앙에 세로로 꼬리 모양으로 크게 부풀어져 있는 부분은 대이륜으로 척추에 대응된다. 귀의 위쪽 부분은 엉덩이와 다리에 해당하고 귓불은 머리 부분이 된다. 귓구멍의 입구 부분은 내장과 관련이 있는 반사구가 밀집되어 있다.

귀를 잡아당기는 방향은 귀 윗부분은 위쪽으로, 가운데 부분은 양옆으로, 밑부분은 아래쪽으로 잡아당기는 것이 기본이다. 귀는 평소에 자주 손을 대지 않는 부분인 만큼 매우 민감하다. 따라서 잡아당기는 강도는 가볍게 통증이 느껴지면서 기분이 좋을 정도가 적당하며 너무 세게 잡아당기는 것은 좋지 않다.

귀 잡아당기기는 한 번에 약 1분 정도, 30~50회 가량 시행한다. 그러나 귀에 상처가 있거나 귓병을 앓고 있는 사람은 하지 않는 것이 좋다. 귀를 잡아당기기 전에 양 손바닥을 비벼서 손가락을 따뜻하게 해주는 것이 귀 잡아당기기의 효과를 높여준다.

고혈압에는 귓바퀴의 위쪽 뒷면을 만져보면 움푹 패인 곳이 '강압구'인데, 이 강압구에 엄지손가락을 대고 귀 표면을 검지로 눌러준다. 이렇게 누른 채 귓불의 밑부분까지 쓸어내리며 잡아당겨 준다. 양쪽 귀를 동시에 7~8회 반복한다. 무리했거나 일시적 흥분이 원인이 되어 혈압이 높아진 경우 귀 잡아당기기로도 충분한 효과를 볼 수 있다.

또 **귓불**을 당겨주면 **뒷목 부위의 혈액 순환**을 원활하게 해주고 고혈압 환자 특유의 뒷목이 뻣뻣해지는 증상을 부드럽게 해준다. 늘 혈압이 높은 사람이라면 습관적으로 **아침**에 잠자리에서 귀 잡아당기기를 해주면 하루 종일 맑은 정신으로 지낼 수 있다.

두통에도 귓불을 잡아당긴다. 간단한 습관성 두통이나 스트레스로 인한 증상일 때는 귀 잡아당기기로 해결할 수 있다. **두통**은 **혈관이 확장**

되거나 수축될 때 일어나는 현상이다. 고혈압으로 뒷목이 뻣뻣해질 때와 마찬가지로 귓불을 조금 세게 잡아당겨 주면 두통이 곧 사라진다. 만성 두통으로 인하여 고생하는 사람들은 수시로 두통의 반사구를 잡아당기는 것이 좋다.

눈이 **침침할 때**는 귓불을 늘려 아래로 잡아당긴다. 눈이 침침해지는 원인은 크게 두 가지. 노화 현상에 의한 것과 피로에 의한 것이다. 노화에 의한 눈의 피로는 심하면 백내장으로 진행될 수도 있다. 귀 잡아당기기를 습관화하면 눈이 침침해지는 것을 막을 수 있을 뿐만 아니라 백내장의 진행을 예방할 수 있다. 또 장시간의 TV 시청, 컴퓨터 작업 등으로 피로해진 눈을 회복시키는 데도 효과적이다. 눈의 반사 지점은 귓불의 한가운데 있다. 귓불 가운데를 엄지와 검지로 누른 후 밑으로 잡아당긴다. 처음에는 약간 강한 듯하게 누르면서 약 50회 계속해서 반복한다.

정력 감퇴에는 귓불 위 돌기를 얼굴 쪽으로 잡아당긴다. 정력은 나이 들면서 감퇴되는 것이 보통이지만 피곤함이나 스트레스가 원인이 되어 감소하는 경우도 있다. 정력과 관계가 깊은 것은 고환의 반사 지점이다. 남성의 경우에는 그곳을 자극함으로써 정력이 증강된다

(2) 경락은 철도요, 혈은 정거장

우리 몸은 긴장하면 근육이 경직되고 기혈 순환이 막혀 어깨, 목, 허리에 이상이 나타난다. 긴장에서 오는 분노는 간이나 심장에 무리가 온다. 문제가 발생하기 전에 예방한다.

우리 몸에는 12개의 중요한 경락이 있다 이 경락은 손에서 시작하고 끝나는 것이 각각 3개, 발에서 시작하고 끝나는 것도 각각 3개씩이다. 손발에서 시작하고 끝나지만 몸통과 머리 부위까지 촘촘하게 흐르는 것은 물론이다. 손발에 침을 놓는 이유가 여기에 있다.

이 밖에 복부의 중앙선을 흐르는 임맥과 척추를 따라 흐르는 독맥이란 경락까지 모두 14개가 고려되는 경락이다. 혈이란 것은 경락에서 기가 많이 모이는 곳으로, 경락이 철도이면 혈은 정거장이다. 소화기 혈자리는 합곡과 족삼리이다.

① 머리를 맑게 하는 각손, 백회, 곡지, 통천혈 지압

각손은 귀 위에 머리카락이 나는 부분으로 머리와 목덜미가 뻐근한 것을 풀어주고 눈 피로도 해소된다. 백회는 머리 꼭대기 정중앙에 있는 혈로 머리가 무겁고 욱신거릴 때 통증이 완화된다. 곡지는 팔꿈치를 구부렸을 때 엄지손가락으로 눌러 오목하게 들어가는 곳으로 졸음이 쏟아져 머리가 멍해지는 것을 해소하고 소화 기능을 향상시켜 준다. 통천혈(편두통의 명혈)은 백회혈에서 바깥쪽으로 2cm, 앞으로 3cm 간 부분에 위치한 곳으로 자극해주면 머리가 맑아지고 편두통이 완화된다. 손가락으로 3초 정도씩 눌러준다.

② 편두통이나 두통 시 태양혈, 각손, 합곡 지압

뇌 혈액 순환 장애나 뇌하수체에 문제가 있는 경우 편두통이나 두통이 있다. 태양혈은 관자놀이에서 눈꼬리 방향 오목한 곳. 각손은 귀를 앞으로 접었을 때 가장 위쪽 머리카락이 나기 시작하는 오목한 곳. 합곡

은 엄지와 검지 손가락뼈가 만나는 곳

③ 목 혈자리 지압

목은 뇌로 통하는 좌우 12개의 양경맥과 임맥, 독맥이 지나는 요충지로 경맥을 자극하는 목 운동으로 뇌혈관 질환 예방에 중요하다. 목 뒤가 피로할 때 목의 머리카락이 난 바로 아래 옆 양쪽으로 **아문혈, 천주혈, 풍지혈**을 지압해주면 좋다.

④ 어깨 혈자리 지압

젖꼭지에서 수직으로 그어 올린 양쪽 어깨 위 지점인 **견정혈**, 종아리에 힘을 주었을 때 튀어나오는 근육과 아킬레스건이 만나는 곳인 **승산혈**, 발바닥을 구부렸을 때 오목하게 들어간 곳인 **용천혈**을 눌러준다.

⑤ 그 외 혈자리 지압 효과

용천혈 피로 회복과 스태미나를 증강한다.(50회씩 2회)

족삼리혈 무릎 아래 10㎝로 기력 보강과 소화 기능 효과

신문혈 손바닥 쪽 손목 윗선에서 밖 쪽으로 심과 관련하여 스트레스를 완화하고 숙면에 도움을 준다.

소부혈 넷째 손가락 끝이 닿는 손바닥 주름 있는 곳으로 안정, 긴장 완화, 숙면에 도움을 준다.

태충혈 1, 2 발가락 사이 혈자리로 소변이 시원히 나온다.

중극혈 배꼽 아래 치골 위로 전립선, 요실금, 오줌소태에 좋다.

방광수혈 엉덩이 중앙 들어간 양 2곳은 비뇨기계 증상 완화에 효과가 있다.

풍지혈 뒷머리 양쪽으로 혈류 개선, 해독, 두통 시 도움.

내관혈 1/6 바닥 쪽 손목과 팔꿈치 사이로 심장 순환과 가슴 시원, 속이 메슥거리거나 입덧 시 효과가 있다.

합곡(엄지와 검지 손가락뼈가 만나는 곳), **태충혈**(1, 2 발가락 사이), **내관혈**(손목 안쪽 주름의 정중앙 지점으로부터 몸쪽으로 4~6㎝), **배꼽과 명치 사이** 지압으로 위장 장애를 해결한다.

변비에는 중지에서 손목까지, 약지에서 손바닥 중간까지 지압한다.

8장

자신이 선택한
삶으로 산다
(Select my life)

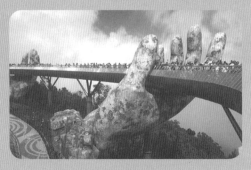

세상을
큰 손으로 흔들어 볼까?

코로나가 사라지게

나는 이렇게 나이 들고 싶다

― 소노 아야꼬의 《계로록(戒老錄)》에서

1931년생 저자 소노 아야꼬는 나이 40세가 되던 해부터 노년에 경계해야 할 것들을 메모 형식으로 기록하여 《계로록(戒老錄)》이라는 책을 출간하여 일본에서 큰 반응을 일으켰다.

나이가 들면 젊었을 때보다 자신에게 더욱더 엄격해져야 한다. 건강을 유지하기 위해서 귀찮아도 많이 걷고, 게으르지 않아야 한다.

생활의 외로움은 아무도 해결해 줄 수 없다. 외로움은 노인에게 공통의 운명이자 최대의 고통일 것이다. 매일 함께 놀아주거나 말동무를 해줄 사람을 늘 곁에 둘 수는 없다. 목표를 설정해서 노후에 즐거움을 주는 방법을 스스로 찾아야 한다.

마음에도 없는 말을 거짓으로 표현하지 말아야 한다. "됐어."라고 사양하면 젊은 세대는 주지 않는다. "나도 먹고 싶은데 하나씩 돌아가나?"라고 말해야 한다.

같은 연배끼리 사귀는 것이 노후를 충실하게 하는 원동력이다. 노인에게 있어서 정말로 상대가 되어줄 수 있는 상대는 노인뿐이다. 즐거움을 얻고 싶다면 돈을 아끼지 말아야 한다. 무엇인가를 얻고 싶으면 대가를 지불해야 한다.

혼자서 즐기는 습관을 길러야 한다. 나이가 들면 친구도 한 사람 한 사람 줄어든다. 아무도 없어도 낯선 동네를 혼자서 산책할 수 있는 고독에 강한 인간이 되어야 한다.

노인들은 새로운 기계 사용법을 적극적으로 익혀야 한다.

훈훈한 노후를 위해 반드시 지켜야 할 것 중의 하나는 어떠한 일에도 감사의 표현을 할 줄 알아야 한다는 것이다.

노인들은 몸가짐과 차림새를 단정히 해야 한다. 체력이 떨어지고 건강이 약화되면 누가 뭐라 하지 않아도 자세가 흐트러진다.

노인들은 매일 적당한 운동을 일과로 해야 한다. 몸을 유지하는 데 필수적이다. 여행은 많이 할수록 좋다. 여행지에서 죽는 한이 있더라도 상관없다. 어디서 죽든 마찬가지이다. 고향에서 죽는다 해서 무엇이 좋은가? 자필의 화장 승낙서만 휴대하고 다니면 된다.

관혼상제, 병 문안 등은 일정 시기부터 결례해도 된다. 중요한 것은 마음으로부터 기도하는 것이다. 재미있는 인생을 보내었으므로 나는 언제 죽어도 괜찮다고 생각할 정도로 늘 심리적 결재를 해 둔다. 유언장 등은 편안한 마음으로 미리 준비해 둔다.

죽음은 두려운 것이지만 죽는 것은 한 번뿐인 것이고, 대부분의 병은 잘 낫지 않는다. 병을 친구로 삼는다. 늙어가는 과정을 자연스레 받아들인다. 자연스레 주어진 늙음의 모습에 저항할 필요는 없다. 죽는 날까지 활동할 수 있는 것이 최고의 행복이다. 행복한 일생도 불행한 일생도 일장춘몽이다. 늘 건강하고 행복한 노후를 보내자.

죽음의 그 시간은 누구에게나 온다

《죽을 때 후회하는 25가지》 책에서는 "우리는 한없이 참고 또 참으며 비로소 끝에 이르러서야 자신을 속이며 살아왔다는 걸 깨닫고, 정말로 하고 싶었던 것을 미루고 또 미룬 후에야 이제 더 이상 뒤가 남지 않았다는 걸 알게 된다. "너무 늦기 전에 하고 싶은 것을 하라."라고 한다.

이처럼 우리나라의 보통 여성들은 가족들을 위해 사느라고 자신의 삶은 돌보지 않다가 다 늙고 병들어서야 "잘못 살았구나! 나 자신을 위해서 산 것이라고는 하나도 없구나!" 하고 많이들 후회한다.

정말 그렇다. 죽음의 그 시간에 "아 원 없이 살았다!" 하고 편안하게 갈 수 있기를 바라면서 가족 돌보기에만 급급하지 말고, 삶에 집착하지 말고, 자신이 하고 싶은 것도 하면서 가볍게 죽음을 맞을 수 있게 살아야 한다.

더 욕심을 낸다면 절정에서 생명이 만들어졌기에 죽는 그 순간에도 절정에서 죽을 수 있도록 자신의 삶을 위해 순간순간 열정을 가지고 최선을 다하며 사는 것이 좋겠다.

내가 선택한 건강 관리 핵심 다섯 가지

① 동물성 단백질을 곁들인 소식과 유산소 운동

우리 몸에 좋지 않은 활성 산소는 대부분 음식물을 섭취해 에너지로 전환되는 신진대사 과정에서 생기는데, 적절한 활성 산소를 발생하려면 적절한 신진대사를 할 수 있도록 적절하게 먹어야 하는 것이 아주 중요하다. 적게 먹으면 에너지 소비가 줄고 그 결과 활성 산소의 생성도 억제된다. 과식, 폭식, 야식 등 무분별한 섭취는 현대인의 주요 사망 원인인 생활 습관병을 가져온다.

동물성 단백질을 곁들인 소식과 심폐 기능을 좋게 하는 적절한 유산소 운동으로 맑은 정신과 가벼운 몸으로 산다.

② 모세혈관 혈액 순환을 위한 모관 운동

우리 몸의 혈관 길이는 약 10만㎞로 지구의 두 바퀴 반이다. 정상적으로 심장에서 나간 혈액은 이 긴 혈관을 단 20초 만에 청소하고 돌아서 심방으로 복귀해야 한다. 그러나 몸의 각 조직의 모세혈관이 노폐물로 막히면 혈액의 흐름을 막아서 몸 여기저기 노폐물이 남게 되면서 몸의 이상(동맥경화, 고지혈증, 손발 저림 등)이 발생하는 것이다.

우리 몸의 모세혈관 51억 개 중에서 70%인 38억 개 모세혈관이 팔다리의 혈액 순환 주요 분기점에 집중되어 있다. 따라서 혈액 순환을 위한 팔다리의 모관 운동은 거의 서 있는 우리 몸을 거꾸로 하는 간편한 건강법으로 효과가 아주 좋은 운동이다. 자기 전의 모관 운동은 피로를

풀어주고, 기상 후 1~2분은 하루를 경쾌하게 시작하도록 몸과 마음을
만들어 준다. 아침저녁으로 매일 6개월 이상 꾸준히 하면 심장도 튼튼
해진다.

③ 심신 이완으로 면역력을 높이는 전신 마사지

마사지는 스트레스로 인한 긴장된 마음과 몸을 풀어주어 새로운 에
너지를 샘솟게 한다. **면역력을 높이는 전신 마사지를 주기적으로 하는
것이 좋다.** 마사지를 하면 내가 알지 못하는 내 몸의 좋지 않은 부분을
발견하여 대처할 수 있게 된다. 또한 문제가 발생하지 않도록 집중적으
로 좋아질 때까지 관심을 가지고 풀어준다. 그러면 위장 장애가 오는
정형외과 약(진통 소염제, 근육이완제)을 안 먹어서 좋고, 푸대접받는 물리
치료 안 가서 좋다.

④ 스트레스로 오는 염증과 암을 예방하는 노니

일반적으로 스트레스를 받고 3~4일이 되면 무기력해지고 의욕이 없
어지면서 몸에 크고 작은 이상이 온다. 어딘가에 염증이 생기면서 몸의
어느 부분에서 통증을 느끼게 된다.

또한 통계적으로 6~18개월 장기간 지속적으로 스트레스를 받게 되면
염증이 생긴 어느 부분에선가 암이 발생한다.

스트레스를 받으면 즉시 유산소, 근력, 스트레칭의 3박자 운동으로
스트레스라는 적을 내 몸에서 떼어내야 한다.

더불어 항염증제, 항암제인 청정 지역 브랜드 '노니'를 지속적으로 복
용하여 염증도 암도 예방하는 것이 좋다.

⑤ 원숙한 열정이 아둔한 젊음보다 훌륭하다

모세는 80세에 민족을 위해 새로운 출발을 하였고, 괴테가 《파우스트》를 완성한 것은 80세가 넘어서였다. 다니엘 드포우는 59세에 《로빈슨 크루소》를 썼고, 칸트는 57세에 《순수 이성 비판》을 발표하였으며 미켈란젤로는 로마의 성 베드로 대성전 돔을 70세에 완성했다. 베르디, 하이든, 헨델 등도 고희(70세)의 나이를 넘어 불후의 명곡들을 작곡하였다.

2020년 만 65세다. 나도 열정으로 하고 싶은 일이 있다. 우선은 지금 작업하는 건강 관리 책으로 나를 비롯하여 사람들이 사는 동안 고통 없이 살게 하는 것이다. 그리고 그동안 머릿속으로만 생각하고 구상해 온 것이 하나 있다. 최소한 우리 마을 10,073 가구, 28,314명이 한 사람도 소외되지 않고 하나의 공동체로서 서로에게 힘이 되어 함께 외롭지 않게 사는 것이다. 힘이 들지만 소망해본다.

연일 매스컴에서 남녀노소를 불문하고 삶을 포기하거나 죽임을 당하는 문제가 나오고 있다. 우리 이웃에도 우울증이 있고 삶을 포기하는 사람도 있다. 가장 시급히 해결해야 할 문제라고 본다.

하나의 큰 공동체인 우리 마을 모두가 소속감을 느끼며 서로를 인정하고 함께 나누는 마을이게 하고 싶다. 생에 주기별 의미와 가치 있는 교육으로 어른들은 존중받고, 젊은이들은 정체성 확립으로 삶의 목표를 갖도록 하며, 일부 삶의 의미를 상실한 이들에게는 social connection으로 친구가 되어주는 이웃으로 함께 살고 싶다. 열정을 가지고 시간과 정성을 다해보리라. 우리 모두 함께함이 필요하다.

코로나19 이후 세계의 변화에 적응한다

바깥세상을 나갈 수 있는데 안 나가는 것과 나갈 수 없어서 못 나가는 것과는 아주 다르다. 마음이 답답하다. 책 작업이 거의 끝나가니 지겨워지고 기분도 우울해진다. 겪어보지 않았지만 완전히 **총 없는 세계 3차 대전**이다.

적이 눈에 보이는 인간이 아니라 눈에 보이지도 않는 바이러스이다. 보이지 않아서 더 무섭다. 좀 줄어드는가 했더니 6월 들어서 코로나19가 다시 여기저기에서 재확산이 일어나고 있다. 코로나19 S, V, 아시아 유형에서 변종 바이러스 G, GH, GR, 유럽, 미국 유형이 발생하고 있다. 정부에서는 진단을 빨리해서 확산율이 높다고 하더니 이제는 변종 바이러스 G 유형이 확산하고 있어서라고 발표했다. 변종 바이러스의 전파율은 높고, 중증도는 기존 코로나19와 비슷하다고 한다.

미국 제약사 '길리어드 사이언스'에서 만든 **코로나19 치료제인 항바이러스제 '렘데시비르'**를 수입하여 2020년 7월 5일 중증 환자 19명에게 처음으로 투여했다. 1차 5일간 투여하는 것으로 1인당 325만 원이다. 일주일이 경과한 결과 절반 이상은 좋아지고, 변동이 없는 사람과 더 나빠지는 사람도 일부 있다고 한다. 이렇게 항바이러스제인 **치료약이** 나오고 있으나 예방을 위한 **백신도** 빨리 나와야 한다.

백신은 전 세계인이 맞아야 하기 때문에 안전성 확보가 매우 중요하여 시간이 걸린다고 한다. 국내에서도 백신을 SK 바이오 사이언스와 GC녹십자가 개발하고 있다. 변이에 효과를 내는 백신 개발이 목표라고 한다.

코로나19 바이러스에 대해 SK 바이오 사이언스는 3월에 동물 실험에 들어갔고, 9월에 사람 대상 임상 시험을 시작할 예정이라고 한다. GC녹십자는 코로나19뿐 아니라 메르스(중동 호흡기 증후군), 사스(중증 호흡기 증후군) 등 모든 코로나 계열 바이러스에 효과를 내는 범코로나 백신 개발을 시작했으나 동물 실험과 임상 시험까지는 시간이 걸린다고 한다. 백신이 나오더라도 일부 사람들이 맞고 부작용이 없는지 확인하고 맞는 것이 중요하다. 새로운 전자 제품은 빨리 사용하는 것이 좋으나 백신만은 조금 천천히 따라가야 한다.

사스는 추가 확진자가 지금까지 없었으나 메르스는 중동 지역 중심으로 추가 감염자가 나오고 있어 언제든 유행으로 확산할 우려가 있다고 한다.

매스컴에서는 인류사를 코로나19 이전과 이후로 나누고 있다. 본격적인 세계화 시대(1980년대) 이후 세계적 대유행(Pandemic)은 처음이라고 한다.

앞으로 코로나의 완전한 근절은 불가능하고, 화학 백신인 약보다 근본적으로 사회적 거리두기인 **행동 백신**과 자연에서 우리에게 넘어오지 못하게 하는 **생태 백신**이 최선으로, 자연환경을 보전해야 한다고 연구

자들은 강조하고 있다.

2016년 이화여대 최재천 석좌 교수는 저서 《거품 예찬》에서 이미 소녀시대가 아닌 '5re 시대'를 강조했다.

reflect는 경제만을 위해 숨 가쁘게 살아온 우리의 삶을 돌아보아야 할 시대, reduce는 자원의 고갈을 막기 위해서 소비를 줄이고 남과 나누는 따뜻한 자본주의가 확산되어야 할 시대, refuse는 재활용에 앞서 재사용을 하는 것이 중요한 시대, recycle은 오래도록 재활용으로 분리수거를 해왔지만 정확하게 분리되지 않고 있는 시대, restore는 망가진 환경을 복원해야 하는 시대 등이 5re(오리)시대이다. 이와 같이 '5re 시대'의 중요성을 강조한 과학자로 코로나19 같은 팬데믹 현상이 일어날 것을 이미 예견한 것이라 생각된다.

팬데믹 현상은 앞으로 계속 일어날 것이고 그것을 막으려면 환경 보호가 중요하다. 이번 코로나19는 인간으로 인해 환경 파괴가 심각하게 되었으나 자연은 생각보다 빠르게 회복할 수 있어 인간이 함께 노력하면 회복이 가능하다는 것을 보여주기도 한다.

4차 산업의 좋은 점을 경험하고 있으나 4차 산업혁명 시대에는 포노 사피엔스(스마트폰을 신체 일부처럼 사용하는 새로운 인류)와 언택트(비접촉)의 삶은 더욱 가속화될 것이라고 한다.

또한 의료, 보육, 요양의 중요성과 택배의 중요성도 대두되고 있다. 그리고 미국이 글로벌 스탠다드가 아니라는 것도 보여준다. 빈부 격차가 없어지고 미래에는 우리나라가 선도할 것 같은 희망도 보인다.

앞으로 생활은 편해지고 일은 과부하가 될 것 같기도 하지만, 우리가 사는 데 가치가 있는 것인가, 쓸데없는 욕구인가를 판단하면서 생활하는 것이 무엇보다 중요하다. 더불어 면역력을 강화시키는 생활습관 또한 코로나19로 인해 더욱 중요해졌다.

바이러스로부터 우리 몸을 보호하려면, 면역력에 악영향을 미치는 코티솔과 스트레스 호르몬을 감소시키는 **명상으로 몸과 마음의 충분한 휴식을 취하는 것이 절대적으로 필요하다.** 그와 함께 좋은 식습관과 청결도 중요하다.

또한 **코로나 이후 신인류에게 필요한 것은 사회적 원트(want)가 아닌 나만의 라이크(like)의 시대로, 지혜로운 만족감에 가치를 두는 삶을 추구하는 것이다.** 앞으로의 경쟁력은 개인의 적정한 행복이라고 한다.

언제 다시 내가 좋아하는 여행을 할 수 있을까, 없을까? 일단 살아있다면 희망을 가져야지.

바이러스 문제의 역사

세균은 독자적인 생존이 가능한 생물이고, 바이러스는 스스로 증식하지 못하여 숙주가 증식할 때 증식하므로 생명체는 아니다. 그러나 이러한 바이러스는 일정한 주기를 가지고 세계적으로 유행한다는 것이 문제가 된다.

천연두 바이러스는 기원전 1143년 이집트에서 발견되었고 1519년 스페인의 신대륙 정복으로 남아메리카 아즈텍인들에게 전염되기 시작하였다.

스페인 독감 바이러스는 1918년 세계 인구의 5분의 1이 감염되어 5천만 명이 사망하였다.

아시아 독감 바이러스로 1957년 100만 명이 사망했고, 홍콩 독감 바이러스로 1968년 70만 명이 사망했다.

에볼라 바이러스는 1976년 콩고 에볼라 강에서 발견된 바이러스로 숙주가 서아프리카의 과일박쥐라고 한다.

중증 급성 호흡기 증후군 사스(SARS)는 2002년에 발병했고, 신종 인플루엔자는 2009년 돼지독감 바이러스로 우리나라에서 70만 명의 확진자와 260여 명의 사망자가 발생했으나 타미플루 백신으로 치료가 가능해졌다.

중동 호흡기 증후군 메르스는 2012년 사우디아라비아 등 중동 지역에서 확산된 급성 호흡기 감염병이다. 우리나라는 186명의 확진자 발생과 38명의 사망자가 있었다. 백신은 없는 상태로 증상 완화의 대증 요법으로만 치료한다.

아프리카 돼지열병(ASF)은 2018년 중국, 몽골, 베트남에서 확산되고 우리나라는 2019년 9월 발병국이 되었다. 예방 백신이 없어 치사율이

100%이지만 미국에서 최근 백신 실험에 성공 가능성이 높게 나왔다고 한다.

코로나19가 유행하고 있는 2020년 8월 현재 우리나라 확진자는 19,699명이고, 사망자는 323명이다. 코로나 발생 8개월째 변화되고 있는 것이 많다. 학교나 일반 활동 등 꼭 필요한 만남은 온라인으로 하고 있으며, 타인에게 가까이 가지 않고, 사람을 밀치고 부닥치는 일이 없어지고, 청결 교육도 제대로 되어 주위 환경이 점차 깨끗해지고 있다. 그러나 7월까지는 점차 줄고 있었으나 종교 집단의 815행사를 기점으로 8월 말 하루 300~400명 이상이 재 확진 사태가 발생하고 재감염환자가 나온다고 하니 답답하다. 처음 발생한 대구 신천지 교회보다 더 심각한 상태다. 코로나19는 내가 살고 있는 우리 마을 아주 가까이 턱밑까지 온 상태다.

몸과 마음의

휴식으로

면역력을 키운다

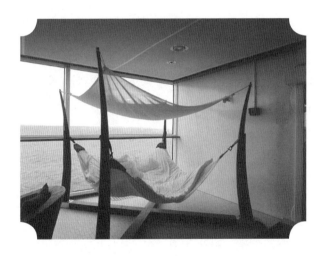

나를 위한 책이 모든 이에게도 도움 되게 하소서

2020년 1월부터 8개월째 코로나19로 집콕하면서 책 작업을 했다. 지겨울 때도 있었지만 컴퓨터 앞에 한 번 앉으면 4~5시간이 금방금방 지나갔다.

그동안 집에서 러닝머신이나 자전거로 하는 유산소 운동과 가끔 근력 운동을 하였지만, 몸무게의 변화는 없고 여기저기 전신 통증도 별로 좋아지지 않았다. 그런데 책 작업을 하면서 러닝머신과 함께 근력 운동, 스트레칭을 하나씩 해나가면서 조금씩 변화가 왔다. 팔다리가 움직이기 편했다.

지금까지 밥을 먹을 때 물을 먹지 않으면 밥이 넘어가지 않았었다. 식사 중에 물을 먹으면 소화가 안 된다는 것을 알면서도 왜 나만 식사 중에 물을 먹는 것일까 의아해 하면서 살았다. 그런데 '먹기' 부분 책 작업을 하면서 '삼십 번 씹어야 한다'고 알고는 있었지만 생각뿐이었다. 그러다 한 번 해보아야겠다고 생각하고 삼십 번 이상 씹었더니 식사 중 물이 필요 없었다. 씹다가 보니까 침이 나오면서 침 속의 아밀라제와 음식이 섞여 물이 필요 없이 잘 넘어가는 기쁨을 느꼈다. 속도 편안했다.

제대로 씹지 않은 음식물이 장에서 부패되어 나오는 가스도 나오지 않았다.

'책에 정리한 대로 살 수 있겠구나' 하는 자신감이 생겼다. 앞으로 힘든 책 작업은 이제 그만하고, 최선을 다한 〈건강〉 책대로 원칙 있는 삶을 살면서 마음의 글만 써야지.

결코 늦지 않다

나의 건강을 위해 최선을 다한다

Never too late,

Do the best for my health

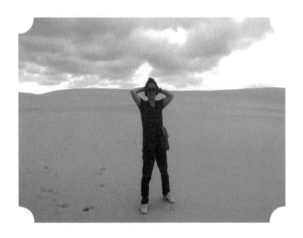

외국인을 위해 호주 시드니 ESL에서 한 건강 강의

125 Years old
Do-it-yourself Health management
KnowHow Five

Start -

Morning! Now I am nervous but I'm happy.

Because of I can write my new history in my life.

Sue! Thank you for giving me this chance.

Anyway, Let me tell you about Health management KH 5

Can we live until 125 years old?

I red in the newspaper 10 years ago. Texas university Medical Dr said 'Human can live until 125 years old'

KH 1. Thinking well

1) Excessive stress brings about tension, excitement, aging, inflammation,

pain, cancer causing agent increases, varied diseases

2) Stress management method

   ① Deep breathing(Inspiration 4sec / Expiration 7sec)

   ② Reduce expectation level on people

   ③ Even though somebody stress me, don't receive it

   ④ If you receive stress, exercise immediately

   ⑤ Free from the situation

   ⑥ Laughing is natural enemy to kill stress

3) Mind management: Focus on relaxed mind

   ① The person is the real(true), never the imitation

   ② To be natural is more beautiful

   ③ Happiness is satisfaction

   ④ If not a problem of life-and-death, just let it go

4) Refreshing the soul having lonely time at back room or spiritual time

   ① Rest body & mind

   ② Freedom to do nothing

   ③ Meditation

   ④ Hobby: static & dynamic and alone & together

      ex) Singing prevents depression.

        Dancing prevents dementia.

        Traveling lives in the moment.

        Writing cleanses the mind

– autobiography, essay, poem etc

Esp) Reason to write my Autobiography

① Arrange the first half of my life, and newly design the second half of my life.

② To remain my life's legacy

③ For helping my two daughters to overcome all difficulties. also, Have to write before too old.

5) Mental maturing

① Get free from fear about death

② Silence is the best wisdom

③ Civility is a basic morality

④ Contemplation = Gaxe on something

⑤ Self contentment

⑥ Facing death at the summit

KH 2. Knowing about my own Body

<Prevention is better than Cure>

1) Ideal body weight should be maintained

① Standard body weight is (Height – 100 X 0.9)

② +- 10%: Ideal body weight 10~20%: over weight

20% over weight: obesity

2) Have to know my own Health level

① High Blood Pressure brings about Hypertension

   – Normal is below 120/80. Over 130/90

② High Blood Sugar brings about Diabetes

   – Normal is below 100 before breakfast, below 140 2 hours after breakfast, HbA1c is below 6.

③ Hyperlipemia causes Arteriosclerosis, Myocardial infarction & Cerebral infaction.

Therefore Have to control cholesterol

   – Total cholesterol normal is below 200

   – Triglyceride normal is below 150

   – HDL(good cholesterol) normal is over 40

   – LDL(bad cholesterol) normal is below 70~100

④ High SGOT & SGPT causes Hepatitis

   – Normal is about below 30~35

⑤ Over 20mmHg Eye pressure causes Glaucoma

⑥ Below 12 Hb brings about Anemia

⑦ High Uric Acid (Normal 4~7) causes Gout

⑧ Osteoporosis — Examine bone marrow density

⑨ Depression — 3 people among 10 people

⑩ Dementia — Half over 80 years old

3) Other Health Examination

   ① Teeth scaling examine Twice a year

   ② Endoscopy examine once 2 years

   ③ Colonoscopy examine once 5 years

④ Brain, Heart, Lung, Liver, Pancreas Gynecology examine alternately

<We have to know normal Ex level & my own Ex level>

KH 3. Eating well

1) All things should be considerately consumed What kinds of things do you eat?

    – Air, Water, Food

    ① Air problem is smoke

    ② Water drink more than 2L per day(8 cup)

    ③ Food need for living but it makes toxic substance

2) All things should be consumed in moderation

    ① Alcohol   ② Tobacco   ③ Salt   ④ Sugar

    ⑤ Flour   ⑥ Rice – But unpolished rice is good.

3) Contra-indication

    ① Over eating   ② Night eating   ③ Fasting eating

4) Encouraging factors

    ① Small eating

    ② Eating slowly – Satiation feel over 15 minutes

    ③ Adequate chewing – 30 times per 1 spoon

5) Things to be consumed well

① Phytochemical food

② Super food

③ underground stem food

<The best is to eat happily and diversity>

KH 4. Moving well

1) Why exercise? For blood circulation

   ① Prevent brain aging & dementia

   ② Prevent heart aging

   ③ Relief of stress

   ④ Calmness of mind

2) Which exercise? – Exercise 3 types together

   ① Ex for heart & lung function strength(= Aerobic Ex)

   ② Exercise for muscular strength(= power Ex)

   ③ Exercise for stretching(= softness Ex)

   Esp) The thighs are a second heart. Therefore thigh muscular strength exercise is very important.

      If we do it well, we can live longevity

      Generally, Female's problem lies in muscular strength. Male's problem lies in moving well.

3) Exercise process

   Warming up Exercise, Main Exercise, Finish Exercise

4) When exercise?

All people have to exercise before meal. But, If diabetic have to after meal. If anxiety & stress have to exercise before dinner.

5) Invisible exercise : Whenever free time, Any time.

① Deeping breathing(Inspiration 4sec/ Expiration 7sec)

② If not necessary eye close

③ Kegel exercise

④ Intestine exercise

KH 5. Regular life habit

1) Basic Habit is Eating, Sleeping, Excreting.

Recently the health problem comes from environment rather than heredity. Therefore all <Adult disease> is the <disease of life habit>.

Eating, Moving, Thinking Habits are very important.

2) Regular life habit brings about important benefits

① Decreasing stress

② Monitering health state

⟨강의 사이사이 들어가는 말들로 고심을 많이 했었다⟩

anyway, therefore, well then, only, so, okay, right, so, and then, also, next, first, absolutely, please, really, at least, specially, generally, Let's see, That's all, Thanks a lot.

참고문헌

《125세까지 걱정하지 말고 살아라》 유병팔, 에디터, 1997

《과식의 종말》 데이비드 케슬러 저, 이순영 역, 문예출판사, 2010

《거품 예찬》 최재천, 문학과 지성사, 2016

《건강 연습》 나구모 요시노리 저, 나지윤 역, 넥서스북스, 2014

《걷기 여행》 김남희, 미래 M&B, 2006

《귀 생활 건강학》 박은주, 이혈연구, 2017

《귀족으로 사는 법》 정동우, 이지북, 2005

《깊은 인생》 구본형, Humanist, 2011

《끝나지 않는 길》 M 스콧펙 저, 김창선 역, 소나무, 1993

《나는 이렇게 나이 들고 싶다》 소노 아야코 저, 이경순 역, 리수, 2004

《나는 내가 소중하다》 호르스트 코넨 저, 한희진 역, 불폴리오, 2007

《낯선 죽음》 지안 도메니코 & 로라시오 저, 박종대 역, 다봄, 2019

《너만의 명작을 그려라》 마이클 린버그 저, 유혜경 역, 한언, 2003

《네 멋대로 행복해라》 박준, 삼성출판사, 2007

《느리게 산다는 것의 의미》 피네르 쌍소 저, 김주경 역, 현재신서, 2000

《내 몸에 맞는 운동으로 현대병을 고친다》 황수관, 서울문화사, 1997

《너의 무대를 세계로 옮겨라》 안석화, 위즈덤하우스, 2005

《느리게 산다는 것의 의미》 피네르 쌍소 저, 김주경 역, 현재신서, 2000

《닥터 디톡스》 이영근 & 최준영, 소금나무, 2011

《당신은 행복한가》 딜라이라마 저, 류시화 역, 문학의숲, 2012

《당신의 영혼을 춤추게 하라》 휴 프레이더 저, 김문호 역, 오늘의 책, 2006

《도시에서 행복하게 살아가는 법》 정용실 & 이규현, 웅진지식하우스, 2011

《딜라이라마의 행복론》 딜라이라마 저, 류시화 역, 김영사, 2001

《마음》 이영돈, 예담, 2006

《마음에는 평화, 얼굴에는 미소》 틱낫한 저, 류시화 역, 김영사, 2012

《마음을 다스리는 법》 김정빈, 둥지, 1997

《맑고 향기롭게》 법정, 조화로운 삶, 2006

《멈추면 비로소 보이는 것들》 혜민, 쌤엔파커스 2013

《면역 혁명》 아보 토오루 저, 이정환 역, 부광, 2003

《멋있게 나이드는 법 46》 도티 빌링턴 저, 윤경미 역, KT경제 연구소, 2010

《메모의 기술》 사카토 켄지 저, 고은진 역, 해바라기, 2004

《무조건 행복할 것》 그레첸 루빈 저, 전행선 역, 21세기북스, 2011

《물은 치료의 핵심이다》 뱃맨 겔리지 저, 김성미 역, 물병자리, 2004

《버리고 사는 연습》 코이케 류노스케 저, 유윤한 역, 21세기북스, 2011

《밥상 혁명》 강양구 & 김이현, 살림터, 2009

《백 년을 살아보니》 김형석, Denstory, 2016

《병 안 걸리고 사는 법》 신야 히로미 저, 이근아 역, 이아소, 2006

《비움》 틱낫한 저, 전세영 역, 중앙 M&B, 2003

《사람은 왜 늙는가》 디팩 초프라 저, 이균형 역, 휴, 2010

《살아있는 것은 다 행복하라》 법정 & 류시화, 조화로운 삶, 2006

《손, 발, 다리를 주물러서 만병을 고친다》 조유 도라이치 저, 임종삼 역, 건강
다이제스트사, 1997

《술 취한 코끼리 길들이기》 아잔 브라흐마 저, 류시화 역, 이레, 2008

《생각 버리는 연습》 코이케 류노스케 저, 유윤한 역, 21세기북스, 2010

《시도하지 않으면 아무것도 할 수 없다》 지그지 글러 저, 이구용 역, 큰나무 2006

《아무것도 하지 않을 자유》 베르니카 비엔느 저, 이혜경 역, 나무생각, 2006

《아무도 내 인생을 대신 살아주지 않는다》 필립 체스터필드 저, 문은실 역, 뜨란, 2003

《여유의 기술》 마사베크 저, 박영원 역, 행복한 책가게, 2005

《영원히 살 것처럼 배우고, 내일 죽을 것처럼 살아라》 M 토개아오 저, 주덕명 역, 함께북스, 2011

《오늘도 두려움 없이》 틱낫한 저, 전우기 역, 김영사, 2014

《우울증 상담》 아치볼드 하트 저, 심상권 역, 두란노서원, 2002

《운동화 신은 뇌》 존 레이티 & 에릭 헤이거먼 저, 이상헌 역, 북섬, 2009

《웃음, 나를 찾는 힘》 이임선, 랜덤 하우스, 2008

《원하는 나를 만드는 오직 66일》 자브리나 하아제 저, 오지원 역, 위즈덤하우스, 2020

《원칙》 레이달리오 저, 고영태 역, 한빛비즈, 2018

《웰빙》 플로랑스 롤로 저, 김중현 역, 좋은책만들기, 2004

《위대한 나》 매튜 켈리 저, 이창식 역, 세종서적, 1992

《인생은 말하는 대로 된다》 사토 도미오 저, 이예린 역, 북뱅크 2005

《인생을 바르게 보는 법, 놓아주는 법, 내려놓는 법》 쑤쑤 저, 최인애 역, 다연, 2013

《잘 먹고 잘사는 법》 박정훈, 김영사, 2005

《정말 잘 쉬고 싶다》 크리스토프 아이히로론 저, 안소현 역, 상상공방, 2007

《적음의 아름다움》 마크 레서 저, 조인훈 역, 행간, 2010

《젊음의 유전자 네오테니》 론다비먼 저, 김정혜 역, 도솔, 2007

《조화로운 삶》 헬렌 & 스코트 니어링 저, 류시화 역, 보리, 2001

《죽도록 원하는가 그러면 해낼 수 있다》 댄 클라크 저, 이창식 역, 푸른숲, 2000

《죽을 때 후회하는 25가지》 오츠슈이치 저, 황소연 역, 21세기북스, 2011

《죽음 이후의 삶》 디팩 초프라 저, 정경란 역, 행복우물, 2007

《지금 여기 깨어있기》 법륜, 정토출판, 2015

《지금 외롭다면 잘되고 있는 것이다》 한상복, 위즈덤하우스, 2011

《지식은 가르칠 수 있으나 지혜는 가르칠 수 없다》 김원본, 범우사, 2002

《출근길 행복하세요》 알렉스 로비라 셀마 저, 김소진 역, 21세기북스, 2006

《편안해지는 연습》 페마쵸드론 저, 김연수 역, 화니북스, 2003

《평화로움》 틱낫한 저, 류시화 역, 열림원, 2002

《피를 맑게 하는 건강 장수법》 최명삼, 청산, 1994

《하루 108배》 김재성, 아롬미디어, 2011

《해피어》 탈벤 사하르 저, 노혜숙 역, 위즈덤하우스, 2007

《헝글리 프래닛》 피트멘젤 페이스달뤼시오 저, 김승진 & 홍은택 역, 월북, 2008

《홀로 사는 즐거움》 법정, 샘터, 2004

《힘》 틱낫한 저, 진우기 역, 명진출판, 2003

125세 스스로 하는
건강 관리
노하우 다섯 가지

초판 1쇄 인쇄 2020년 09월 03일
초판 1쇄 발행 2020년 09월 11일
지은이 김소영

펴낸이 김양수
편집 이정은
교정교열 박순옥

펴낸곳 도서출판 맑은샘
출판등록 제2012-000035
주소 경기도 고양시 일산서구 중앙로 1456(주엽동) 서현프라자 604호
전화 031) 906-5006
팩스 031) 906-5079
홈페이지 www.booksam.kr
블로그 http://blog.naver.com/okbook1234
포스트 http://naver.me/GOjsbqes
이메일 okbook1234@naver.com

ISBN 979-11-5778-457-8 (03510)

* 이 책의 국립중앙도서관 출판시도서목록은 서지정보유통지원시스템 홈페이지
  (http://seoji.nl.go.kr)와 국가자료종합목록 구축시스템(http://kolis-net.nl.go.
  kr)에서 이용하실 수 있습니다.
  (CIP제어번호 : CIP2020037328)

* 이 도서의 판매 수익금 일부를 한국심장재단에 기부합니다.